2018年

全国第六次卫生服务统计调查报告

An Analysis Report of National Health Services Survey in China, 2018

国家卫生健康委统计信息中心　　编著

Center for Health Statistics and Information, NHC

人民卫生出版社
·北京·

图书在版编目（CIP）数据

2018年全国第六次卫生服务统计调查报告 / 国家卫生健康委统计信息中心编著. —北京：人民卫生出版社，2021.2

ISBN 978-7-117-31281-3

Ⅰ. ①2⋯ Ⅱ. ①国⋯ Ⅲ. ①卫生服务–卫生统计–调查报告–中国–2018 Ⅳ. ①R195.1

中国版本图书馆CIP数据核字（2021）第031348号

人卫智网	www.ipmph.com	医学教育、学术、考试、健康，购书智慧智能综合服务平台
人卫官网	www.pmph.com	人卫官方资讯发布平台

2018 年全国第六次卫生服务统计调查报告

2018 Nian Quanguo Di-liu Ci Weisheng Fuwu Tongji Diaocha Baogao

编　　著：国家卫生健康委统计信息中心
出版发行：人民卫生出版社（中继线 010-59780011）
地　　址：北京市朝阳区潘家园南里 19 号
邮　　编：100021
E - mail：pmph @ pmph.com
购书热线：010-59787592　010-59787584　010-65264830
印　　刷：北京盛通印刷股份有限公司
经　　销：新华书店
开　　本：889×1194　1/16　印张：23
字　　数：551 千字
版　　次：2021 年 2 月第 1 版
印　　次：2021 年 3 月第 1 次印刷
标准书号：ISBN 978-7-117-31281-3
定　　价：95.00 元

打击盗版举报电话：010-59787491　E-mail：WQ @ pmph.com
质量问题联系电话：010-59787234　E-mail：zhiliang @ pmph.com

2018 年全国第六次卫生服务统计调查报告

编委会

主　任　吴士勇

编　委（以姓氏笔画为序）

马　军　王　帅　叶健莉　代晓彤

冯星淋　刘晓云　刘琴琴　李坚高

杨仁科　应晓华　张学高　张耀光

陈育德　武　琼　林　晓　周恭伟

胡建平　董　彬　谢学勤　蔡　敏

谭红专　缪之文

前言

全国卫生服务统计调查是国家卫生健康统计调查制度的重要组成部分,始于 1993 年,每 5 年进行一次。历次调查结果对于制订卫生健康事业发展规划,合理配置资源,有效调控卫生服务供求关系,提高卫生行政管理水平,促进卫生健康事业的改革与发展产生了重要影响。2018 年,国家卫生健康委员会组织开展了全国第六次卫生服务统计调查,其目的是了解城乡居民健康和卫生服务的需要、需求、利用、医疗负担及满意度,客观反映近五年卫生改革与发展的成就和问题,为深化医药卫生体制改革和实施健康中国战略提供支持。调查覆盖全国 31 个省(自治区、直辖市)、156 个县(市、区)、752 个乡镇(街道)、1 561 个行政村(居委会)、94 076 户居民。

按照国家卫生健康委员会的工作安排,经国家统计局审核批准,在国家卫生健康委员会规划发展与信息化司的指导下,国家卫生健康委统计信息中心组织全国 31 个省(自治区、直辖市)卫生健康委员会和样本县(市、区)相关单位完成了调查任务。

调查首次采用基于移动互联网设备的电子调查系统,由经过培训并考核合格的调查员使用统一配置的移动终端,对抽取的调查对象入户调查询问。调查员主要由社区卫生服务中心/卫生院及以上医疗卫生机构的医务人员组成。本次调查采用信息化数据采集的方式,为高质量完成全国卫生服务调查工作提供了技术支持。调查结束后,国家卫生健康委统计信息中心对各省(自治区、直辖市)上报的数据进行认真清理和分析,并组织专家完成《2018 年全国第六次卫生服务统计调查报告》(简称《报告》)。

《报告》显示,与第五次调查比较,我国医疗卫生服务可及性提高,居民基本医疗保障覆盖率和保障水平进一步提升,未利用服务的比例下降,住院费用增幅趋缓,患者对门诊和住院服务满意的比例提高,重点人群健康管理逐步加强。《报告》也提示今后我国卫生健康事业发展所面临的形势,比如人口老龄化和慢性病增加给卫生健康服务体系带来的挑战,分级诊疗制度建设有待于进一步加强,医疗卫生费用的合理控制依然面临挑战等。此外,今后全国卫生服务统计调查也要更加关注公共卫生服务资源的均衡布局,为完善我国公共卫生服务体系、提升应对突发传染病事件能力提供支持。

各级卫生健康部门对本次调查工作高度重视,克服时间紧、任务重等困难,精心组织,认真实施,高质量完成了调查工作。国家相关部委、社会各界对调查也给予了大力支持。在此,衷心地感谢参与调查的有关部门单位、全体工作人员及专家学者!

国家卫生健康委统计信息中心

2020 年 12 月 7 日

目录

统计调查总体情况概述

一、调查基本情况

2018 年的全国第六次卫生服务统计调查的目的是客观反映前五年我国卫生健康事业发展的成效，评价我国深化医药卫生体制改革的进展和成效，为健康中国战略规划提供信息支撑。

家庭健康调查采用多阶段分层整群随机抽样的方法，在全国 31 个省（自治区、直辖市）抽取 156 个县（市、区），每个样本县（市、区）抽取 5 个样本乡镇（街道），全国实际共抽取 752 个乡镇（街道），每个乡镇（街道）抽取 2 个行政村（居委会），实际共抽取 1 561 个村（居委会），在每个样本村（居委会）中随机抽取 60 户，共调查 94 076 户，被抽中户的全部常住人口均为调查对象，共调查 256 304 人。

家庭健康调查内容包括：①城乡居民人口与社会经济学特征；②城乡居民卫生服务需要：健康状况的自我评价、居民两周病伤情况、慢性病患病情况等；③城乡居民卫生服务需求与利用：疾病治疗情况、需求未满足程度及原因，居民利用基本公共卫生服务情况，门诊和住院服务利用类型、水平及费用，居民的就医体验等；④城乡居民医疗保障：不同医疗保险制度的覆盖程度、补偿水平、居民对医疗保障制度的利用等；⑤妇女、儿童、老年人口等重点人群卫生服务利用情况。

调查方式是由经培训合格的调查员使用统一型号的移动终端开展入户询问调查。调查方式的改变减轻了基层人员工作负担，提高了调查效率，便于质量控制，提升了数据质量。调查在各个环节进行了质量控制。

调查结果显示：15 岁及以上调查人口本人回答率为 82.6%，15 ~ 49 岁中的已婚育龄妇女的本人回答率为 88.9%；首次被抽中的住户调查完成率为 89.2%；复核一致率超过 95%。

二、家庭健康询问调查结果

（一）调查人口基本情况

本次共调查 94 076 户、常住人口 256 304 人，户均常住人口数为 2.7 人。

1. **人口社会学特征** 调查人口中，男女性分别占被调查人口的 49.3% 和 50.7%，性别比为 97（女性为 100）。5 岁以下儿童占调查人口的 5.9%、5 ~ 14 岁人口占 11.3%、15 ~ 64 岁人口占 64.3%，65 岁及以上人口占 18.5%，与 2013 年相比，老年人口比重继续增大，尤其农村地区更加明显。

2. 家庭经济情况 城市调查家庭人均年收入为 24 061 元，人均年支出为 17 873 元。农村调查家庭人均年纯收入为 12 963 元，人均年支出为 10 213 元。调查家庭中，贫困户占 7.8%（城市 3.2%、农村 13.2%），低保户占 6.9%（城市 4.2%，农村 10.0%）。

3. 卫生服务可及性 89.9% 的家庭到达最近医疗点的时间在 15 分钟及以内，比 2013 年增加 5.9 个百分点。西部地区、农村地区的提高幅度更加明显，特别是西部农村地区，从 2013 年的 69.1% 提高到 2018 年的 82.6%。

4. 基本医疗保险参保情况 基本医疗保险参保率达到 96.8%（城市 96.1%，农村 97.6%），与 2013 年的 95.1%（城市 92.8%，农村 97.3%）相比，有所增加。贫困或低保人口的参保率为 97.8%，略高于一般人群。

5. 家庭医生签约率 15 岁及以上居民自报家庭医生签约率为 43.8%（城市 35.2%，农村 53.7%）。自报家庭医生服务签约率随着年龄的增长逐渐升高，65 岁及以上人口签约率达到 54.8%。

（二）居民健康状况与卫生服务需要

调查地区 15 岁及以上人群慢性病患病率为 34.3%（城市 33.5%、农村 35.2%），与 2013 年的 24.5%（城市 26.3%、农村 22.7%）相比，近 5 年城乡居民慢性病患病率快速上升，且农村增速超过城市。城乡居民患病率排名前五位的慢性病分别是：高血压、糖尿病、椎间盘疾病、脑血管病和慢性胃肠炎。城乡居民的疾病谱趋向一致。自报高血压患病率为 18.1%（城市 18.9%、农村 17.3%），糖尿病患病率为 5.3%（城市 6.6%、农村 3.9%），较 2013 年分别增长 3.9 和 1.8 个百分点；高血压、糖尿病占全部慢性病的 46.9%，是居民最主要的慢性疾病。

（三）居民医疗服务需求、利用及费用

1. 患者就诊与治疗情况 两周病伤者中，有 88.2% 的病伤在医务人员指导下进行了治疗，自我治疗占 10.1%，未治疗者占 1.7%；调查居民两周就诊率为 24.0%（城市 23.2%、农村 24.8%），年住院率为 13.7%（城市 12.9%、农村 14.7%），比 2013 年的 13.0% 和 9.0% 有明显的提高。

2. 患者就诊流向情况 87.1% 的两周就诊患者的首诊机构是县（区）级医院及以下基层医疗卫生服务机构，农村地区这一比例达到 92.8%。住院患者中在基层医疗卫生机构住院的比例为 17.8%，县级医院的比例为 51.0%，地（市）及以上医院的比例为 23.5%，民营医院为 7.1%，其他机构为 0.6%；与 2013 年比较，县级医院占比基本稳定，基层、地（市）及以上医院占比有所降低，民营医院占比明显提高（2013 年仅为 1.5% 左右）。

从域外就医看，86.0% 的患者在本县（市、区）内住院，12.3% 的患者在本省内的其他县（市、区）住院，到省外住院的比例占 1.7%，初步实现大病不出县。城市、农村居民在本县（市、区）内住院的比例分别为 87.0% 和 85.0%，农村居民到省外住院的比例为 2.0%，略高于城市居民的 1.4%。

3. 患者就医等候时间 住院患者平均等候时间约为 1.5 天，91.8% 住院患者在医生诊断需要住院的当天就能住院，住院等候时间超过 5 天的比例仅为 3.7%；农村地区住院等候时间平均为 1.3 天，93.8%

的住院患者当天就能住院。

4. **居民医疗服务费用**　2018 年住院患者次均住院费用为 10 023 元（城市 11 987 元、农村 8 143 元），高于 2013 年的 8 520 元（城市 10 352 元、农村 6 762 元）。经过居民消费价格指数调整后，2013—2018 年，次均住院费用年均增长 1.4%，城市、农村居民次均住院费用年增长率分别为 1.4% 和 1.9%，明显低于上个五年的增长速度。

（四）门诊和住院服务的满意度

80% 的门诊患者和 75% 的住院患者对本次就诊（住院）表示满意，分别比 2013 年提高 3.5 和 7.8 个百分点。居民感受门诊或住院花费不贵的比例有所增加，39.3% 的门诊患者认为就诊花费不贵，比 2013 年提高 5.8 个百分点，其中城市居民提高 8.5 个百分点，农村居民提高 3.4 个百分点；28.5% 的住院患者认为住院花费不贵，比 2013 年提高 5.6 个百分点，其中城市居民提高 5.0 个百分点，农村居民提高 6.1 个百分点。

对门诊和住院不满意的主要原因是医疗费用高、技术水平低和服务态度差，值得关注的是技术水平低已经成为农村居民对住院服务不满意的首要原因。

（五）重点慢性病管理及健康影响因素

1. **高血压、糖尿病规范管理情况**　73.8% 的高血压患者和 70.5% 的糖尿病患者在 3 个月内至少接受了 1 次随访，74.5% 的高血压患者和 81.8% 的糖尿病患者按照医嘱规范服用药物。55.3% 的高血压患者和 51.4% 的糖尿病患者在 12 个月内接受过至少 4 次随访，城市患者随访率低于农村。

2. **吸烟、饮酒情况**　15 岁及以上居民中，吸烟率为 24.7%（城市 23.0%，农村 26.7%），略低于 2013 年的 25.6%（城市 24.3%，农村 27.0%）；男性人口吸烟率为 48.7%（城市 46.1%，农村 51.7%），女性吸烟率为 2.0%（城市 1.8%，农村 2.3%），男性、女性吸烟率农村均高于城市。饮酒率为 27.6%（城市、农村均为 27.6%），男性饮酒率为 49.5%，高于女性的 6.8%。

3. **体育锻炼情况**　49.9% 的 15 岁及以上被调查者每周参加体育锻炼（城市 60.4%，农村 37.8%），较 2013 年的 27.8% 提高 22.1 个百分点（城市提高 18.5 个百分点，农村提高 24.2 个百分点）；被调查者平均锻炼时间，城市为 55 分钟，农村为 44 分钟。

4. **超重和肥胖**　调查显示 18 岁及以上人口中超重和肥胖人口比例为 37.4%，比 2013 年的 30.2% 提高 7.2 个百分点，城市地区超重和肥胖人口比例为 39.0%，高于农村地区的 35.0%，但农村地区超重和肥胖人口增幅较大，比 2013 年增加 8.6 个百分点。

（六）儿童青少年健康

1. **预防接种及健康管理情况**　调查地区 5 岁以下儿童预防接种建卡率为 99.3%（城市 99.2%，农村 99.4%）；18 岁及以下儿童青少年健康检查率为 54.8%（城市 57.7%，农村 52.3%）；6 岁及以下儿童腹泻的两周治疗率为 88.2%。

2. 健康行为 18 岁及以下儿童青少年的每天刷牙率为 77.3%（城市 80.7%，农村 74.2%），每天刷牙次数达到 2 次的占 38.9%；10 ~ 18 岁青少年平均体育锻炼时间为 38.2 分钟（城市 43.4 分钟，农村 33.7 分钟）。调查地区 10 ~ 18 岁儿童青少年，吸烟率为 1.3%，农村 1.5%，略高于城市的 1.1%；饮酒率为 1.2%，城乡差别不大。

3. 超重和肥胖 调查地区 6 ~ 18 岁儿童青少年的超重和肥胖比例为 23.2%（城市为 22.9%，农村为 23.5%），城乡差异不大。男性 6 ~ 18 岁儿童青少年超重和肥胖比例为 26.7%，明显高于女性的 19.2%，城市尤其明显。

（七）妇女卫生保健

1. 孕产期健康管理 有 99.2%（城市 99.3%，农村 98.9%）的孕产妇产前接受过一次及以上产前检查，较 2013 年有所提高。产后接受 1 次及以上访视的孕产妇比例为 74.6%（城市 77.0%，农村 71.4%），较 2013 年的 64.3%（城市 63.5%，农村 64.9%）明显提升。产前筛查或产前诊断率为 87.6%，城市在 90% 以上，而西部农村为 75.3%。

2. 住院分娩情况 调查住院分娩率为 98.6%（城市 98.7%，农村 98.5%），较 2013 年的 96.3% 有所提高。同时也发现，在民营医院分娩的比例达到 6.0%，其中中部地区占比更大，中部城市和中部农村民营医院分娩比例分别达 10.3% 和 7.3%。

3. 分娩方式 调查显示剖宫产率为 44.9%，城市高于农村，比 2013 年的 41.0% 有所增加，但增幅趋缓。

（八）60 岁及以上老年人口

1. 老年人口健康状况和卫生服务需要 调查老年人的慢性病患病率为 59.1%（城市 60.6%，农村 57.5%），比 2013 年明显增加；23.8% 的老年人同时患有两种及以上慢性病，比 2013 年增加 7.6 个百分点。老年人口前五位疾病顺位依次是高血压、糖尿病、脑血管病、缺血性心脏病、椎间盘疾病，城乡前五位疾病相同，顺位略有差异。

6.7% 的老年人存在轻度及以上失能，1.8% 的有重度失能；农村地区老年人轻度及以上失能比例为 7.6%，高于城市地区；西部农村老年人轻度及以上失能比例最高，达到 8.4%。

2. 卫生服务需求、利用 老年人两周就诊率为 40.1%（城市 40.5%，农村 39.6%），年住院率为 24.9%（城市 23.6%，农村 26.3%），均比 2013 年明显增加。农村老年人住院率高于城市老年人。无论是门诊还是住院，农村老年人利用基层医疗卫生机构的比例均明显高于城市老年人。

3. 经济来源、照顾和养老情况 调查的老年人最主要的经济来源是个人收入，比例为 64.3%（城市 74.0%，农村 52.9%）。老年人需要照顾时，52.5% 由配偶照顾，42.9% 由子女及其他亲属照顾。养老方面，90.7% 的老年人希望居家养老，5.2% 希望机构养老，4.1% 希望社区养老，农村希望居家养老的比例高于城市；对于失能老年人来说，随失能程度的加重，希望居家养老的比例增加，93.2% 的中度失能和 93.6% 的重度失能老年人希望居家养老。

（九）低收入人口

1. **低收入人口卫生服务需要状况** 15 岁及以上低收入人口慢性病患病率为 44.0%（城市 46.5%，农村 43.0%），高于全人群。与 2013 年相比，增幅较大。

2. **低收入人口卫生服务需求及利用** 低收入人口两周就诊率为 29.7%（城市 36.8%，农村 27.2%），住院率为 20.8%（城市 18.6%，农村 21.6%），均高于全人群。与 2013 年相比，增幅高于全人群。从城乡看，低收入人口门诊利用率城市高于农村，住院利用率农村高于城市。低收入人口住院自付比例为 35.8%（城市 38.5%，农村 34.5%），比 2013 年降低 10.9 个百分点，明显低于全人群的 44.6%。

三、本次调查的主要发现和政策建议

（一）进展与成效

1. 医疗卫生服务体系得到加强，居民卫生服务可及性提高

（1）居民看病就医更加便捷：十八大以来，随着医药卫生体制改革深入推进，卫生投入持续增加，卫生资源配置逐步优化，卫生服务体系不断完善。截至 2018 年底，全国每千人口卫生技术人员数为 6.82 人，比 2013 年 5.31 人提高 28.4%；每千人口拥有 6.04 张病床，比 2013 年的 4.55 张提高 32.7%，已达到了卫生服务体系规划目标的要求。

与五年前相比，城乡居民卫生服务利用可及性增强，居民看病就医越来越方便，农村地区尤为明显。调查显示，2018 年 89.9% 的家庭到达最近医疗点的时间在 15 分钟以内，比 2013 年提高 5.9 个百分点。农村地区、西部地区提高幅度更加明显，农村居民在 15 分钟及以内到达最近医疗点的比例提高到 87.6%，比 2013 年提高 7.4 个百分点；其中西部农村居民提高到 82.6%，比 2013 年提高 13.5 个百分点。

居民住院平均等候时间约为 1.5 天，农村地区住院平均等候时间为 1.3 天。从需求侧反馈看，居民常见病多发病的就诊住院不难。

（2）医疗服务利用量显著增加：五年来，随着医疗保障水平稳步提高以及卫生服务体系建设不断推进，居民医疗服务需求继续得到释放，医疗服务利用水平明显提高。调查显示，居民两周就诊率为 24.0%，高于 2013 年的 13.0%。以此推算 2018 年全国总诊疗人次数为 87.0 亿，这与 2018 年机构报告数据总诊疗人次数 83.1 亿所反映的服务利用继续增加的趋势一致。两周就诊的病伤中，88.2% 的患者在两周内到医疗机构就诊或遵医嘱持续治疗，比 2013 年提高 3.6 个百分点；10.1% 的患者自我医疗；有 1.8% 的患病者未接受任何治疗；因经济困难而未能接受任何治疗的患者占两周患病人数的 0.6%。居民年住院率为 13.7%，比 2013 年的 9.0% 增长 4.7 个百分点。

（3）分级诊疗制度建设成效显现：一是医联体建设在双向转诊中发挥作用。转院的住院患者中，46.9% 为医联体内转院，高于其他转院方式。医联体内转诊比例，城市略高于农村，城市地区东部略高于西部、远高于中部地区。二是住院患者流向略有变化。在地市级大型医院住院患者的比例由 2013 年的 25.2% 下降至 2018 年的 23.5%。三是县（区）级医院能力增强。县（区）级医院两周病伤首诊占比由 2013 年的 16.9% 增长至 2018 年的 19.5%，而省市级医院两周病伤首诊占比变化不大。四是家庭医生

签约服务逐步推进。15 岁及以上人口自报家庭医生签约率为 43.8%，西部农村地区达到 61.0%。65 岁及以上人口家庭医生签约率为 54.8%，高于其他年龄组。在选择各类机构就诊的原因中，因家庭医生签约服务而选择社区卫生服务站和中心就医的患者分别有 6.5% 和 2.9%。

总体看，分级诊疗制度实施效果显现，2018 年，87.0% 的居民在县域内医疗机构就诊，农村居民在县域内医疗机构就诊的比例已达 90% 以上。居民主要医疗服务需求基本上能在县域内得到解决。

2. 基本公共卫生服务得到加强，重点人群健康管理改善

（1）儿童及青少年健康服务覆盖处于较高水平：5 岁以下儿童预防接种建卡率稳定在 99% 以上；54.8% 的 18 岁及以下儿童青少年近一年接受过各类健康体检；腹泻、肺炎等儿童常见疾病得到较好的治疗。

（2）孕产妇健康管理与服务持续提升：调查发现，产前检查率达到 99.2%，5 次及以上产前检查率从 2013 年的 69.1% 提高到 2018 年的 88.2%，产后访视比例从 2013 年的 64.2% 提高到 2018 年的 74.6%；住院分娩率达到 98.6%，在保持较高水平的基础上，比 2013 年略有增加。

（3）重点慢性病患者管理不断规范：调查显示，自报高血压、糖尿病患者 3 个月内获得随访的比例分别为 73.8%、70.5%，12 个月内获得 4 次及以上随访的比例分别为 55.3%、51.4%，在基层医疗卫生机构随访的分别占 91.5%、86.2%，患者在随访中能够得到血压、血糖测量、用药及病情询问和生活方式指导等服务，高血压、糖尿病等慢性病患者的管理得到强化和规范。

（4）老年人基本公共卫生服务利用率较高：在调查的 60 岁及以上老年人中，52.9% 的老年人有签约的家庭医生，65 岁及以上老人做过健康检查的比例达到 66.2%，60 岁及以上老年高血压患者、老年糖尿病患者 12 个月内接受过随访的比例分别为 76.1%、72.6%。

（5）居民的健康行为向好的方面转变：居民吸烟比例呈现下降趋势。调查显示，15 岁及以上人口自报吸烟率为 24.7%，比 2013 年降低 0.9 个百分点。吸烟者吸烟量略有减少，吸烟者的日均吸烟量为 16.7 支，比 2013 年降低 0.3 支。

（6）有意识的体育锻炼比例提高：2018 年 49.9% 的 15 岁及以上人口自报能够有意识地参加体育锻炼，比 2013 年提高 22.1 个百分点；城市地区为 60.4%，农村地区为 37.8%，无论城市还是农村，参加体育锻炼比例均较 2013 年大幅提高。

3. 居民基本医疗保障水平稳步提高，不同保障类型水平差距缩小

（1）人均筹资水平大幅上升：城镇居民基本医疗保险从 2013 年的 400 元增加到 2017 年的 798 元，增长近 1 倍；新型农村合作医疗（简称新农合）人均筹资水平从 2013 年的 371 元增加到 2018 年的 655 元，增长 76.5%。

（2）基本医疗保险参保率显著提高：2003 年启动的新农合和 2007 年开展的城镇居民基本医疗保险，使得政府主导的医疗保障制度覆盖面迅速扩大，到 2018 年，调查人口的社会医疗保险的参保率已达到 97.1%，其中低收入人口参保率达到 97.9%。

（3）基本医疗保险补偿水平进一步提高：2018 年住院实际报销比达到 55.4%，其中，城镇职工基本医疗保险住院实际报销比为 67.5%，城乡居民基本医疗保险（含新农合）住院实际报销比为 54.6%。

（4）低收入人口疾病负担明显减轻：低收入人口住院费用报销比为 64.2%，高于全人群的 55.4%；

低收入人口实际报销比，较 2013 年的 53.3% 提高 10.9 个百分点，提高幅度高于全人群。低收入人口因经济困难导致的需住院未住院的情况在逐步减少，2013 年为 17.6%，2018 年下降到 16.0%。

4．医疗费用增长趋缓，费用增幅得到控制

（1）次均住院费用增幅趋缓：2018 年调查显示，城乡居民次均住院费用为 10 023 元，城市地区高于农村地区。经价格指数调整后，2013—2018 年次均住院费用年均增长率为 1.4%，其中城市地区年均增长 1.1%，农村地区年均增长 2.1%。次均住院费用的增长幅度低于同期居民可支配收入的增幅，且低于 2008—2013 年次均住院费用年均增长率（8.2%）。

（2）患者自己要求出院的比例明显下降：2018 年住院患者中自己要求出院的比例为 11.6%，比 2013 年的 25.2% 降低 13.6 个百分点，农村住院患者中自己要求出院的比例降幅更为明显，从 2013 年的 28.1% 降至 2018 年的 13.4%，降低 14.7 个百分点。未遵医嘱出院患者中，因花费太多而提前出院比例从 2013 年的 12.5% 降至 2018 年的 9.3%。

5．患者对医疗卫生服务满意度有所提高，就医体验改善明显

（1）患者对门诊和住院服务满意的比例有所提高：门诊患者对就诊总体情况满意比例为 80%，较 2013 年提升 3.5 个百分点。对就诊机构环境、医护人员态度等方面满意的比例，农村改善高于城市。住院患者对总体情况满意的比例为 75%，较 2013 年提升 7.8 个百分点。

（2）患者对医疗费用的感受持续改善：认为就诊费用不贵的比例为 39.3%，比五年前提高 5.8 个百分点，城市和农村分别提高 8.5、3.4 个百分点；认为住院费用不贵的比例为 28.5%，比五年前提高 5.6 个百分点，城市和农村分别提高 5.0、6.1 个百分点。

6．医疗服务利用公平性改善，低收入人口卫生需求得到进一步满足

（1）城乡之间卫生服务利用差距缩小：农村居民的医疗服务利用增长速度快于城市居民。2018 年，农村居民的两周就诊率和年住院率分别为 24.8% 和 14.7%，均略高于城市居民的 23.2% 和 12.9%，而在 2013 年的调查中，农村居民的服务利用率低于城市居民。

（2）低收入人口卫生服务利用率进一步提升：调查发现，低收入人口 2018 年的两周就诊率为 29.7%，比 2013 年提高 11.9 个百分点；年住院率为 20.8%，比 2013 年提高 8.3 个百分点，无论是医疗服务利用水平还是增长幅度均明显高于全人群，低收入人口没有因为收入较低而减少对医疗服务的利用。

（3）不同人群医疗保障水平差距缩小：2003 年新农合建立之初，城乡之间住院报销比的差距为 28 个百分点，到 2018 年缩小至 4.5 个百分点；不同医疗保险（简称医保）类型的报销水平也逐渐接近，2008 年城镇居民医保建立之初与城镇职工医保的报销比相差 23 个百分点，到了 2018 年两者相差 12.9 个百分点，反映不同人群保障水平差距减小，居民医保公平性进一步改善。

（二）问题与挑战

1．人口老龄化给卫生服务供给体系带来挑战　我国正处于快速的老龄化阶段。2018 年末 60 岁及以上人口为 2.49 亿，占总人口的 17.9%。据联合国经济与社会事务部预测，到 2050 年我国 60 岁及以上老年人口数将达到 4.79 亿，占总人口数的 35.1%，中国将成为全球老龄化最严重的国家之一。

老年人口卫生保健服务需求增长迅速。2018年调查显示，60岁及以上老年人口慢性病患病率为59.1%，比2013年增加8.9个百分点；老年人口多病共患情况较为严重，23.8%的60岁及以上老年人口同时患有2种及以上慢性病，比2013年增加7.6个百分点。按照2018年老年人口数测算，2018年老年人口中慢性病患病人数达到1.47亿，2种以上慢性病患病人数5 926.2万人，3种及以上1 867.5万人。老年人口卫生服务利用水平也有所提高，占总人口数17.9%的老年人口，就诊人次占总就诊人次的45.3%。老年人口的增加，给现有卫生服务体系带来巨大压力，如果按2030年老年人口3.98亿，以2018年调查两周就诊率推算，2030年60岁及以上老年人就诊人次将达到41.5亿人次，相当于2018年全国总就诊人次（83.1亿）的50%，即2018年现有的卫生资源一半将用于老年人口的医疗服务。

2. 城乡居民慢性疾病患病率持续上升

（1）我国慢性病患病人数快速增加，并呈现出一些新的趋势：2018年调查显示，15岁及以上居民慢性病患病率为34.3%，与2013年相比，增加9.8个百分点，农村慢性病患病率增长幅度大于城市，农村慢性病患病率已经超过城市慢性病患病率。各年龄组慢性病患病率均有所上升，需要关注的是15~24岁和25~34岁组青壮年人群慢性病患病率（3.7%，7.1%）为2013年（1.4%，3.8%）的两倍左右。2018年，慢性病患病率最高的五种疾病是高血压（18.1%）、糖尿病（5.3%）、椎间盘疾病（3.0%）、脑血管病（2.3%）和慢性胃肠炎（2.0%）；与2013年相比，心脑等循环系统慢性病患病率增加近40%，且农村增幅超过城市。一方面，由于慢性病防治等重大公共卫生项目和国家基本公共卫生项目的实施，早诊早治工作的覆盖面在不断扩大，居民慢性病患病知晓率不断提高；另一方面，随着深化医药卫生体制改革的不断推进，公共卫生和医疗服务水平不断提升，慢性病患者的生存期也在不断延长。随着人口总量和老年人口数的增长，慢性病患者数量的不断增加，我国面临的慢性病管理的任务越来越艰巨，慢病防治的形势越来越严峻。同时，农村人口、青壮年人口慢性疾病患病率的快速增长也是我国面临的新的人群健康问题。

（2）不健康的生活方式是影响慢性病发生、发展的重要因素：本次调查显示，慢性病主要行为危险因素控制有所改善，比如参加体育锻炼人数大幅增加、吸烟率有降低趋势，但是饮酒率、超重和肥胖率较五年前有所增加，18岁及以上人口自报超重和肥胖率从2013年的30.2%增加到37.4%。吸烟者年龄低龄化，15岁及以上吸烟人口开始吸烟的平均年龄为21.1岁，比2013年减小0.3岁。本次调查15岁及以上人口吸烟率为24.7%，按2018年15岁及以上人口数11.5亿计算，约有2.8亿的烟民，占全世界吸烟者总数的近三分之一。我国疾病负担研究结果显示，高收缩压、吸烟、高钠饮食、环境颗粒物污染是导致2017年死亡和伤残调整生命年（DALYs）的四大风险因素。如何针对我国慢性病患病的新趋势和重要危险因素特点完善我国慢性病的防控策略，是我们面临的重要挑战。

3. 卫生服务供给的结构性矛盾依然存在 一是应对慢性病高发的公共卫生服务体系建设仍显滞后，特别是针对高血压、糖尿病等常见慢性病的干预体系尚未真正有效地实现全覆盖，慢性病年轻化的趋势与基本公共卫生服务供给之间的不平衡有加剧趋势。二是应对人口老龄化的卫生健康服务供给短缺，老年医疗服务能力亟待提高，涵盖老年人口医疗与康复、护理与长期照护等不同类型服务的整合型医疗服务体系有待进一步完善。三是医疗卫生体系供给侧结构性改革有待进一步加强，居民对高层级医院的医疗服务利用有增加趋势。调查发现，与 2013 和 2008 年调查结果相比，居民在县（区）级以上医院就诊的比例上升，在社区卫生服务中心（站）、乡镇卫生院等就诊和住院的患者比例有下降趋势，基层医疗卫生机构基本医疗服务能力亟需加强。

4. 医疗卫生费用的合理控制依然面临挑战 新医药卫生体制改革以来，尤其是近五年，针对"看病难、看病贵"问题，控制医疗费用不合理增长，采取了多方面措施。本次调查显示，医疗卫生费用不合理增长得到一定控制，群众就医经济负担的感受有所改善。但医疗卫生费用的快速增长仍是我国面临的重大挑战。如前所述，在快速老龄化和居民健康需求不断提升的双重压力下，服务利用快速增加，这种情况可能会推动医疗卫生费用的继续增长。其次，尽管医疗保障水平不断提高，医药卫生体制改革在消除以药补医、以耗材补医等方面采取了一系列措施，但诸多因素客观上促使医疗费用会继续自然增长。从调查患者感受来看，门诊和住院患者不满意的首位原因仍是"医疗费用高"，占比分别达到 39.5% 和 33.2%；因此，如何通过继续完善相关政策来控制"过度医疗"，以及如何通过"保质量、挤水分"的改革措施遏制医疗费用不合理的增长，并最终形成医疗卫生保障与医疗卫生服务体系持续、健康、协调发展的格局，使患者看病就医获得感不断提升，是摆在我们面前紧迫而艰巨的任务。

5. 公共卫生服务体系亟需进一步加强 2016 年，国务院印发的《"健康中国 2030"规划纲要》提出，为实现"全民健康"目标、"要把握健康领域发展规律，坚持预防为主、防治结合"。预防为主，意味要承担重大疾病特别是传染性疾病和慢性疾病双重的疾病预防控制任务。应该说，自新中国成立，尤其是 2009 年启动的新一轮医药卫生体制改革以来，我国的公共卫生服务体系在保障全民健康、提升健康水平、应对传染病等突发公共卫生事件上起到了关键作用。但存在进一步提升的空间。首先，公共卫生和临床医疗之间资源配置存在不均衡问题。我国现行的医疗服务模式还是以医疗机构为主导，长期以来，尽管各级政府公共卫生支出绝对数始终在增长，但增长速度持续低于财政支出的增长速度，占财政总支出的比重呈下降趋势。其次，公共卫生服务体系人才缺口较大，人才队伍发展乏力。其三，公共卫生服务体系的应急处置能力和协调性不足。这严重影响到我国疾病控制工作中的应急处置能力和效率。

（三）政策建议

1. 从供给侧和需求侧共同发力，应对慢性疾病不断增加的挑战 一是坚持从"以治病为中心"向"以健康为中心"的理念转变，把"将健康融入所有政策"落到实处；推动实施健康中国行动，掀起针对慢性病的新时代群众性卫生健康行动，人人建立健康的生活方式，努力实现"政府牵头、社会参与、家庭支持、个人负责"的健康中国实践格局，引导形成个人管理自己健康的责任意识。

二是推进医药卫生领域供给侧改革。以人为本，改善供给结构，增加有效供给，使供给更加有效地服务于人的健康。首先，促进疾病预防控制中心与基层医疗卫生机构有机融合，共同探索健康管理有效模式。注重以健康结果为导向，因地制宜针对城市和农村开展常见慢性病的公共卫生干预和综合指导，精准施策。其次坚持以基层为重点，补基层供给短板，提高基层服务能力。重点提高基层服务质量，通过基层有效、常态化的卫生健康服务维护群众的健康。努力推动实现小病、常见病在基层，大病到医院，康复回基层的目标。

2．**积极应对人口老龄化，因地制宜开展老龄化健康保障服务**　完善相关筹资补偿机制，加快建立适应新形势的老年健康服务体系。一是加强健康服务体系的规划和建设。按照《"健康中国 2030"规划纲要》，立足全人群和全生命周期，提供公平可及、系统连续的健康服务。二是建立动态调整、多方共担的筹资机制。三是针对老年人多病共患、失能、长期护理与照料、安宁疗护等需求，加强长期护理人员队伍建设，引导社会力量增加健康、养老等服务供给。四是加强健康干预措施的评估，筛选对老年人口慢性病更加有效的干预项目，纳入基本公共卫生服务或医保报销。五是利用信息化技术助力老年人健康管理。将信息化和人工智能等信息技术发展的成果应用于老年人健康管理体系的建设中，有效提升老年人健康管理的效率和效果。

3．**加快实施分级诊疗制度，推进整合型卫生健康服务体系的建设**　一是推动以基层能力提升为核心的综合改革。通过医联体建设、优质资源下沉、远程医疗等形式提高基层服务能力。推进基层分配制度改革，加强对基层医务人员激励机制建设，体现多劳多得，调动基层人员积极性。支持基层探索更多原创性、差异化的改革，提升特别是农村地区的基层医疗机构基本医疗服务能力。推进个体诊所试点，增加基层优质医疗资源总量。加快推进县级医院服务能力提升工程，再推动 500 家县医院和 500 家县中医院达到三级医院能力与水平。

二是推进整合型卫生健康服务体系的建设。采取综合措施提供全生命周期、健康全过程的健康管理服务，提供包括预防保健、医疗康复、长期护理、临终关怀在内的整合型一体化健康服务，形成有效整合的全链条服务体系。加快推进 100 个试点城市医联体网格化布局管理、500 个县域医共体建设，引导优质医疗资源下沉，带动医疗服务能力提升。

4．**以健康为中心，坚持预防为主，切实降低居民医药经济负担**　面对人口老龄化、非传染性疾病、新发传染病的出现以及医疗卫生保健费用的增长带来的挑战，今后应侧重于加强预防工作，提高卫生健康各方面工作的质量，以人为本，改善人民的健康条件。一是加强医防融合机制建设。专业公共卫生机构、基层卫生机构通力协作，切实做好预防工作，让居民少得病、晚得病、得轻病，减少医疗费用的发生。二是切实压低医疗费用。推进"三医联动"，降低医疗成本和患者负担。推进医保支付方式改革，建立起在保证医疗服务质量的前提下医院的激励机制，减少大医院提供普通门诊和住院服务的动力；医联体内推进医保按人头付费，建立以健康为中心的激励机制，形成医疗服务和公共卫生服务的同向激励，为医院进一步控制成本创造条件。三是有效利用医保资金。在医保筹资水平增幅有限的情况下，提高补偿比，减轻人民群众就医经济负担。

5．**全面加强公共卫生体系建设，提高疾病预防控制能力**　党的十九届四中全会提出"强化提高人民健康水平的制度保障"的要求，将加强公共卫生服务体系建设、及时稳妥处置重大新发突发传染病作为治理体系和治理能力现代化的重要目标和任务。要真正落实"预防为主"的卫生健康工作方针，全面加强公共卫生体系建设。一是要加强公共卫生领域法治建设，完善立法保障。二是要改革完善疾病预防控制体系，精准防控，在理顺体制机制、明确功能定位、提升专业能力等方面进行改革和完善。三是要在卫生健康服务体系建设上，注意加强公共卫生和临床医疗之间的业务融合。四是要加强对疾病预防控制各环节公共财政经费的投入保障。五是要高度重视公共卫生人才队伍建设，提升能力水平。

第一章
调查概况

本章主要描述调查基本情况，调查抽样设计，调查质量控制等内容，并重点对数据质量做了评价。

第一节　基本情况

一、调查目的

全国卫生服务调查是国家卫生健康统计调查制度的重要组成部分，始于 1993 年，每五年进行一次。2018 年开展的全国第六次卫生服务统计调查，其目的是了解城乡居民健康、卫生服务需要、需求、利用、医疗负担及满意度，客观反映近五年卫生改革与发展的成效和问题，为深化医药卫生体制改革和实施健康中国战略提供支持。

二、调查内容

家庭健康调查内容包括：①城乡居民人口与社会经济学特征；②城乡居民卫生服务需要：健康自我评价、居民两周病伤情况、慢性病患病情况等；③城乡居民卫生服务需求与利用：疾病治疗情况、需求未满足程度及原因，居民利用基本公共卫生服务情况，门诊和住院服务利用、水平及费用，居民的就医体验等；④城乡居民医疗保障：不同医疗保险制度的覆盖程度、补偿水平、居民对医疗保障制度的利用等；⑤妇女、儿童、老年人等重点人群卫生服务利用情况。

调查内容既保持与以往调查的连续性、稳定性和可比性，又根据卫生健康事业发展、深化医药卫生体制改革以及实施健康中国战略的需要，增加了部分内容。其中 75% 为原有内容，25% 为新增或者调整的内容，新增内容主要包括：重点慢性病管理、分级诊疗、用药安全以及老年人失能及照料等。

三、调查方法

由经过培训合格的调查员使用统一配置的移动终端，按照调查设计对抽取的调查户中的所有常住人口逐一进行询问。现场调查工作主要由社区卫生服务中心/卫生院及以上医疗卫生机构承担，设调查员和调查指导员，调查员负责入户调查，调查指导员负责调查的组织、指导、检查及验收工作。

四、调查时间

综合考虑全国气候条件以及疾病发生情况，卫生服务调查一般在6月或9月开展（表1-1-1），本次调查时间安排在9月。

表1-1-1　历次调查时间

调查次数	现场调查时间
第六次	2018年9月1—30日
第五次	2013年9月1—25日
第四次	2008年6月15日—7月10日
第三次	2003年9月18日—10月20日
第二次	1998年6月1—25日
第一次	1993年6月1—25日

五、调查特点

（一）背景

首先，本次调查正值"健康中国2030"规划纲要启动、深化医药卫生体制改革进入第十个年头，以及从"以治病为中心"向"以人民健康为中心"发展转变的重要机遇期，调查意义重大；其次，本次调查得到了国家卫生健康委员会、国家统计局的高度重视，国家卫生健康委员会主任会专题审议了调查方案，并对调查设计、实施、质量控制和数据分析提出了明确要求，国家统计局正式批准了《全国第六次卫生服务统计调查制度》（国统制〔2018〕87号）；第三，本次调查处于信息技术快速发展时期，技术的发展为改变调查方法奠定了基础，同时相关信息系统也为调查提供了基础数据的支持。

（二）方法

本次调查首次使用了计算机辅助面访系统（CAPI），采用统一型号的移动终端开展调查。信息化采集数据方式提高了调查效率，减轻了调查人员工作量；通过调查轨迹和录音的管理、调查内容逻辑和提醒、数据及时上报和审核等方式，提高了数据质量。

第二节　抽样设计

一、抽样方法

遵循科学有效、经济可行的原则，采用多阶段分层整群抽样的方法。以地区和城乡作为分层标识，共分为 6 层，分别是：东部城市、东部农村、中部城市、中部农村、西部城市和西部农村。本次调查沿用了第五次调查的样本县（市、区）、样本乡镇（街道）和样本村（居委会），仅对行政区划变化的地区进行了调整。重新抽取样本户，每个村（居委会）随机抽取 60 户居民，被抽中户的全部常住人口均为调查对象。

二、样本户抽取

样本户的抽取采取简单随机抽样的方法，由县调查负责人开展。首先将样本村（居委会）全部住户（含流动人口）按照门牌号（如无门牌号，则按照地理位置及楼层等）顺序编号，完成样本村（居委会）抽样框的编制；其次，根据村（居委会）总户数和应抽取的样本户数确定抽样间隔；再次，随机抽一张人民币，取其末四位数，该数除以抽样间隔后的余数确定为第 1 户被抽中的样本户号；然后按照确定的抽样间隔和被抽中的第 1 户样本户的编码，抽取全部样本户。

三、样本量

本次调查覆盖全国 31 个省（自治区、直辖市）的 156 个县（市、区）、752 个乡镇（街道）、1 561 个村（居委会），调查 94 076 户，共计 256 304 人。

第三节　质量控制

本次调查高度重视质量控制，从调查设计、培训、现场调查、数据清理等各个环节对调查数据的质量进行控制。

（一）调查设计

围绕本次调查的目的、特点，在系统梳理政策需求、分析以往调查设计以及国内外调查做法的基础上，组织各方专家参与调查设计，多次征求国家卫生健康委员会相关司局以及 31 个省（自治区、直辖市）卫生健康委员会的意见。设计过程中，共开展了6轮预调查，以提高调查设计的科学性和可行性。

（二）调查员选择与培训

本次调查选取县（市、区）卫生机构及卫生院、社区卫生服务中心的卫生人员作为调查员，优先选择具有调查经验者。2018年8月，国家卫生健康委统计信息中心举办了3期培训班，对31个省（自治区、直辖市）、156个样本县（市、区）的调查骨干及师资进行了培训，建立了多个微信工作交流群，及时沟通、协调、答疑。

（三）现场调查

本次调查加大了现场质量控制的力度，国家卫生健康委统计信息中心邀请国家卫生健康委员会办公厅、规划发展与信息化司、体制改革司、疾病预防控制局、基层卫生健康司、妇幼健康司及国家卫生健康委卫生发展中心、人发中心、项目监管中心的领导，北京大学、复旦大学、武汉大学、华中科技大学、中南大学、中山大学、四川大学、哈尔滨医科大学、重庆医科大学等高校的专家组成督导组赴24个省（自治区、直辖市）开展了现场督导，及时发现调查中的问题，予以纠正。31个省（自治区、直辖市）也都组织了省级督导组，对本省全部样本县（市、区）的现场调查进行了督导。

（四）借助调查系统开展质控

充分发挥调查系统的作用，从问卷生成、逻辑核查、数据审核、复核调查等全过程开展质量控制。

1. **问卷生成** 按照调查对象的地区、年龄、性别等问题生成填报问卷，并根据甄别问题设置自动跳转，减少调查员现场判断时间，提高调查效率，避免遗漏。

2. **逻辑核查** 调查过程中对必填项、表内逻辑关系进行实时核查，调查结束后对调查人口数、表间逻辑关系进行审核，确保无误后方可提交，确保每户调查结果的完整性和准确性。

3. **数据审核** 通过调查系统，中央级、省级和县级调查指导员实时开展数据审核；审核内容包括核查调查轨迹、时长、重点问题录音、核心指标计算结果等。乡镇（街道）调查负责人需要审核本乡镇（街道）全部调查问卷，并听取全部录音；县级调查负责人随机抽取10%的样本户调查表进行审核，并对10%的样本户进行录音审核；省级调查负责人随机抽取5%的样本户调查表进行审核，并对3%的样本户进行录音审核。如审核过程中发现问题，需要扩大审核范围，并及时通过督导、培训等方式解决。

4. **数据复核** 通过入户、电话等方式及时开展数据核查，验证调查的准确性和数据一致性。乡镇（街道）调查负责人需要复核调查本乡镇（街道）全部调查问卷；县级调查负责人随机抽取10%的样本户进行复核调查；省级调查负责人随机抽取3%的样本户进行复核调查。复核调查问题主要包括家庭人口数、成员结构、住院、分娩等客观指标。

（五）数据处理阶段

各调查点对调查数据逐级审核后正式上报，国家卫生健康委统计信息中心组织有关专家，在参考以往调查数据清理经验和做法的基础上，针对本次调查的特点，从数据完整性、表内和表间逻辑关系、重点问题的相互验证、不合理值和极值的识别、缺失值处理等方面进行了清理，对于发现的问题采取退回基层补充询问、核对移动终端原始记录、电话询问、统计学处理等方式解决，并做好痕迹管理，保证清理过程科学、透明、可重复。分析时，对部分极值按规则进行了合理处置。

第四节 数据质量评价

一、数据质量

本次调查 15 岁及以上调查人口本人回答率为 82.6%，15~49 岁中的已婚育龄妇女的本人回答率为 88.9%；首次被抽中的住户调查完成率为 89.2%；复核一致率超过 95%。以上数据均符合调查方案的要求。

二、一致性检验

1. **玛叶指数（Myer's index）** 玛叶指数是判断调查质量的一种指标，它假设在一个不存在任何数据偏好的人口中，以 0~9 中的任何一个数字结尾的年龄别人口数，应占总人口的十分之一。实际人口的年龄分布与理论分布差数的绝对值之和，称为玛叶指数。玛叶指数的取值范围为 0~90，0 表示实际数据严格符合理论分布，90 表示所有人口年龄都是同一个数字结尾。一般情况下，由于各年龄组均存在死亡、迁移等现象，而且各年龄组死亡、迁移的概率均不一致，实际人口年龄分布与理论分布有偏差，但玛叶指数不能大于 60，大于 60 可以肯定地说该调查人口的数据存在严重的年龄偏好。本次调查样本的玛叶指数为 3.4，说明调查结果无年龄偏好（表 1-4-1）。

2. **拟合度检验（test of goodness for fit）** 拟合度检验是比较调查数据是否与总体数据相吻合的方法。将 2015 年全国人口 1% 抽样调查数据作为总体，把本次调查的人口数据作为样本，观察样本数据的分布与总体频数分布的拟合程度，即把样本分布与总体分布相比较，作为判断调查质量的指标。

本次调查人口年龄结构与 2015 年全国人口 1% 抽样调查的人口年龄结构的拟合度检验过程和检验结果：检验结果在自由度为（K–1）–2=5 时；卡方值是 16.152 8，大于 95%（n=5）=11.07，P 值小于 0.05，说明样本年龄结构指标的分布与总体分布的差异有统计学意义（表 1-4-2）。需要在调查数据分析以及结果解释中加以关注。

表 1-4-1　调查人口玛叶指数计算

年龄结尾数字	10～99 岁区间			20～99 岁区间			(6)+(3)	Pi(%)	与 10% 的离差（绝对值）
	总和 (1)	权数 (2)	(1)×(2) (3)	总和 (4)	权数 (5)	(4)×(5) (6)	(7)	(8)	(9)
0	23 797	1	23 797	20 833	9	187 497	211 294	9.9	−0.2
1	23 423	2	46 846	20 546	8	164 368	211 214	9.9	−0.2
2	23 136	3	69 408	20 518	7	143 626	213 034	9.9	−0.1
3	23 169	4	92 676	20 648	6	123 888	216 564	10.1	0.1
4	23 418	5	117 090	21 078	5	105 390	222 480	10.4	0.4
5	24 093	6	144 558	22 179	4	88 716	233 274	10.9	0.9
6	22 663	7	158 641	20 944	3	62 832	221 473	10.3	0.3
7	20 203	8	161 624	18 591	2	37 182	198 806	9.3	−0.7
8	21 177	9	190 593	19 892	1	19 892	210 485	9.8	−0.2
9	20 562	10	205 620	19 524	0	0	205 620	9.6	−0.4
总计							2 144 244	100.00	3.4

表 1-4-2　调查人口年龄构成与总体参数的拟合度检验

顺序号	年龄分组 / 岁	全国构成 (Pi)	样本人口构成 (Si)	$(Si-Pi)^2/Pi$
1	0 ～	5.8	5.9	0.000 8
2	5 ～	10.7	11.3	0.030 5
3	15 ～	12.8	5.7	3.906 4
4	25 ～	16.7	10.5	2.345 4
5	35 ～	15.6	12.3	0.695 6
6	45 ～	16.6	19.2	0.393 2
7	55 ～	11.3	16.6	2.526 2
8	≥ 65	10.5	18.6	6.254 7
9	合计	100.0	100.0	
	卡方值			16.152 8

3. Delta 不相似系数与 Gini 集中比　Delta 不相似系数与 Gini 集中比均用来反映样本指标的分布与总体分布一致性的程度，它们既能反映样本对总体的代表性，也能反映调查数据的质量。我们将本次调查家庭规模的分布与 2015 年全国人口 1% 抽样调查家庭规模总体分布的 Delta 不相似系数和 Gini 集中比进行计算。这两个指标越接近于 0，表示样本分布与总体分布一致性越好。此次调查计算出的

Delta 不相似系数等于 0.148 3，Gini 集中比为 0.078 3，表明样本与总体的家庭规模相差 14.8% 或 7.8%（表 1-4-3）。

表 1-4-3　调查住户规模构成与总体参数有关指标的计算

每户人数 (1)	全国构成 % (2)	构成累计 (Pi) (3)	样本构成 % (4)	构成累计 (Si) (5)	|(2)−(4)| (6)	Pi × S(i+1) (7)	P(i+1) × Si (8)
1	0.13	0.13	0.16	0.16	0.02	0.07	0.06
2	0.25	0.38	0.38	0.53	0.12	0.29	0.35
3	0.26	0.65	0.23	0.76	0.04	0.58	0.63
4	0.18	0.83	0.13	0.89	0.05	0.79	0.83
5	0.10	0.93	0.07	0.96	0.04	0.92	0.93
6	0.05	0.98	0.03	0.99	0.01	0.97	0.98
7	0.01	0.99	0.01	1.00	0.01	0.99	0.99
8	0.01	1.00	0.00	1.00	0.00	1.00	1.00
9	0.00	1.00	0.00	1.00	0.00	1.00	1.00
≥ 10	0.00	1.00	0.00	1.00	0.00	—	—
合计	1.00		1.00		0.30		
指数					△ =0.1483	Gini=0.0783	

第五节　分析方法

一、分层依据

由于我国存在城乡二元经济结构、自然环境和地理分布的差异，而现行政策在东、中、西部地区也有一定的差别，因此本报告在分析时按东、中、西部、城乡地区予以分组。

1. **东、中、西部地区的划分**　按照国家统计局的分类标准进行划分。东部地区包括北京、天津、河北、辽宁、江苏、上海、浙江、福建、广东、海南、山东共 11 个省（直辖市）；中部地区包括吉林、黑龙江、山西、河南、安徽、湖北、湖南、江西共 8 个省份；西部地区包括内蒙古、广西、重庆、四川、贵州、云南、西藏、陕西、甘肃、青海、宁夏、新疆共 12 个省（自治区、直辖市）。

2. **城乡分类**　城市是指行政区划为地级市及以上的市辖区；农村是指行政区划为县（包括县级市）的地区。

二、数据分析

本报告采用描述性分析，对调查资料进行现况描述和变化趋势分析，不进行统计学检验和总体推断。比较不同时期、不同地区、不同人群卫生服务需要、需求、利用、医疗费用及其影响因素的变化。

1. **现况描述**　包括整体情况、不同地区（包括城乡、东中西部城市地区和东中西部农村地区）、不同人群（包括不同年龄、性别、受教育程度、收入、不同类型医疗保险人口等）的卫生服务需要、需求、利用、医疗费用的描述性统计分析。

2. **变化趋势分析**　将本次调查的结果与上一次或前几次调查主要结果进行比较，分析我国不同地区、不同人群卫生服务需要、需求、利用、医疗费用及其影响因素的变化趋势。

3. **重点人群分析**　对妇女、儿童青少年、老年人、低收入人群的健康状况、卫生服务的需求、利用及费用进行分析。

第二章
调查家庭人口基本情况

本章主要描述调查人口性别、年龄、受教育程度等基本特征，医疗保险覆盖情况，调查家庭卫生服务可及性，健康档案和家庭医生签约等内容。

第一节　调查人口基本特征

一、调查样本

本次调查共抽取 156 个样本县（市、区），城市 84 个区、农村 72 个县及县级市。共调查 94 076 户、常住人口 256 304 人，户均常住人口为 2.7 人（表 2-1-1）。与 2013 年比较，城乡户均常住人口数略有下降，城市地区由 2.9 人降到 2.6 人，农村地区由 3.0 人降至 2.8 人。

表 2-1-1　2018 年调查样本量

样本情况	合计	城市				农村			
		小计	东部	中部	西部	小计	东部	中部	西部
样本户数 / 户	94 076	50 675	19 472	15 601	15 602	43 401	12 193	15 602	15 606
样本人口数 / 人	256 304	134 080	52 826	40 099	41 155	122 224	34 675	41 492	46 057
家庭平均人口数 / 人	2.7	2.6	2.7	2.6	2.6	2.8	2.8	2.7	3.0

二、调查人口的性别年龄构成

（一）性别构成

被调查人口中男性占 49.3%，女性占 50.7%，性别比为 97（以女性为 100）。城市性别比为 95，男性少于女性；农村为 100，西部农村男性比例较高（表 2-1-2）。

表 2-1-2　调查人口性别构成

性别	合计	城市				农村			
		小计	东部	中部	西部	小计	东部	中部	西部
男性 /%	49.3	48.7	49.0	48.7	48.4	50.0	49.9	49.4	50.6
女性 /%	50.7	51.3	51.0	51.3	51.6	50.0	50.1	50.6	49.4
男女性别比	97	95	96	95	94	100	100	98	103

（二）年龄构成

65 岁及以上人口占调查人口的 18.5%，15 岁以下人口占 17.2%，与 2013 年调查人口相比，老年人比重继续增大（表 2-1-3）。

表 2-1-3　不同年份调查人口年龄构成　　　　　　　　　　　　单位：%

年龄组 / 岁	合计		城市		农村	
	2018 年	2013 年	2018 年	2013 年	2018 年	2013 年
0 ~ 4	5.9	5.7	5.6	4.9	6.2	6.4
5 ~ 14	11.3	10.3	9.7	8.8	13.0	11.6
15 ~ 24	5.7	9.3	5.5	8.8	6.0	9.7
25 ~ 34	10.5	11.6	11.7	12.8	9.1	10.4
35 ~ 44	12.3	15.1	13.5	15.5	11.1	14.8
45 ~ 54	19.2	17.0	18.0	16.3	20.4	17.7
55 ~ 64	16.6	16.6	16.7	16.9	16.5	16.3
≥ 65	18.5	14.5	19.3	16.1	17.7	13.1

（三）性别年龄构成

25 岁以下各年龄组人口比例男性高于女性；25 岁及以上各年龄组人口比例女性均高于男性。农村地区 55 岁及以上老年人的比例，男女相差不大（表 2-1-4）。

三、15 岁及以上人口婚姻状况

被调查者中未婚者占 9.8%，已婚者占 81.0%，离婚者占 1.8%，丧偶者占 7.1%。与五年前相比，城市和农村地区未婚者比例均降低，已婚者、离婚者和丧偶者比例均有所增加（表 2-1-5）。

四、15 岁及以上人口受教育程度

城市 15 岁及以上人口以初中、小学、高中 / 技校学历居多，分别占 30.2%、18.3%、16.9%；农村人口以初中、小学学历居多，分别占 33.6%、31.5%。与五年前相比，城市地区大专及以上学历比例增加，农村地区高中及以上学历比例增加（表 2-1-6 ）。

表 2-1-4　调查人口性别年龄构成　　　　　　　　　　　　　　　单位：%

年龄组 / 岁	合计		城市		农村	
	男性	女性	男性	女性	男性	女性
0～4	3.1	2.8	3.0	2.6	3.3	2.9
5～14	5.9	5.3	5.2	4.5	6.8	6.2
15～24	2.9	2.8	2.8	2.7	3.0	2.9
25～34	4.9	5.6	5.4	6.3	4.3	4.8
35～44	6.0	6.4	6.4	7.0	5.4	5.6
45～54	9.2	9.9	8.6	9.4	10.0	10.5
55～64	8.2	8.5	8.1	8.7	8.3	8.2
≥65	9.1	9.5	9.3	10.0	8.9	8.9

表 2-1-5　不同年份调查 15 岁及以上人口婚姻状况构成　　　　　单位：%

婚姻状况	合计		城市		农村	
	2018 年	2013 年	2018 年	2013 年	2018 年	2013 年
未婚	9.8	12.9	10.2	13.5	9.4	12.3
已婚	81.0	78.8	80.6	78.1	81.6	79.6
离婚	1.8	1.4	2.3	1.8	1.3	1.0
丧偶	7.1	6.7	6.8	6.4	7.5	7.0
其他	0.3	0.1	0.1	0.1	0.2	0.1

表 2-1-6　不同年份调查 15 岁及以上人口受教育程度构成　　　　单位：%

受教育程度	合计		城市		农村	
	2018 年	2013 年	2018 年	2013 年	2018 年	2013 年
没上过学	11.9	11.8	7.1	7.3	17.3	16.2
小学	24.4	24.2	18.3	17.6	31.5	30.7
初中	31.8	34.6	30.2	31.5	33.6	37.6
高中 / 技校	13.6	13.9	16.9	18.4	9.9	9.5
中专	4.6	4.5	6.3	6.6	2.7	2.3
大专	7.6	6.3	11.4	10.3	3.2	2.3
大学及以上	6.1	4.8	9.8	8.3	1.8	1.3

五、15 岁及以上在业人口职业类型

城市在业者中，占比由高到低的职业类型依次为办事人员、农民、工人、自由职业、技术人员、个体经营，分别占 18.6%、17.1%、16.4%、13.2%、12.2%、10.6%。农村以农民为主，占总在业者的 62.8%；农村中、西部地区农民比例分别为 64.4% 和 71.8%，高于东部地区（49.4%）；工人、个体经营者、办事人员所占比例东部地区均高于中、西部地区（表 2-1-7）。

表 2-1-7 调查 15 岁及以上在业人口职业类型构成　　　　　　　　单位：%

职业类型	合计	城市				农村			
		小计	东部	中部	西部	小计	东部	中部	西部
国家公务员	1.6	2.7	1.9	3.4	3.0	0.5	0.5	0.7	0.4
技术人员	7.7	12.2	12.1	14.3	10.6	3.4	4.3	3.8	2.4
办事人员	10.8	18.6	24.8	15.5	13.3	3.5	5.6	3.4	2.0
企事业管理人员	2.0	3.6	4.1	4.1	2.6	0.5	0.9	0.5	0.3
工人	13.0	16.4	18.6	18.3	11.9	9.9	16.6	8.6	5.8
农民	40.6	17.1	11.4	11.3	29.0	62.8	49.4	64.4	71.8
军人	0.1	0.1	0.1	0.1	0.2	0.1	0.1	0.1	0.0
自由职业	11.6	13.2	10.5	17.5	13.2	10.0	10.8	10.5	9.1
个体经营	8.7	10.6	11.2	10.6	9.8	6.9	9.6	6.0	5.5
其他	3.9	5.5	5.3	4.9	6.4	2.4	2.2	2.0	2.7

第二节　医疗卫生服务可及性

一、到最近医疗机构的时间

2018 年调查有 89.9% 的家庭 15 分钟及以内能够到达最近医疗点，20 分钟以上到达的比例为 4.9%。城市、农村 15 分钟能够到达最近医疗点的比例分别为 91.9% 和 87.6%（表 2-2-1）。

无论城市还是农村，东部地区 15 分钟及以内能够到达最近医疗点的比例最高，中部地区次之，西部地区最低。城市不同地区的差别小于农村，西部地区城乡差异大于东、中部地区。

表 2-2-1　调查家庭距离最近医疗机构时间构成　　　　　　　　　单位：%

时间/分钟	合计	城市				农村			
		小计	东部	中部	西部	小计	东部	中部	西部
≤ 15	89.9	91.9	94.6	91.6	89.0	87.6	93.3	88.1	82.6
16 ~ 20	5.2	4.8	3.6	5.0	6.1	5.6	3.6	5.3	7.5
21 ~ 30	3.6	2.7	1.6	2.9	3.9	4.7	2.4	4.6	6.7
> 30	1.3	0.6	0.2	0.5	1.0	2.1	0.7	2.0	3.2

本次调查 15 分钟及以内能够到达最近医疗点的比例比 2013 年有所提高，由 84.0% 提高到 89.9%，农村地区提高相对明显，由 80.2% 增加到 87.6%。西部农村地区提高更加明显，由 69.1% 提高到 82.6%。

二、到最近医疗机构的距离

2018 年调查有 58.2% 的家庭离最近医疗机构在 1 公里以内，有 3.4% 的家庭距离最近医疗机构在 5 公里及以上。城市居民距离最近医疗机构不足 1 公里的比例为 62.5%，高于农村的 53.1%（表 2-2-2）。

无论城市还是农村，西部地区距离最近医疗点在 1 公里以内的比例均低于东、中部地区；西部农村距离最近医疗点在 1 公里以内的比例为 44.0%，在 5 公里及以上的比例为 8.9%。城市不同地区的差别小于农村，西部地区城乡差异大于东、中部地区。

表 2-2-2　调查家庭距离最近医疗机构距离　　　　　　　　　单位：%

距离/公里	合计	城市				农村			
		小计	东部	中部	西部	小计	东部	中部	西部
< 1	58.2	62.5	61.8	65.5	60.5	53.1	60.4	56.4	44.0
1 ~	22.1	21.8	23.1	20.0	22.0	22.5	21.7	21.8	23.8
2 ~	10.8	9.6	9.7	8.7	10.5	12.1	9.4	12.6	13.8
3 ~	4.0	3.3	2.9	3.2	3.8	4.7	3.2	4.3	6.4
4 ~	1.5	1.1	0.9	1.1	1.3	2.0	1.5	1.3	3.1
≥ 5	3.4	1.7	1.6	1.5	1.9	5.6	3.8	3.6	8.9

三、最近医疗机构的类型

调查城市地区离居民家庭最近的医疗机构为基层医疗机构的占 82.7%，为县级医院的占 8.7%，为市级及以上医院的占 6.1%；农村地区离居民家庭最近的医疗机构为基层医疗机构的占 95.0%，县级医院占 3.7%（表 2-2-3）。

表2-2-3　最近医疗机构类型构成　　　　　　　　　　　　　　　　　　　单位：%

就诊机构	合计	城市				农村			
		小计	东部	中部	西部	小计	东部	中部	西部
基层医疗卫生机构	88.4	82.7	86.7	77.8	82.7	95.0	97.2	93.5	94.8
县/市/区级医院	6.4	8.7	7.6	10.8	8.1	3.7	2.2	4.4	4.2
省/地/市级医院	3.5	6.1	4.1	8.4	6.2	0.5	0.1	1.0	0.1
其他	1.8	2.5	1.6	3.0	3.1	0.9	0.5	1.1	0.8

注：基层卫生机构包括社区卫生服务中心（站），卫生院、村卫生室及诊所。
　　医院包括综合医院、中医医院等。
　　其他：是指归不到上面三类机构的医疗卫生机构，如部队医院等。

第三节　调查人口的医疗保险

一、基本医疗保险覆盖情况

（一）基本医疗保险参保情况

基本医疗保险包括：城镇职工基本医疗保险、城镇居民基本医疗保险、新型农村合作医疗（简称新农合）、城乡居民基本医疗保险等形式。

本次调查的256 304人中，基本医疗保险覆盖248 197人，参保率为96.8%，城市、农村参保率分别为96.1%和97.6%。

城市的中部地区基本医疗保险参保率略低于东、西部地区；农村不同地区参保率均在97%左右，东、中、西部地区参保率依次升高（表2-3-1）。

表2-3-1　调查人口基本医疗保险参保情况

参保情况	合计	城市				农村			
		小计	东部	中部	西部	小计	东部	中部	西部
参保人数/人	248 197	128 852	50 815	38 203	39 834	119 345	33 602	40 443	45 300
参保率/%	96.8	96.1	96.2	95.3	96.8	97.6	96.9	97.5	98.4

（二）基本医疗保险参保率变化趋势

2003年以来，基本医疗保险参保率持续增加，农村地区2003—2008年间迅速提高，2008—2018年间继续稳步提高；城市地区2003—2013年间基本医疗保险参保率增加速度较快，2013—2018年间继续稳步提高（图2-3-1）。

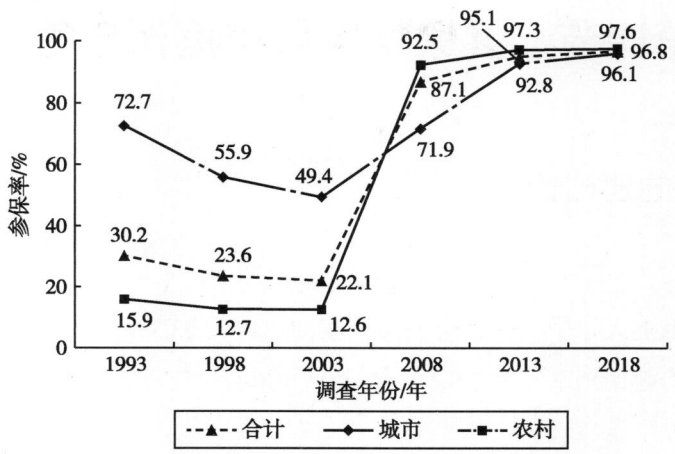

图 2-3-1　不同年份城市、农村调查人口基本医疗保险参保率

注：2008 年前基本医疗保险除城镇职工医疗保险、城镇居民医疗保险、新农合外还包括劳保医疗、公费医疗等。

（三）贫困 / 低保户参加基本医疗保险情况

本次调查贫困 / 低保户基本医疗保险参保率为 97.8%，其中城市、农村参保率分别为 96.5% 和 98.3%。城乡贫困 / 低保户参保率均高于全人口。无论城市还是农村，西部地区贫困 / 低保户参保率均最高；城市不同地区的差异大于农村；西部地区的城乡差异较小（表 2-3-2）。

表 2-3-2　贫困 / 低保户基本医疗保险参保情况　　　　　　　　　　　　　　　　单位：%

分类	合计	城市				农村			
		小计	东部	中部	西部	小计	东部	中部	西部
全人口	96.8	96.1	96.2	95.3	96.8	97.6	96.9	97.5	98.4
贫困 / 低保户	97.8	96.5	93.7	95.6	98.3	98.3	96.4	98.1	98.8

二、商业医疗保险购买情况

2018 年居民购买商业医疗保险的比例为 13.6%（城市 14.7%，农村 12.4%），比 2013 年的 6.9%（城市 7.7%，农村 6.1%）有所增加（表 2-3-3）。

表 2-3-3　商业医疗保险参保情况　　　　　　　　　　　　　　　　单位：%

年份	合计	城市				农村			
		小计	东部	中部	西部	小计	东部	中部	西部
2008 年	6.9	6.4	6.4	6.2	6.7	7.1	6.2	7.3	7.8
2013 年	6.9	7.7	5.2	5.8	4.7	6.1	6.7	7.9	5.7
2018 年	13.6	14.7	14.4	13.4	16.3	12.4	13.4	11.4	12.6

第四节 健康档案和家庭医生签约

一、健康档案的建档情况

（一）整体情况

调查地区 15 岁及以上人口中，自报有健康档案的比例为 53.3%，没有健康档案的比例为 13.6%，33.1% 不知道自己是否有健康档案（表 2-4-1）。在明确知道自己有没有健康档案的人中，自报健康档案建档率为 79.7%。

表 2-4-1　调查地区 15 岁及以上人口自报建档率　　　　　　　　　　　　单位：%

健康档案	合计	城市				农村			
		小计	东部	中部	西部	小计	东部	中部	西部
有	53.3	47.3	46.3	47.7	48.2	60.3	59.3	59.5	61.7
无	13.6	18.0	19.6	18.6	15.2	8.7	8.1	10.8	7.1
不知道	33.1	34.7	34.1	33.7	36.6	31.0	32.6	29.7	31.2

（二）性别、年龄别比较

调查地区 15 岁及以上男性自报健康档案建档率为 79.8%，低于女性的 80.6%；不论城乡、性别，自报健康档案建档率均有随着年龄的增长逐渐提高的趋势（表 2-4-2）（不知道的情况除外）。

表 2-4-2　调查地区 15 岁及以上人口分性别、年龄别自报建档率　　　　　　单位：%

年龄 / 岁	合计			城市			农村		
	小计	男性	女性	小计	男性	女性	小计	男性	女性
15 ~ 34	73.2	72.0	74.4	62.4	60.4	64.3	84.9	84.1	85.8
35 ~ 44	73.2	73.2	73.3	63.6	62.9	64.4	84.8	85.0	84.6
45 ~ 54	77.2	77.0	77.4	68.4	67.4	69.4	85.1	85.3	84.9
55 ~ 64	80.7	79.9	81.6	74.2	72.5	75.9	87.9	87.6	88.2
≥ 65	88.8	88.1	89.6	85.6	84.6	86.6	92.7	92.2	93.3
合计	80.2	79.8	80.6	73.0	72.1	73.9	87.6	87.4	87.7

备注：表中数据自报不知道的除外。

二、家庭医生签约

（一）整体情况

调查地区 15 岁及以上人口自报家庭医生签约率为 43.8%，其中城市 35.2%，低于农村的 53.7%。东、中、西部地区依次升高（表 2-4-3）。

表 2-4-3　调查 15 岁及以上人口自报家庭医生签约率　　单位：%

家庭医生签约	合计	城市				农村			
		小计	东部	中部	西部	小计	东部	中部	西部
是	43.8	35.2	33.2	35.3	37.8	53.7	42.4	55.4	61.0
否，但知道有此服务	19.7	25.0	28.6	24.6	20.7	13.6	18.6	14.3	8.9
不知道	36.5	39.8	38.2	40.1	41.5	32.7	39.0	30.3	30.1

（二）性别、年龄别比较

调查地区 15 岁及以上调查人口自报家庭医生签约率男性为 43.3%，女性为 44.4%，男性略低于女性。不论城乡、性别，自报家庭医生签约率均随着年龄的增长逐渐提高（表 2-4-4）。

表 2-4-4　调查地区 15 岁及以上人口性别、年龄别自报家庭医生签约率　　单位：%

年龄 / 岁	合计			城市			农村		
	小计	男	女	小计	男	女	小计	男	女
15～34	35.7	34.5	36.9	25.9	23.9	27.8	48.0	47.5	48.5
35～44	37.6	37.5	37.7	28.3	27.5	29.0	50.0	50.5	49.5
45～54	41.4	41.0	41.9	31.4	30.2	32.5	51.1	51.2	51.1
55～64	46.8	45.8	47.8	38.8	36.8	40.7	55.7	55.4	56.1
≥ 65	54.8	54.6	55.0	48.7	48.4	49.0	62.1	61.8	62.5
合计	43.8	43.3	44.4	35.2	34.0	36.3	53.7	53.6	53.9

第五节　小结

1. 卫生服务可及性进一步改善，西部地区、农村地区等欠发达地区的改善明显。89.9% 的居民在 15 分钟及以内能够到达最近医疗点，高于 2013 年的 84.0%；西部地区、农村地区的改善幅度更加明显，特别是西部农村地区，从 2013 年的 69.1% 提高到 2018 年的 82.6%。

2. 基本医疗保险覆盖比例较高，地区、人群差异不大。基本医疗保险覆盖率达到 96.8%，比 2013 年的 95.1% 有所增加；基本医疗保险参保率城乡、地区差异不大，贫困或低保人口的参保率为 97.8%，略高于一般人群。无社会医疗保险的比例为 2.9%。

3. 重点地区、重点人群建立健康档案及签约家庭医生比例较高。15 岁及以上调查人口自报健康档案建档率和家庭医生签约率分别为 79.7% 和 43.8%，农村地区高于城市地区，西部地区高于中、东部地区，西部农村建档率和签约率分别达到 89.7% 和 61.0%；建档率和签约率随年龄增加而提高，65 岁及以上人口建档率和签约率分别达到 88.8% 和 54.8%。

第三章
卫生服务需要及居民自评健康状况

本章关注调查人口的卫生服务需要及居民自评健康状况，以两周患病率、发病时间及类型、疾病构成、自评疾病严重程度描述两周患病情况；以慢性病患病率、疾病构成描述慢性病患病情况；以行动、自己照顾自己、日常活动、疼痛/不适和焦虑/抑郁五个方面及自评健康得分反映居民自评健康状况。

第一节　两周患病情况

调查居民两周患病情况的目的是测量居民卫生服务需要。调查结果来自被调查者自我报告。在本次调查中，判断患病的依据是调查前两周内有如下任何一种情况发生：①因疾病或损伤去医疗卫生机构就诊（含通过正规医院的网站、互联网诊疗提供机构咨询具有执业资格的医生）；②因为疾病或损伤有过服用药物或其他辅助性物理治疗；③因身体不适而休工、休学或卧床休息一天及以上的情况。

一、两周患病率

两周患病率指每百名被调查者中两周内患病伤的人数或人次数。本报告除有说明外，两周患病率均按人数计算。

（一）整体情况

在本次调查的 256 304 人中，两周患病人数为 82 563 人，调查地区居民两周患病率为 32.2%，其中城市和农村均为 32.2%。城市、农村，东、中、西部地区差别不大（表 3-1-1）。

表 3-1-1 调查人口两周患病情况

指标	合计	城市				农村			
		小计	东部	中部	西部	小计	东部	中部	西部
调查人口数 / 人	256 304	134 080	52 826	40 099	41 155	122 224	34 675	41 492	46 057
患病人数 / 人	82 563	43 226	17 063	12 770	13 393	39 337	11 381	13 157	14 799
两周患病率 /%	32.2	32.2	32.3	31.8	32.5	32.2	32.8	31.7	32.1

（二）变化趋势

自 2003 年以来，两周患病率持续提高，近 5 年的增长速度明显快于前 10 年，农村两周患病率增长幅度大于城市（图 3-1-1）。

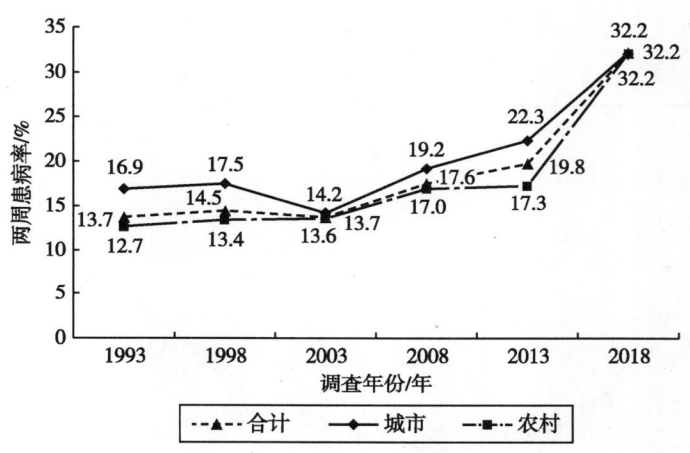

图 3-1-1 不同年份调查人口两周患病率变化趋势

（三）性别、年龄别比较

男性两周患病率为 30.8%，女性为 33.6%。45 岁以下年龄组，男性与女性两周患病率基本相同。城市 45 岁及以上，农村 15 岁及以上女性各年龄组的两周患病率高于男性。农村男女两周患病率差别略大于城市。

各年龄组两周患病率呈现"J"型曲线形状。其中，5～34 岁各年龄组人群的两周患病率较低，且各年龄组的差别不大；0～4 岁儿童的两周患病率较高，明显高于其他年龄组的儿童；25 岁及以上人群，随着年龄的增加，各年龄组两周患病率随之增加，35 岁及以上人群增加趋势更加明显（表 3-1-2）。

城市、农村各年龄组两周患病率的变化趋势基本相同，但是各年龄组的差距不同。45 岁以下人群，城市各年龄组之间的差距小于农村。55 岁以下人群，城市两周患病率低于农村；55 岁及以上人群，城市两周患病率高于农村，并且差距也在增大（图 3-1-2）。

与 2013 年比较，各年龄组两周患病均有所提高；0～4 岁、45 岁及上各年龄组两周患病率增加更加明显（图 3-1-3）。

表 3-1-2　调查人口分性别、年龄别两周患病率　　　　　　　　　　　　　　　　单位：%

年龄组 / 岁	合计		城市		农村	
	男性	女性	男性	女性	男性	女性
0~4	22.4	21.6	21.1	20.3	23.6	22.9
5~14	13.4	12.7	12.7	12.1	13.9	13.2
15~24	10.4	10.8	10.8	10.2	10.0	11.3
25~34	13.5	14.1	13.4	13.2	13.7	15.4
35~44	19.6	20.2	18.7	17.8	20.7	23.4
45~54	31.2	34.9	31.2	32.6	31.3	37.2
55~64	44.7	48.6	45.9	47.7	43.3	49.7
≥65	55.4	61.3	58.2	62.9	52.1	59.3
合计	30.8	33.6	31.4	33.0	30.1	34.2

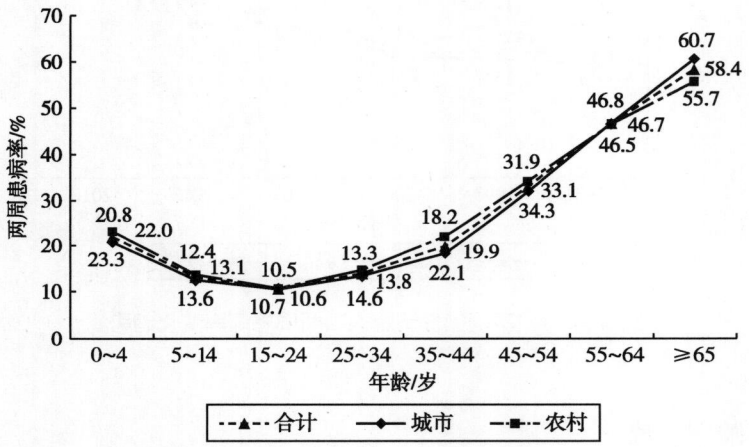

图 3-1-2　城乡调查人口年龄别两周患病率

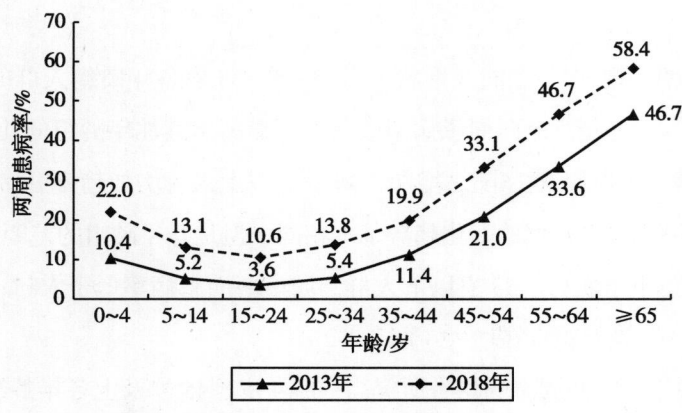

图 3-1-3　不同年份、年龄别两周患病率

（四）按社会医疗保险类别比较

参加城镇职工基本医疗保险居民的两周患病率为35.7%；参加城乡居民基本医疗保险（含城镇居民基本医疗保险、新型农村合作医疗）居民的两周患病率为31.5%。城市参加城镇职工基本医疗保险的两周患病率高于农村、参加城乡居民基本医疗保险的两周患病率低于农村（图3-1-4）。

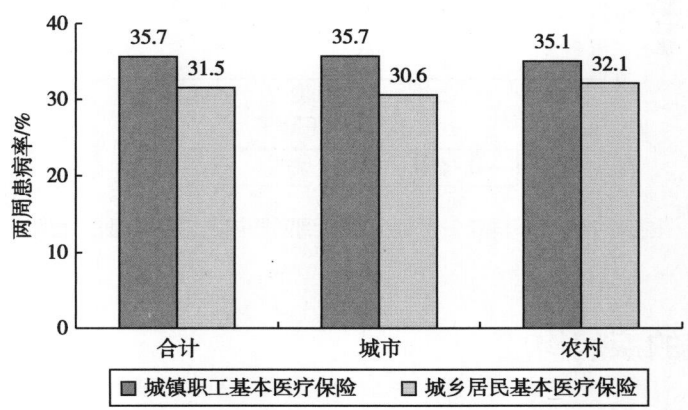

图 3-1-4　调查人口不同社会医疗保险类别两周患病率

二、两周患病发病时间及类型

（一）发病时间及类型

在本次调查的两周患病者中，71.5%是慢性病在两周前发生持续到调查的这两周内，24.0%的患病是两周内新发生，4.5%是急性病两周前发生持续到两周内。在两周内新发疾病中，普通感冒、流行性感冒、急/慢性肠胃炎排前三位，占比分别为48.9%、10.3%和6.0%。城市和农村慢性病持续到调查的这两周内的比例分别为74.1%和68.6%。城市、农村的东、中部地区慢性病持续到两周内的比例均较高，西部地区最低（表3-1-3）。

表 3-1-3　调查人口两周患病发病时间构成　　　　　　　　　　　　　　单位：%

发病时间	合计	城市				农村			
		小计	东部	中部	西部	小计	东部	中部	西部
两周内新发	24.0	21.6	18.7	18.7	28.4	26.8	25.0	24.2	30.5
急性病两周前发生	4.5	4.3	3.5	4.2	5.5	4.6	4.4	3.9	5.6
慢性病持续到两周内	71.5	74.1	77.8	77.1	66.1	68.6	70.6	71.9	63.9

（二）变化趋势

1998—2013年，慢性病两周前发生持续到这两周内的比例持续增高，2018年有所降低（图3-1-5）。

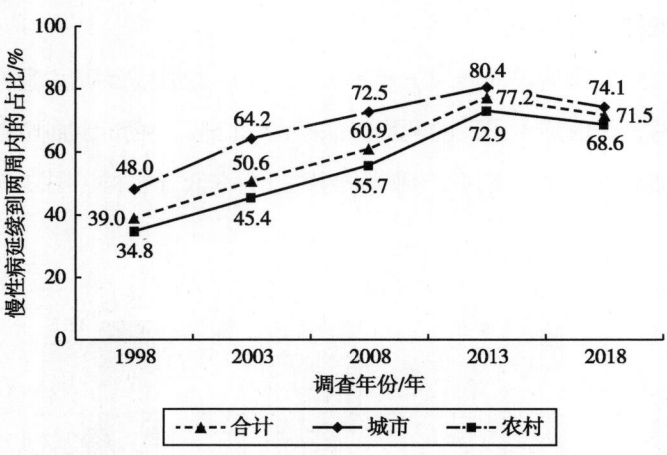

图 3-1-5 不同年份慢性病延续到两周内占总患病数的比例

三、两周患病的疾病构成

（一）疾病系统别两周患病率

从疾病系统类别看，本次调查排在前五位的分别是循环系统疾病，呼吸系统疾病，内分泌、营养和代谢疾病，肌肉骨骼系统和结缔组织疾病，消化系统疾病。上述五类疾病合计占两周患病的86.5%。城市与农村两周患病主要疾病类别相同，循环系统疾病的两周患病率最高，其次是呼吸系统疾病。

同2013年相比，前五位系统疾病两周患病率增加较多，神经系统疾病、消化系统疾病、精神疾病、肌肉骨骼系统和结缔组织疾病两周患病率增加了1倍多，皮肤和皮下组织疾病的两周患病率增加了2倍多，神经系统疾病、皮肤和皮下组织疾病患病率顺位上升（表3-1-4）。

表 3-1-4 不同年份调查人口前十位疾病系统别两周患病率　　　　　　　　　　　单位：%

疾病类别	合计		城市		农村	
	2018 年	2013 年	2018 年	2013 年	2018 年	2013 年
循环系统	15.4	11.7	16.8	14.4	13.9	9.1
呼吸系统	7.5	4.1	6.9	4.2	8.1	4.0
内分泌、营养、代谢	4.2	2.8	5.4	4.2	2.9	1.6
肌肉、骨骼、结缔	3.7	1.6	3.0	1.5	4.4	1.8
消化系统	3.6	1.5	3.1	1.4	4.1	1.6
泌尿生殖	1.0	0.5	1.0	0.6	1.1	0.5
神经系统	0.7	0.3	0.7	0.3	0.7	0.2
皮肤、皮下组织	0.7	0.2	0.7	0.2	0.6	0.2
损伤和中毒	0.4	0.4	0.3	0.4	0.5	0.4
精神疾病	0.4	0.2	0.4	0.2	0.3	0.1

注：此表中的两周患病率均为按人次数计算。

（二）疾病别两周患病率

按疾病别分析两周患病，处于前五位的分别是：高血压、普通感冒、糖尿病、急/慢性胃肠炎和椎间盘疾病。城市糖尿病患病率较高，排在第二位；农村排在前五位的疾病与调查总人群一致。城市和农村高血压、糖尿病患病率差别较大（表3-1-5）。

表 3-1-5　调查人口前十五位疾病别两周患病率及构成　　　　　　　　单位：%

顺位	合计			城市			农村		
	疾病名称	患病率	构成	疾病名称	患病率	构成	疾病名称	患病率	构成
1	高血压	11.8	29.7	高血压	13.2	32.5	高血压	10.2	26.4
2	普通感冒	5.1	12.9	糖尿病	4.7	11.6	普通感冒	5.6	14.6
3	糖尿病	3.7	9.2	普通感冒	4.6	11.4	糖尿病	2.5	6.4
4	急/慢性胃肠炎	1.7	4.4	急/慢性胃肠炎	1.5	3.7	急/慢性胃肠炎	2.0	5.2
5	椎间盘疾病	1.5	3.7	椎间盘疾病	1.2	3.1	椎间盘疾病	1.7	4.5
6	脑血管病	1.3	3.3	脑血管病	1.1	2.8	脑血管病	1.5	3.8
7	流行性感冒	1.0	2.6	缺血性心脏病	1.1	2.7	流行性感冒	1.1	2.9
8	缺血性心脏病	1.0	2.5	流行性感冒	1.0	2.4	缺血性心脏病	0.9	2.2
9	类风湿性关节炎	0.6	1.6	类风湿性关节炎	0.5	1.2	类风湿性关节炎	0.8	2.0
10	慢性阻塞性肺疾病	0.5	1.3	慢性阻塞性肺疾病	0.5	1.1	慢性阻塞性肺疾病	0.6	1.6
11	牙齿疾患	0.3	0.8	牙齿疾患	0.3	0.8	消化性溃疡	0.4	0.9
12	消化性溃疡	0.3	0.8	皮炎	0.3	0.8	牙齿疾患	0.3	0.9
13	皮炎	0.3	0.7	慢性咽、喉炎	0.3	0.7	胆结石和胆囊炎	0.3	0.8
14	胆结石和胆囊炎	0.3	0.7	消化性溃疡	0.3	0.7	皮炎	0.3	0.7
15	慢性咽、喉炎	0.2	0.6	胆结石和胆囊炎	0.2	0.6	慢性咽、喉炎	0.2	0.6

注：此表中的两周患病率均为按人次数计算。

四、自报疾病严重程度

家庭健康调查卧床天数、15～64岁在业人口休工天数、在校学生休学天数和卧床率、15～64岁在业人口休工率、在校学生休学率等指标反映两周病伤的严重程度。

（一）卧床情况

本次调查两周患病卧床率为6.7%，其中城市为5.9%，农村为7.6%；每千人两周卧床天数为283天，其中城市为243天，农村为326天。两周患病卧床率、每千人两周卧床天数均较2013年有所增加，农村增幅大于城市。

（二）休工情况

本次调查 15～64 岁在业人口两周患病休工率为 5.0%，其中城市为 3.9%，农村为 6.2%。15～64 岁在业人口每千人两周患病休工天数为 206 天，其中城市为 152 天，农村为 260 天。15～64 岁在业人口休工率和 15～64 岁在业人口每千人两周患病休工天数高于 2013 年；城市、农村变化趋势与整体一致。

（三）休学情况

本次调查在校学生两周患病休学率为 1.3%，其中城市为 1.2%，农村为 1.3%。在校学生每千人两周患病休学天数为 29 天，其中城市为 28 天，农村为 30 天。在校学生两周患病休学率和在校学生每千人两周患病休学天数均较 2013 年有所增加，城市增幅较大。

第二节　慢性病患病情况

调查居民慢性病患病情况的目的是测量居民卫生服务需要。调查对象是 15 岁及以上人口。由于慢性病患病结果来自被调查者自我报告，统计得到的慢性病患病率通常低于流行病学调查结果。

判断患病的依据是调查前半年内有无如下任何一种情况发生：①调查前半年内有经过医务人员明确诊断的各类慢性疾病，包括慢性感染性疾病（如结核病等）和慢性非感染性疾病（如冠心病、高血压等）；②半年以前经医生诊断有慢性病，并在调查前半年内时有发作，同时采取了治疗措施如服药、理疗，或者一直在治疗以控制慢性病的发作等。

一、慢性病患病率

慢性病患病率指每百名 15 岁及以上被调查者中慢性病患病的人数或者例数。本报告除有说明外，慢性病患病率均按人数计算。

（一）整体情况

本次调查 15 岁及以上人口 212 318 人，半年内慢性病患病共有 72 800 人，按患病人数计算居民慢性病患病率为 34.3%，其中城市、农村分别为 33.5% 和 35.2%。城市、农村的中部地区慢性病患病率均最高，东部城市低于其他地区；不同地区的农村慢性病患病率均高于城市，中部地区城乡差别最大（表 3-2-1）。

表 3-2-1 调查 15 岁及以上人口慢性病患病率

指标	合计	城市				农村			
		小计	东部	中部	西部	小计	东部	中部	西部
15 岁及以上人口数 / 人	212 318	113 519	45 155	34 167	34 197	98 799	28 533	33 523	36 743
慢性病患病人数 / 人	72 800	38 012	14 815	11 849	11 348	34 788	9670	12 572	12 546
按人数计算患病率 /%	34.3	33.5	32.8	34.7	33.2	35.2	33.9	37.5	34.1

（二）变化情况

近 5 年城乡居民慢性病患病率快速上升。农村慢性病患病率增长幅度大于城市，城市与农村慢性病患病率差距缩小，2018 年，农村慢性病患病率超过城市（图 3-2-1）。

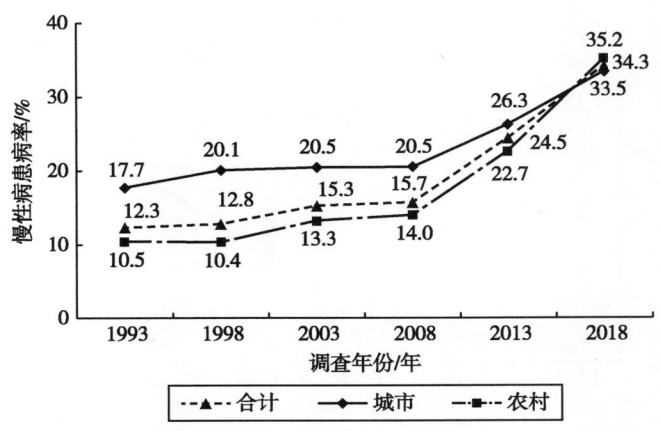

图 3-2-1 不同年份调查 15 岁及以上人口慢性病患病率

（三）性别、年龄别比较

男性慢性病患病率为 33.6%，低于女性的 34.9%。农村男女慢性病患病率差别略大于城市。

城市、农村的慢性病患病率随年龄的增加而增高。55 岁以下各年龄组，男性与女性慢性病患病率差别不大，55 岁及以上各年龄组差别较大；城市女性 55 岁及以上各年龄组、农村女性 45 岁及以上年龄组的慢性病患病率高于男性（表 3-2-2）。

城市、农村慢性病年龄别变化趋势基本相同，但是各年龄组慢性病患病率的差距不同。65 岁以下年龄组，城市低于农村；65 岁及以上年龄组，城市高于农村（图 3-2-2）。

与 2013 年比较，45 岁以下各年龄组慢性病患病率差别不大；45 岁及以上年龄组，随着年龄的增长，患病率增加更加明显，65 岁及以上年龄组的慢性病患病率由 54.0% 增加到 62.3%（图 3-2-3）。

表 3-2-2　调查 15 岁及以上人口性别、年龄别慢性病患病率　　　　　　　　单位: %

年龄组 / 岁	合计		城市		农村	
	男性	女性	男性	女性	男性	女性
15 ~ 24	4.0	3.3	3.6	3.3	4.4	3.3
25 ~ 34	8.1	6.2	7.3	5.3	9.2	7.5
35 ~ 44	16.2	14.0	14.8	11.0	17.9	18.1
45 ~ 54	30.6	31.9	30.1	28.2	30.9	35.5
55 ~ 64	46.8	49.9	47.8	48.4	45.7	51.6
≥ 65	59.6	65.0	61.8	66.6	56.9	63.1
合计	33.6	34.9	33.6	33.4	33.6	36.8

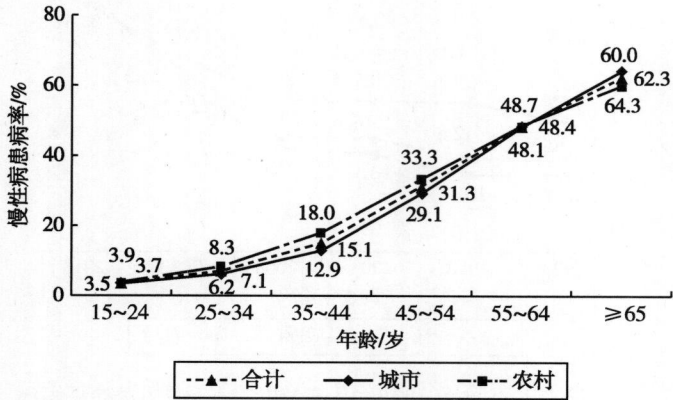

图 3-2-2　城乡 15 岁及以上人口年龄别慢性病患病率

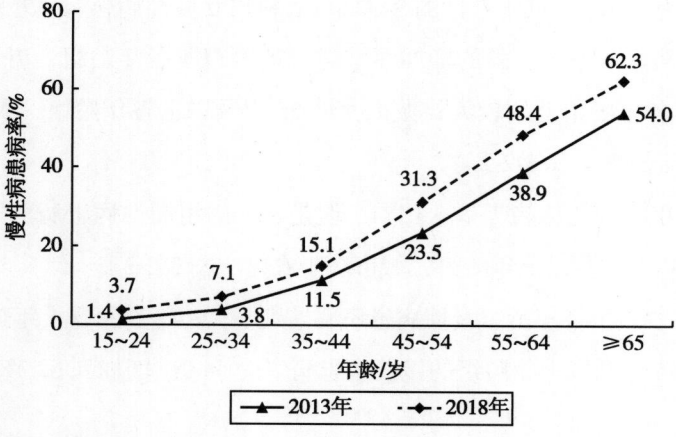

图 3-2-3　不同年份调查 15 岁及以上人口年龄别慢性病患病率

（四）按社会医疗保险类别比较

　　总体来看，参加城镇职工基本医疗保险居民的慢性病患病率（35.2%）略高于参加城乡居民基本医疗保险居民（34.4%）。分城乡看，城市参加城镇职工医疗保险居民的慢性病患病率（35.4%）高于参加城乡居民医疗保险的居民（32.6%）；农村参加城镇职工医疗保险居民的慢性病患病率（33.8%）低于参加城乡居民医疗保险的居民（35.5%）（图 3-2-4）。

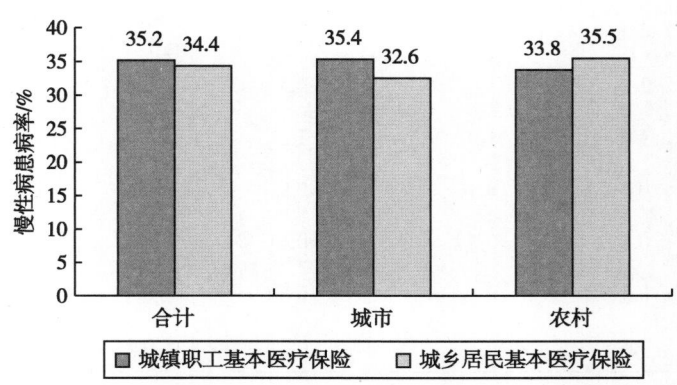

图 3-2-4　调查人口不同社会医疗保险类别慢性病患病率

二、慢性病患病构成

（一）疾病系统别慢性病患病率

　　按疾病系统类别分析，慢性病患病率前五位的疾病分别是循环系统疾病，内分泌、营养和代谢疾病，肌肉骨骼系统和结缔组织疾病，消化系统疾病，呼吸系统疾病。城市前五类疾病排序与上述结果一致；农村在排序上略有不同，排在前五位的依次是循环系统疾病，肌肉骨骼系统和结缔组织疾病，消化系统疾病，内分泌、营养和代谢疾病，呼吸系统疾病。相比于 2013 年，上述疾病的患病率都有不同程度的增加。

　　同 2013 年相比，前五位系统疾病慢性病患病率增加较多，精神疾病、神经系统疾病、血液造血器官疾病患病率增幅明显（表 3-2-3）。

（二）疾病别慢性病患病率

　　按照疾病别分析慢性病患病，处于前五位的分别是：高血压、糖尿病、椎间盘疾病、脑血管病和慢性胃肠炎。城市缺血性心脏病位于第四位，脑血管病位于第五位；农村排在前五位的疾病与调查总人群一致。无论城市还是农村，高血压和糖尿病患病率均较高。城市缺血性心脏病的患病率较高，农村椎间盘疾病的患病率较高（表 3-2-4）。

表 3-2-3　不同年份调查 15 岁及以上人口前十位疾病系统别慢性病患病率　　　　　　　　单位：%

疾病类别	合计		城市		农村	
	2018 年	2013 年	2018 年	2013 年	2018 年	2013 年
循环系统	25.1	18.0	25.6	20.4	24.5	15.7
内分泌、营养、代谢	6.2	3.9	7.7	5.5	4.6	2.4
肌肉、骨骼、结缔	5.9	3.7	4.6	3.4	7.3	4.0
消化系统	4.4	2.5	3.7	2.4	5.1	2.6
呼吸系统	2.6	1.6	2.5	1.6	2.8	1.5
泌尿生殖	1.6	1.0	1.5	1.0	1.8	1.0
神经系统	0.8	0.4	0.9	0.4	0.8	0.4
精神疾病	0.6	0.3	0.6	0.3	0.7	0.3
恶性肿瘤	0.5	0.3	0.6	0.4	0.5	0.2
血液造血	0.4	0.2	0.3	0.2	0.4	0.2

注：此表中的慢性病患病率均为按例数计算。

表 3-2-4　调查 15 岁及以上人口前十五位疾病别慢性病患病率及构成　　　　　　　　单位：%

顺位	合计			城市			农村		
	疾病名称	患病率	构成	疾病名称	患病率	构成	疾病名称	患病率	构成
1	高血压	18.1	36.3	高血压	18.9	38.1	高血压	17.3	34.4
2	糖尿病	5.3	10.6	糖尿病	6.6	13.2	糖尿病	3.9	7.7
3	椎间盘疾病	3.0	5.9	椎间盘疾病	2.3	4.7	椎间盘疾病	3.7	7.4
4	脑血管病	2.3	4.6	缺血性心脏病	2.1	4.3	脑血管病	2.7	5.3
5	慢性胃肠炎	2.0	4.0	脑血管病	2.0	3.9	慢性胃肠炎	2.4	4.7
6	缺血性心脏病	1.9	3.9	慢性胃肠炎	1.7	3.4	缺血性心脏病	1.7	3.4
7	慢性阻塞性肺疾病	1.3	2.5	慢性阻塞性肺疾病	1.1	2.1	类风湿性关节炎	1.5	3.0
8	类风湿性关节炎	1.2	2.3	类风湿性关节炎	0.8	1.7	慢性阻塞性肺疾病	1.5	2.9
9	胆结石和胆囊炎	0.8	1.6	胆结石和胆囊炎	0.7	1.4	胆结石和胆囊炎	0.9	1.8
10	消化性溃疡	0.5	1.1	前列腺增生	0.4	0.9	消化性溃疡	0.7	1.3
11	前列腺增生	0.5	0.9	慢性咽、喉炎	0.4	0.9	泌尿系统结石	0.5	1.1
12	泌尿系统结石	0.4	0.9	消化性溃疡	0.4	0.9	前列腺增生	0.5	1.0
13	慢性咽、喉炎	0.4	0.8	泌尿系统结石	0.3	0.7	慢性肝病和肝硬化	0.4	0.7
14	慢性肝病和肝硬化	0.3	0.6	肾炎和肾变病	0.3	0.7	精神分裂症	0.3	0.7
15	肾炎和肾变病	0.3	0.6	哮喘	0.3	0.7	慢性咽、喉炎	0.3	0.7

注：此表中的慢性病患病率均为按例数计算。

第三节 居民自评健康状况

一、整体情况

在本次调查的城乡居民自评健康有问题的指标中，疼痛 / 不适的比例最高，为 21.7%；其次是行动，为 9.9%；自我照顾最低，为 4.1%。自评健康得分为 77.3 分。

农村居民自评健康各维度有问题的比例均高于城市，西部地区均最高，东部城市低于其他地区。居民自评健康得分则是城市高于农村（表 3-3-1）。

表 3-3-1   15 岁及以上人口自评健康状况中有问题的比例及自评健康得分情况

指标	合计	城市				农村			
		小计	东部	中部	西部	小计	东部	中部	西部
行动 /%	9.9	7.8	6.3	8.5	9.1	12.4	9.1	13.3	14.4
自己照顾自己 /%	4.1	3.1	2.5	3.4	3.7	5.2	3.6	5.6	6.0
日常活动 /%	6.9	5.3	4.4	5.7	6.2	8.7	6.4	9.5	9.9
疼痛 / 不适 /%	21.7	17.9	14.5	19.7	20.9	26.0	20.6	26.9	29.8
焦虑 / 抑郁 /%	8.9	7.5	5.1	8.1	10.2	10.5	7.4	10.3	13.4
自评健康得分 / 分	77.3	78.9	80.6	78.7	76.8	75.6	79.2	74.4	73.5

二、性别、年龄别比较

（一）任一维度有问题的比例

男性任一维度有问题的比例为 25.9%，低于女性的 29.2%。农村男女任一维度有问题的比例的差别略大于城市。

城市、农村任一维度有问题的比例随年龄的增加而升高。45 岁以下各年龄组，男性与女性任一维度有问题的比例差别不大，45 岁及以上各年龄组差别较大；城市、农村女性 35 岁及以上各年龄组任一维度有问题的比例均高于男性（表 3-3-2）。

城市、农村任一维度有问题的比例年龄别变化趋势基本相同，随着年龄组的增加，城市、农村的差距逐渐变大（图 3-3-1）。

（二）自评健康得分

男性自评健康得分为 78.0，高于女性的 76.8。城市、农村自评健康得分随年龄的增加而降低。各年龄组，男性与女性的自评健康得分差别不大（表 3-3-3）。

表 3-3-2　调查 15 岁及以上人口性别、年龄别任一维度有问题的比例　　　　　　单位: %

年龄组 / 岁	合计			城市			农村		
	小计	男性	女性	小计	男性	女性	小计	男性	女性
15 ~ 24	6.5	6.6	6.4	6.5	6.8	6.3	6.5	6.3	6.7
25 ~ 34	8.4	8.8	8.2	7.5	7.5	7.5	9.8	10.6	9.2
35 ~ 44	14.2	13.6	14.7	12.1	11.6	12.5	17.0	16.2	17.7
45 ~ 54	24.9	22.5	26.8	20.9	19.5	22.1	28.7	25.4	31.5
55 ~ 64	34.6	31.4	37.5	28.9	25.9	31.4	41.0	37.2	44.7
≥ 65	46.8	42.3	51.1	41.6	37.2	45.8	53.0	48.2	58.0
合计	27.7	25.9	29.2	23.7	22.0	25.0	32.4	30.2	34.3

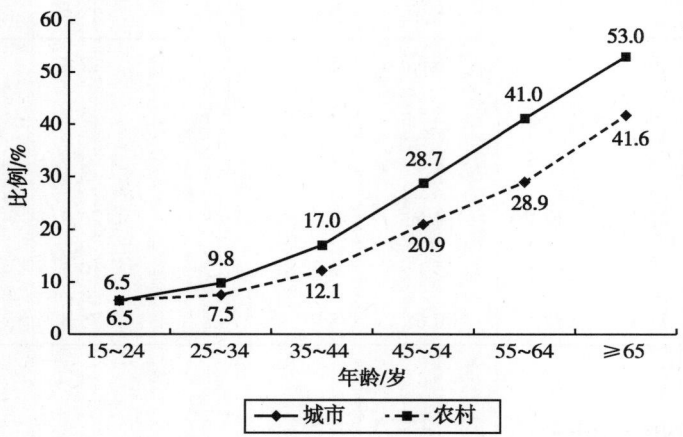

图 3-3-1　调查城乡 15 岁及以上人口年龄别任一维度有问题的比例

表 3-3-3　调查 15 岁及以上人口分性别、年龄别自评健康得分　　　　　　单位: 分

年龄组 / 岁	合计			城市			农村		
	小计	男性	女性	小计	男性	女性	小计	男性	女性
15 ~ 24	88.9	89.3	88.5	88.9	89.4	88.5	88.8	89.3	88.4
25 ~ 34	86.4	86.7	86.2	86.5	86.6	86.4	86.2	86.8	85.9
35 ~ 44	82.9	83.3	82.5	83.5	83.7	83.5	82.0	82.8	81.2
45 ~ 54	77.8	78.8	77.1	79.1	79.5	78.8	76.6	78.1	75.4
55 ~ 64	74.0	75.1	73.1	76.1	76.8	75.4	71.8	73.2	70.4
≥ 65	69.5	71.0	68.1	71.9	73.0	70.8	66.7	68.7	64.6
合计	77.3	78.0	76.8	78.9	79.3	78.6	75.6	76.6	74.6

城市、农村自评健康得分年龄别变化趋势基本相同，随着年龄的增加，城市、农村的差距增大（图3-3-2）。

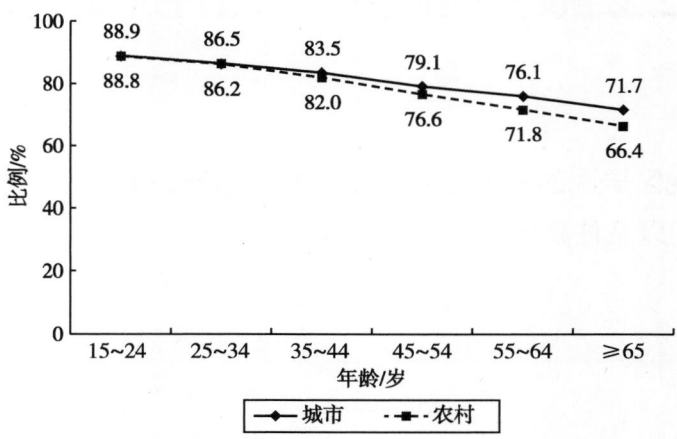

图3-3-2　调查城乡15岁及以上人口年龄别自评健康得分

第四节　小结

1. 城乡居民卫生服务需要增加，农村地区增幅较大。城乡居民两周患病率、15岁及以上人口慢性病患病率分别为32.2%和34.3%，均比2013年有明显增长。农村地区、西部地区的两周患病率、15岁及以上人口慢性病患病率增长幅度较大。

2. 卫生服务需要的城乡、地区差异基本消除，城乡居民病种构成趋向一致。城市、农村以及东部、中部、西部地区居民的两周患病率、15岁及以上人口慢性病患病率基本一致，城乡和地区的差异已经基本消除；城乡居民的疾病谱趋向一致，高血压、糖尿病等慢性非传染性疾病占比明显提高。

3. 农村35岁及以上劳动力人口患病率较高，尤其是女性劳动力人口。农村地区男性35~45岁组劳动力人口的两周患病率和慢性病患病率均明显高于城市地区；农村地区女性35~55岁组两周患病率和慢性病患病率均高于城市女性，且其差异大于城乡男性人口的差异。

4. 居民自评健康状况存在明显的地区和人群差异。无论是自评健康的不同维度，还是自评健康得分，农村居民均差于城市居民，西部地区居民均差于东部、中部地区；男性自评健康状况好于女性；15岁及以上人口中，随年龄增加自评健康得分有所降低。

第四章
卫生服务需求、利用和费用

本章关注调查地区居民的医疗服务需求、利用情况。重点描述了居民两周患病治疗情况、门诊服务利用以及住院服务利用等情况。

第一节 两周病伤应对情况

一、两周病伤应对情况

本次家庭健康调查共有两周病伤 101 719 例。其中 88.2% 的病伤在医务人员指导下进行了治疗，自我治疗占 10.1%，未治疗者占 1.7%。总体看，在医务人员指导下进行治疗的病伤中，两周内有就诊的和延续两周前治疗方案的占比基本相当。两周内就诊的占 42.7%（城市 40.6%，农村 45.0%），延续两周前治疗的占 45.5%（城市 47.2%，农村 43.5%），自我医疗的占 10.1%（城市 10.6%，农村 9.6%），未治疗的占 1.7%（城市 1.6%，农村 1.9%）；与 2013 年相比，2018 年调查对象中两周病伤有医务人员指导治疗的比例增加 3.7 个百分点，其中农村地区增加 5.4 个百分点（表 4-1-1）。

表 4-1-1 调查人口两周病伤应对情况

指标	合计	城市				农村			
		小计	东部	中部	西部	小计	东部	中部	西部
调查总人数 / 人	256 304	134 080	52 826	40 099	41 155	122 224	34 675	41 492	46 057
两周病伤例数 / 人次	101 719	54 341	21 724	16 277	16 340	47 378	13 771	16 071	17 536
两周内就诊 /%	42.7	40.6	44.6	32.7	43.4	45.0	46.3	43.4	45.1
延续两周前治疗 /%	45.5	47.2	46.1	54.4	41.4	43.5	43.3	44.4	42.9
自我医疗 /%	10.1	10.6	8.3	10.7	13.4	9.6	8.8	10.0	10.0
未治疗	1.7	1.6	1.0	2.2	1.8	1.9	1.6	2.2	2.0

二、自我医疗疾病系统别构成

本次调查的两周病伤中共有 10 303 例选择自我医疗。自我医疗按疾病系统别分析，排在前 3 位的是呼吸系统疾病（46.6%）、消化系统疾病（13.5%）及肌肉骨骼系统和结缔组织疾病（12.3%）（表 4-1-2）。从疾病别看，无论城乡，自我医疗排在第一位的都是感冒（36.0%）。

表 4-1-2　调查人口自我医疗疾病系统别前十位的构成比　　　　　　　　单位：%

顺位	合计		城市		农村	
	疾病类别	构成比	疾病类别	构成比	疾病类别	构成比
1	呼吸系统	46.6	呼吸系统	46.7	呼吸系统	46.4
2	消化系统	13.5	循环系统	12.8	消化系统	14.4
3	肌肉、骨骼、结缔	12.3	消化系统	12.7	肌肉、骨骼、结缔	13.5
4	循环系统	12.2	肌肉、骨骼、结缔	11.4	循环系统	11.4
5	内分泌、营养、代谢	2.7	内分泌、营养、代谢	3.2	泌尿生殖	2.2
6	泌尿生殖	1.9	神经系统	2.0	内分泌、营养、代谢	2.1
7	神经系统	1.8	皮肤、皮下组织	1.7	皮肤、皮下组织	1.7
8	皮肤、皮下组织	1.7	泌尿生殖	1.6	神经系统	1.5
9	损伤和中毒	0.7	损伤和中毒	0.7	损伤和中毒	0.7
10	眼及附器	0.5	眼及附器	0.6	眼及附器	0.5

第二节　门诊服务利用

一、两周就诊率

两周就诊率指每百名被调查者中两周内到各类医疗卫生机构就医人数或人次数。本报告除有说明外，两周就诊率均按人次数计算。

本次调查人口两周就诊率为 24.0%，其中城市为 23.2%，农村为 24.8%，农村较城市高 1.6 个百分点。东部农村两周就诊率最高，为 26.5%；中部城市最低，为 19.2%。与 2013 年相比，两周就诊率由 13.0% 升高至 24.0%（表 4-2-1）。

表 4-2-1　调查人口两周就诊情况

指标	合计	城市				农村			
		小计	东部	中部	西部	小计	东部	中部	西部
调查人口数 / 人	256 304	134 080	52 826	40 099	41 155	122 224	34 675	41 492	46 057
两周患病例数 / 人次	101 719	54 341	21 724	16 277	16 340	47 378	13 771	16 071	17 536
就诊人数 / 人	39 153	19 621	8 379	4 809	6 433	19 532	5 817	6 397	7 318
就诊人次数 / 人次	61 412	31 103	12 809	7 698	10 596	30 309	9 172	9 744	11 393
两周就诊率 /%	24.0	23.2	24.2	19.2	25.7	24.8	26.5	23.5	24.7

分性别看，男性居民两周就诊率为 21.9%，其中城市为 21.5%，农村为 22.4%，城乡差异不大。女性居民两周就诊率为 26.0%，其中城市为 24.9%，农村为 27.2%。女性两周就诊率略高于男性（表 4-2-2）。

本次调查结果显示，年龄别两周就诊率与 2013 年调查类似，男性和女性年龄别两周患病就诊率都呈"J"型。0~4 岁组处于较高水平，就诊率为 24.9%（城市 23.9%，农村 25.9%）。15~24 岁组最低，为 8.0%（城市 7.5%，农村 8.5%）。15~24 岁组以上，两周就诊率随年龄增长逐步增加，65 岁及以上年龄组两周就诊率为 42.6%（城市 43.6%，农村 41.4%）（图 4-2-1）。

无论城乡，15 岁以下年龄组的男性两周就诊率都略高于女性。与此相反，25 岁及以上各年龄组的两周就诊率女性均高于男性。

表 4-2-2　调查人口性别、年龄别两周就诊率　　　　　　　　　　　　　　单位：%

年龄组 / 岁	合计		城市		农村	
	男性	女性	男性	女性	男性	女性
0~4	25.3	24.4	24.7	23.0	25.9	25.8
5~14	12.7	10.9	12.3	10.7	13.1	11.0
15~24	7.4	8.7	7.7	7.3	7.1	10.1
25~34	9.6	11.7	9.0	10.2	10.5	13.8
35~44	13.1	15.4	12.2	12.9	14.4	19.0
45~54	19.6	26.7	18.1	24.6	21.1	28.7
55~64	29.4	36.0	28.0	34.1	30.9	38.1
≥ 65	39.3	45.8	40.7	46.3	37.6	45.2
合计	21.9	26.0	21.5	24.9	22.4	27.2

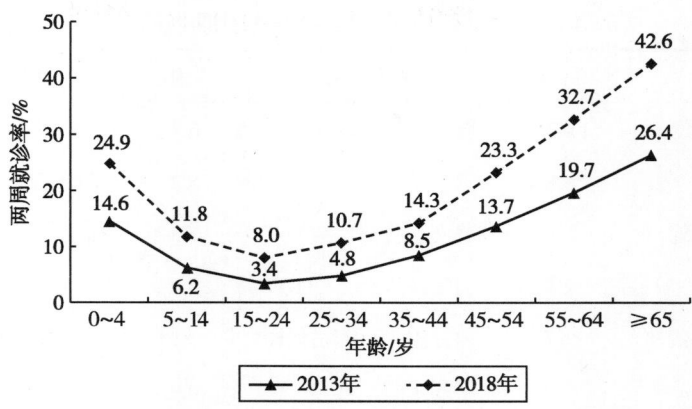

图 4-2-1 不同年份调查人口年龄别两周就诊率

分医保看，参加城镇职工基本医疗保险居民的两周就诊率为 22.8%；参加城乡居民基本医疗保险（含城镇居民基本医疗保险、新型农村合作医疗）居民的两周就诊率为 24.6%。参加城镇职工基本医疗保险的居民两周就诊率城市为 22.9%，略高于农村的 22.2%，参加城乡居民基本医疗保险的两周就诊率城市为 23.9%，低于农村的 25.0%（图 4-2-2）。

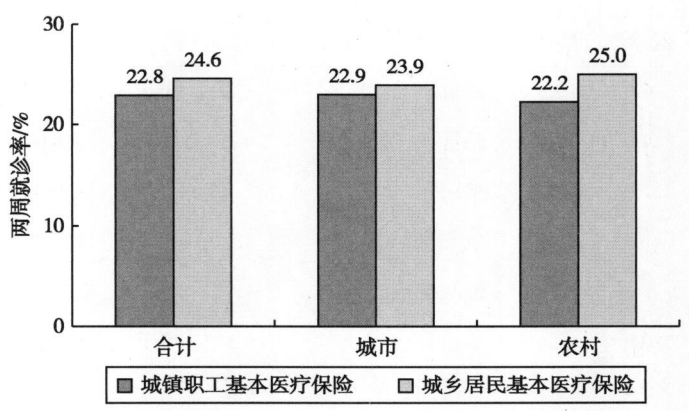

图 4-2-2 调查人口不同社会医疗保险类别两周就诊率

二、疾病系统别两周就诊率

本次调查共获两周内有就诊的病伤 61 412 例。疾病系统别两周就诊率从高到低，分别是循环系统疾病（6.3%）、呼吸系统疾病（5.8%）、肌肉骨骼系统和结缔组织疾病（2.8%）、消化系统疾病（2.7%）和内分泌、营养和代谢疾病（1.7%）。按疾病别看，感冒两周就诊率最高，为 4.8%；高血压次之（4.6%）；再次为糖尿病（1.4%），急/慢性胃肠炎（1.3%）和椎间盘疾病（1.1%）（表 4-2-3、表 4-2-4）。

表 4-2-3　调查人口前十位疾病系统别两周就诊率　　　　　　单位：%

顺位	疾病类别	合计	疾病类别	城市	疾病类别	农村
1	循环系统	6.3	循环系统	6.4	呼吸系统	6.5
2	呼吸系统	5.8	呼吸系统	5.2	循环系统	6.2
3	肌肉、骨骼、结缔	2.8	肌肉、骨骼、结缔	2.5	肌肉、骨骼、结缔	3.1
4	消化系统	2.7	消化系统	2.4	消化系统	3.0
5	内分泌、营养、代谢	1.7	内分泌、营养、代谢	2.1	内分泌、营养、代谢	1.2
6	泌尿生殖	1.0	泌尿生殖	0.9	泌尿生殖	1.0
7	皮肤、皮下组织	0.7	皮肤、皮下组织	0.8	皮肤、皮下组织	0.7
8	损伤和中毒	0.5	神经系统	0.5	损伤和中毒	0.6
9	神经系统	0.5	损伤和中毒	0.4	神经系统	0.4
10	眼及附器疾病	0.3	眼及附器疾病	0.3	眼及附器疾病	0.2

表 4-2-4　调查人口前十位疾病别两周就诊率与构成比　　　　　单位：%

顺位	合计			城市			农村		
	疾病名称	就诊率	构成	疾病名称	就诊率	构成	疾病名称	就诊率	构成
1	感冒	4.8	19.8	高血压	4.8	20.5	感冒	5.5	21.6
2	高血压	4.6	18.9	感冒	4.2	18.0	高血压	4.4	17.4
3	糖尿病	1.4	5.7	糖尿病	1.7	7.4	急/慢性胃肠炎	1.5	5.8
4	急/慢性胃肠炎	1.3	5.2	急/慢性胃肠炎	1.1	4.6	椎间盘疾病	1.2	4.7
5	椎间盘疾病	1.1	4.6	椎间盘疾病	1.0	4.4	糖尿病	1.0	4.0
6	脑血管病	0.6	2.4	脑血管病	0.5	2.1	脑血管病	0.7	2.8
7	缺血性心脏病	0.4	1.7	缺血性心脏病	0.4	1.8	类风湿性关节炎	0.5	1.9
8	类风湿性关节炎	0.4	1.7	牙齿疾患	0.4	1.6	慢性阻塞性肺疾病	0.5	1.8
9	慢性阻塞性肺疾病	0.4	1.6	类风湿性关节炎	0.3	1.4	缺血性心脏病	0.4	1.6
10	牙齿疾患	0.4	1.5	慢性阻塞性肺疾病	0.3	1.4	牙齿疾患	0.3	1.4

三、就诊机构类型

本次调查，两周内首诊在基层医疗卫生机构的比例为 67.5%；其次是县/市/区级医院，为 19.5%；省/地/市级医院就诊比例较低，为 8.5%，此类医疗机构就诊占比城市为 14.1%，高于农村的 2.7%（表 4-2-5）。

表 4-2-5　调查人口两周病伤首诊机构构成　　　　　　　　　　　　　　单位：%

机构类型	合计	城市				农村			
		小计	东部	中部	西部	小计	东部	中部	西部
诊所 / 卫生室	19.1	18.0	10.7	23.0	24.1	20.2	14.9	26.5	18.9
门诊部	2.6	3.9	3.6	5.5	2.9	1.4	1.2	1.4	1.4
村卫生室	19.8	9.8	6.0	10.4	14.4	30.3	34.5	27.1	29.8
社区卫生服务站	5.8	9.6	16.7	4.7	3.5	1.8	3.6	0.5	1.5
社区卫生中心	7.6	13.4	19.9	7.9	8.8	1.6	3.7	0.8	0.7
乡镇卫生院	12.6	7.1	6.4	4.8	9.9	18.3	18.8	18.0	18.1
县 / 市 / 区级医院	19.5	19.9	20.2	21.9	17.9	19.2	17.7	18.4	21.2
地 / 市级医院	5.0	8.2	8.2	10.5	6.6	1.7	1.9	1.7	1.6
省医院	3.5	5.8	5.3	6.3	6.2	1.0	0.6	1.3	1.1
民营医院	2.4	2.6	1.5	3.8	3.2	2.3	1.4	2.3	2.9
其他	2.1	1.7	1.5	1.2	2.5	2.2	1.7	2.0	2.8

注：医院包括：综合医院、中医医院等。

其他包括：归不到上面几类机构的医疗卫生机构，如部队医院等。

　　无论城乡，与 2013 年相比，本次调查两周内首诊机构为基层医疗卫生机构的占比有所下降，其中城市减少 3.5 个百分点，农村减少 6.5 个百分点。相应的，县 / 市 / 区级医院首诊比例提高 2~3 个百分点。2018 年首诊机构为民营医院的比例为 2.4%（表 4-2-6）。

表 4-2-6　不同年份调查两周病伤首诊机构构成　　　　　　　　　　　　单位：%

机构类型	合计		城市		农村	
	2018 年	2013 年	2018 年	2013 年	2018 年	2013 年
基层医疗卫生机构	67.5	72.7	61.7	65.2	73.6	80.1
县 / 市 / 区级医院	19.5	16.9	19.9	17.6	19.2	16.1
省 / 地 / 市级医院	8.5	8.2	14.1	14.0	2.7	2.5
民营医院	2.4	—	2.6	—	2.3	—
其他	2.1	2.2	1.7	3.1	2.2	1.4

注：基层卫生机构包括：诊所、门诊部、村卫生室、社区卫生服务站、社区卫生服务中心、乡镇卫生院。

医院包括：综合医院、中医医院等。

其他包括：归不到上面几类机构的医疗卫生机构，如部队医院等。

　　无论是城市还是农村，居民选择首诊机构的主要考虑是距离近 / 方便（54.3%），技术设备条件好 / 药品丰富（24.0%）、有熟人或有信赖医生（9.4%）（表 4-2-7）。

表 4-2-7　调查人口两周病伤首诊机构选择原因构成　　　　　　　单位: %

首诊机构选择原因	合计	城市				农村			
		小计	东部	中部	西部	小计	东部	中部	西部
距离近 / 方便	54.3	52.9	56.9	51.3	48.6	55.7	58.5	58.2	51.2
技术设备条件好 / 药品丰富	24.0	23.5	21.7	24.6	25.1	24.4	23.5	22.6	26.8
有熟人或信赖的医生	9.4	9.7	9.2	9.3	10.6	9.2	7.8	8.1	11.1
有签约家庭医生	1.0	1.0	1.5	0.8	0.5	1.0	0.9	0.7	1.4
收费合理	3.9	4.0	2.9	3.6	5.9	3.8	3.2	4.2	4.0
服务态度好	2.1	1.8	1.6	2.1	1.9	2.3	2.7	2.6	1.8
定点单位	3.4	5.0	4.3	6.4	4.9	1.7	1.8	1.8	1.5
其他	1.9	2.1	1.9	1.9	2.5	1.9	1.6	1.8	2.2

四、两周就诊挂号及转诊情况

调查发现，居民两周就诊平均挂号数为 0.9 个。基层医疗机构因有无须挂号就诊的情况，平均挂号数为 0.8 个。县 / 市 / 区级医院和省 / 地 / 市级医院就诊病伤的平均挂号数为 1.1 个，地区差异不大。

两周就诊病伤中，有 21.2% 的病伤就诊未挂号，此类情况多发生在乡镇卫生院或村卫生室。73.1% 的为现场挂号，通过电话预约、网络预约和医务人员预约的不足 4%。转诊的占比则更低，不足 0.1%。其他占 23.0%，其中 21.2% 为未挂号；西部农村其他占比为 34.8%，其中 32.6% 为未挂号（表 4-2-8）。

两周就诊的病伤中有 99.3% 为直接就诊。转诊的患者占 0.7%。转出机构为基层卫生机构的占 60.1%，东部城市最高，为 76.7%，东部农村最低，为 35.5%。转诊患者中，医联体内转诊的占 44.4%，西部农村最高，为 63.0%，东部农村最低，为 22.6%。

五、两周就诊诊疗情况

61 412 例两周就诊的病伤中，有 93.6% 接受了疾病诊断、指导或调整用药等医疗服务，有 90.9% 购买了药品，接受检验、检查的占 51.1%，接受门诊输液的占 17.8%，接受门诊手术治疗的占 1.9%。接受门诊输液的比例，中部地区最高，中部城市为 22.6%，中部农村为 23.8%；这一指标东部城市地区最低，为 10.2%（表 4-2-9）。与 2013 年相比，接受门诊输液的比例下降 11.8 个百分点，农村降幅最大，为 13.3 个百分点。

表 4-2-8　调查人口两周就诊挂号情况

挂号情况	合计	城市				农村			
		小计	东部	中部	西部	小计	东部	中部	西部
挂号 1 个占比 /%	74.3	79.2	87.4	77.6	69.1	69.2	75.3	70.3	63.2
平均挂号数 / 个	0.9	0.9	1.0	0.9	0.8	0.8	0.9	0.8	0.7
基层医疗卫生机构平均挂号数 / 个	0.8	0.8	1.0	0.8	0.7	0.7	0.8	0.7	0.6
县 / 市 / 区级医院平均挂号数 / 个	1.1	1.1	1.1	1.1	1.1	1.1	1.1	1.0	1.1
省 / 地 / 市级医院平均挂号数 / 个	1.1	1.1	1.1	1.1	1.1	1.1	1.1	1.1	1.1
民营医院及其他平均挂号数 / 个	0.8	0.9	1.0	0.8	0.8	0.7	0.8	0.8	0.7
挂号方式构成 /%									
现场挂号	73.1	78.0	85.9	76.8	68.2	68.0	76.1	67.0	62.4
电话预约	1.2	1.2	1.5	1.1	0.9	1.1	1.0	1.6	0.7
网络预约	1.4	2.2	3.2	1.3	1.6	0.5	1.0	0.3	0.3
医务人员预约	1.2	1.2	0.9	1.8	1.1	1.3	1.3	0.9	1.6
转诊条	0.1	0.1	0.1	0.2	0.1	0.1	0.2	0.1	0.1
其他	23.0	17.3	8.4	18.8	28.1	29.0	20.4	30.1	34.9

注：其他，多数为未挂号。

表 4-2-9　调查对象两周就诊诊疗情况　　　　　　　　　　　　　　　　　　单位：%

诊疗情况	合计	城市				农村			
		小计	东部	中部	西部	小计	东部	中部	西部
疾病诊断、指导、调整用药	93.6	92.4	91.1	92.7	93.8	94.8	95.2	94.6	94.8
检验、检查	51.1	50.5	48.6	58.1	47.3	51.7	52.3	56.0	47.3
开药	90.9	90.4	91.7	85.6	92.3	91.5	90.9	90.8	92.5
输液	17.8	15.7	10.2	22.6	18.1	20.0	16.2	23.8	19.6
门诊手术	1.9	2.0	1.8	2.7	2.0	1.8	1.9	2.0	1.6
其他	6.6	7.1	6.1	6.9	8.7	6.1	7.1	5.1	6.0

第三节　住院服务利用

一、住院率

住院率指每百名被调查者中近 1 年内到各类医疗卫生机构住院的人数或人次数。本报告除有说明外，住院率均按人次数计算。

本次调查显示，住院率为 13.7%。其中城市为 12.9%，农村为 14.7%，农村略高于城市。东、中、西部城市住院率分别为 11.0%、12.9% 和 15.1%，农村分别为 11.5%、16.5% 和 15.5%（表 4-3-1）。

表 4-3-1　调查人口住院情况

指标	合计	城市				农村			
		小计	东部	中部	西部	小计	东部	中部	西部
调查人口数 / 人	256 304	134 080	52 826	40 099	41 155	122 224	34 675	41 492	46 057
住院人次数 / 人次	35 223	17 246	5 834	5 192	6 220	17 977	3 973	6 849	7 155
住院率 /%	13.7	12.9	11.0	12.9	15.1	14.7	11.5	16.5	15.5

1993 年至 2003 年调查结果显示，居民住院率基本波动在 3.5% 左右，2008 年以后，住院率呈现明显的上升趋势。与 2013 年调查结果相比，住院率由 9.0% 上升至 13.7%，农村地区增幅高于城市地区（图 4-3-1）。

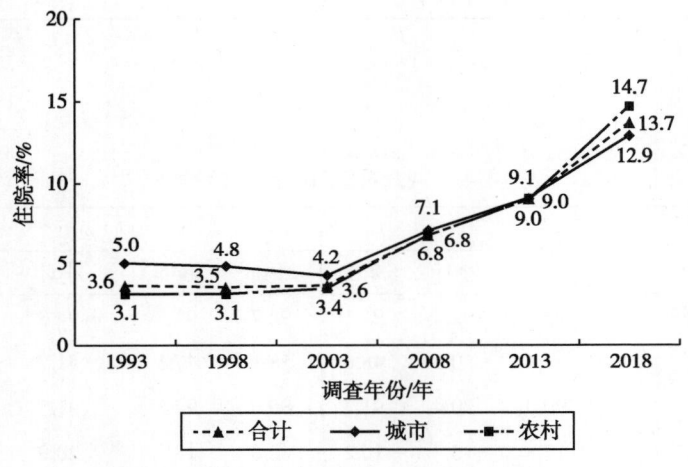

图 4-3-1　不同年份调查人口住院率

调查结果显示，男性住院率为 12.5%，其中城市为 11.6%，农村为 13.4%；女性住院率为 15.0%，其中城市为 14.0%，农村为 16.0%。无论城乡，住院率最低均为东部地区（表 4-3-2）。

年龄别住院率的变化趋势同样呈现类 "J" 型。0~4 岁年龄组住院率较高，为 13.0%；5~14 岁年龄组的住院率最低，为 3.8%。此后，随着年龄的增加住院率基本呈现逐步升高趋势，25~34 岁生育年龄有一波峰，65 岁及以上年龄组住院率高达 27.2%（图 4-3-2、图 4-3-3）。

无论城乡，15 岁以下年龄组男性住院率均高于女性，且 0~4 岁组性别差异更大。15~44 岁生育年龄段女性住院率大大高于男性，该年龄段去除住院分娩后女性住院率依然略高。45 岁及以上男女住院率随年龄增加差异逐渐减小。

表4-3-2 调查人口性别和年龄别住院率
单位：%

年龄组 / 岁	合计			城市			农村		
	男性	女性	女性（分娩除外）	男性	女性	女性（分娩除外）	男性	女性	女性（分娩除外）
0～4	14.6	11.1	11.1	12.0	10.2	10.2	17.3	12.0	12.0
5～14	4.3	3.2	3.2	3.2	2.8	2.8	5.2	3.5	3.5
15～24	2.7	9.7	2.9	2.0	7.8	2.2	3.4	11.7	3.6
25～34	3.7	17.8	4.4	3.0	17.2	3.6	4.6	18.6	5.7
35～44	5.8	9.9	6.9	5.4	9.2	5.4	6.4	11.0	8.9
45～54	10.3	11.7	11.7	9.6	9.6	9.6	11.0	13.8	13.7
55～64	16.9	17.8	17.8	15.4	15.9	15.9	18.6	20.0	20.0
≥65	27.5	26.9	26.9	27.0	25.8	25.8	28.0	28.3	28.3
合计	12.5	15.0	12.7	11.6	14.0	11.6	13.4	16.0	14.1

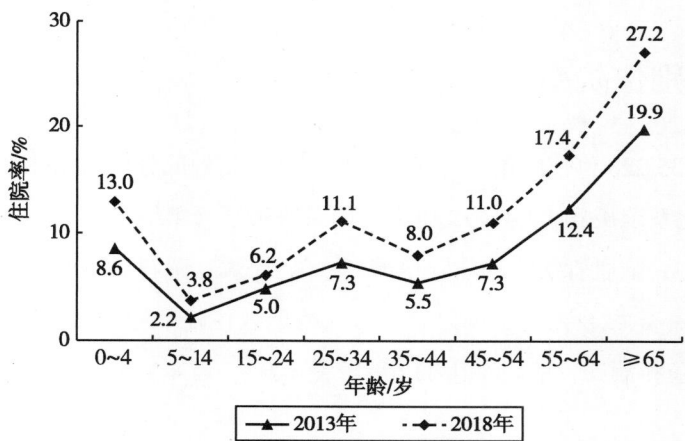

图 4-3-2 不同年份调查人口年龄别住院率

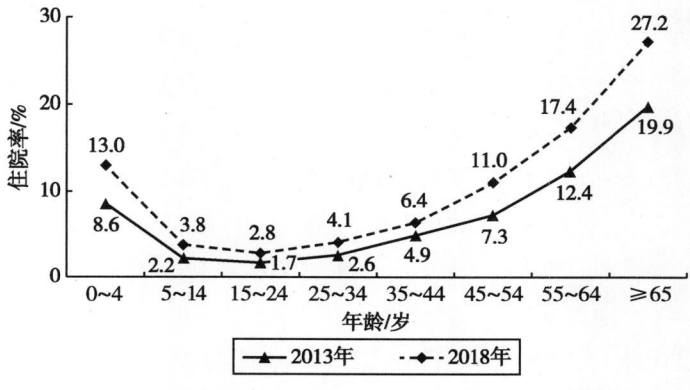

图 4-3-3 不同年份调查人口（分娩除外）年龄别住院率

分医保看，参加城镇职工基本医疗保险居民住院率为 14.8%；参加城乡居民基本医疗保险（含城镇居民基本医疗保险、新型农村合作医疗）居民住院率为 13.7%。参加城镇职工基本医疗保险的居民住院率，城市为 15.0%，高于农村的 13.8%；参加城乡居民基本医疗保险的居民住院率，城市为 11.8%，低于农村的 14.9%（图 4-3-4）。

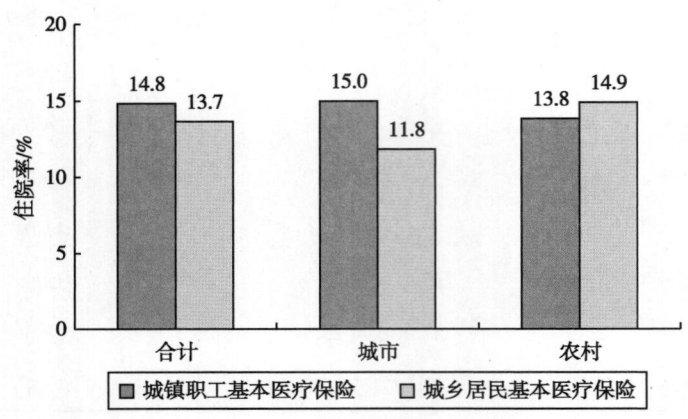

图 4-3-4　调查人口不同社会医疗保险类别住院率

二、疾病系统别住院率

本次调查共询问了 35 223 例住院情况，疾病别住院率从高到低分别为循环系统疾病（2.9%）、呼吸系统疾病（2.2%）、消化系统疾病（1.4%）、肌肉骨骼系统和结缔组织疾病（1.4%）、妊娠分娩及产褥疾病（1.2%）。不同疾病中，脑血管疾病的住院率最高，为 9.6‰；感冒居第二位，其住院率为 8.7‰。调查人口疾病别住院率有一定城乡差异，脑血管疾病农村地区住院率均比城市地区高 4‰ 个百分点。农村地区住院构成感冒顺位排第二，住院率达 11.6‰（表 4-3-3、表 4-3-4）。

表 4-3-3　调查人口前十位疾病系统别住院率　　　　　　　　　　　　单位：%

顺位	疾病类别	合计	疾病类别	城市	疾病类别	农村
1	循环系统	2.9	循环系统	2.6	循环系统	3.2
2	呼吸系统	2.2	呼吸系统	1.8	呼吸系统	2.6
3	消化系统	1.4	妊娠分娩	1.3	肌肉、骨骼、结缔	1.5
4	肌肉、骨骼、结缔	1.4	消化系统	1.3	消化系统	1.5
5	妊娠分娩	1.2	肌肉、骨骼、结缔	1.3	妊娠分娩	1.1
6	泌尿生殖	0.8	泌尿生殖	0.7	泌尿生殖	0.9
7	损伤和中毒	0.7	内分泌、营养、代谢	0.7	损伤和中毒	0.9
8	恶性肿瘤	0.6	恶性肿瘤	0.6	恶性肿瘤	0.6
9	内分泌、营养、代谢	0.6	损伤和中毒	0.5	内分泌、营养、代谢	0.4
10	神经系统	0.3	神经系统	0.3	眼及附器	0.3

表 4-3-4　调查人口前十位疾病别住院率与构成比

顺位	合计			城市			农村		
	疾病名称	住院率 /‰	构成比 /%	疾病名称	住院率 /‰	构成比 /%	疾病名称	住院率 /‰	构成比 /%
1	脑血管病	9.6	7.0	脑血管病	7.7	6.0	脑血管病	11.7	7.9
2	感冒	8.7	6.4	高血压	7.0	5.4	感冒	11.6	7.9
3	高血压	6.8	5.0	感冒	6.1	4.8	高血压	6.7	4.5
4	椎间盘疾病	5.5	4.0	糖尿病	5.4	4.2	椎间盘疾病	6.0	4.1
5	肺炎	5.0	3.6	椎间盘疾病	5.1	4.0	慢性阻塞性肺疾病	5.7	3.9
6	慢性阻塞性肺疾病	4.8	3.5	肺炎	5.0	3.9	缺血性心脏病	5.1	3.5
7	缺血性心脏病	4.8	3.5	缺血性心脏病	4.5	3.5	肺炎	4.9	3.4
8	糖尿病	4.4	3.2	慢性阻塞性肺疾病	4.0	3.1	骨折	4.2	2.9
9	急 / 慢性胃肠炎	3.3	2.4	急 / 慢性胃肠炎	2.8	2.2	急 / 慢性胃肠炎	3.9	2.6
10	骨折	3.3	2.4	骨折	2.4	1.9	糖尿病	3.3	2.3

三、入院方式及等候时间

35 223 例住院中，53.3% 为住院部直接收治入院，43.0% 为门急诊收治入院，其他机构转诊的占比为 3.7%。转诊住院患者中，44.0% 为从县级医疗机构转入，35.5% 为从基层医疗卫生机构转入。住院转诊患者中，医联体内转诊的占比为 46.9%。调查住院病伤中，入院平均等候时间为 1.5 天。东部城市地区最高，为 1.9 天，中部农村地区最低，为 1.2 天（表 4-3-5、表 4-3-6）。

表 4-3-5　调查人口住院患者入院情况　　　　　　　　　　　　　　单位：%

入院情况	合计	城市				农村			
		小计	东部	中部	西部	小计	东部	中部	西部
入院方式构成									
门急诊收入院	43.0	48.5	55.7	41.4	47.8	37.6	43.2	31.2	40.6
直接入院	53.3	48.8	41.6	56.2	49.2	57.8	52.4	64.3	54.5
其他机构转入	3.7	2.7	2.7	2.4	3.0	4.6	4.4	4.5	4.9
转自机构类型构成									
基层医疗卫生机构	35.5	38.8	41.9	25.2	45.5	33.5	31.6	34.3	33.8
县 / 市 / 区级医院	44.0	34.0	30.6	37.8	34.2	49.6	54.6	45.4	50.9
省 / 地 / 市级医院	13.0	18.1	22.5	20.5	12.8	10.1	10.9	9.8	9.9
民营医院	4.0	5.7	3.1	8.7	5.9	3.0	1.7	4.6	2.3
其他	3.5	3.4	1.9	7.9	1.6	3.8	1.2	5.9	3.1

注：基层医疗卫生机构包括：社区卫生服务中心、乡镇卫生院。
　　其他包括：归不到上面几类机构的医疗卫生机构，如部队医院等。

表 4-3-6　调查人口住院患者入院平均等候天数　　　　　　　　　　　单位：天

平均等候天数	合计	城市				农村			
		小计	东部	中部	西部	小计	东部	中部	西部
社区卫生服务中心	1.2	1.2	1.4	1.2	1.2	1.3	1.0	1.5	1.1
乡镇卫生院	1.2	1.2	1.3	1.1	1.1	1.2	1.1	1.1	1.2
县级医院	1.4	1.5	1.7	1.4	1.4	1.3	1.3	1.2	1.3
地市级医院	1.6	1.6	1.9	1.4	1.5	1.6	1.8	1.4	1.7
省级医院	2.4	2.3	3.0	1.9	2.0	2.7	4.3	1.7	2.7
民营医院	1.3	1.3	1.4	1.5	1.1	1.2	1.3	1.3	1.1
其他	1.4	1.6	1.4	1.0	1.8	1.0	1.0	1.0	1.1
合计	1.5	1.6	1.9	1.4	1.4	1.3	1.4	1.2	1.4

四、住院机构及住院天数

（一）住院医疗机构情况

调查结果显示在县级医院住院患者占比最高，为 51.0%，其中城市为 44.9%，农村为 56.8%，农村比城市高 11.9 个百分点。在乡镇卫生院和市级医院住院患者占比相当，分别为 15.6% 和 14.9%，但城乡差异较大，城市市级医院住院占比 22.5%，远高于农村的 7.7%，而农村乡镇卫生院的住院占比为 23.1%，远高于城市的 7.9%。民营医院住院占比为 7.1%，其中城市为 7.7%，略高于农村的 6.5%，无论城乡，中、西部民营医院住院占比都比东部高（表 4-3-7）。

表 4-3-7　调查人口住院患者的住院机构构成　　　　　　　　　　　单位：%

住院机构类型	合计	城市				农村			
		小计	东部	中部	西部	小计	东部	中部	西部
社区卫生服务中心	2.2	3.3	2.0	3.5	4.3	1.1	0.9	1.3	1.0
乡镇卫生院	15.6	7.8	9.2	3.8	10.0	23.1	19.8	27.8	20.4
县级医院	51.0	44.9	48.7	42.3	43.4	56.8	61.8	52.0	58.7
地市级医院	14.9	22.5	22.4	27.4	18.4	7.7	9.8	7.1	7.1
省级医院	8.6	13.0	13.8	12.4	12.9	4.3	3.8	3.9	5.0
民营医院	7.1	7.7	3.5	9.9	9.8	6.5	3.6	7.5	7.2
其他	0.6	0.8	0.4	0.7	1.2	0.5	0.3	0.4	0.6

无论城乡，与 2013 年相比，本次调查的住院者在基层医疗卫生机构和县 / 市 / 区级医院住院的比例均有不同程度降低。在省 / 地 / 市级医院住院患者的比例也有所降低。而在民营医院及其他机构的住院患者比例由原来的 2.2% 增加到 7.7%（表 4-3-8）。

表 4-3-8　不同年份调查人口住院患者住院机构构成　　　　　　　　　　　　单位：%

机构类型	合计		城市		农村	
	2018 年	2013 年	2018 年	2013 年	2018 年	2013 年
基层医疗卫生机构	17.8	21.0	11.1	11.8	24.2	29.8
县 / 市 / 区级医院	51.0	51.6	44.9	47.3	56.8	55.7
省 / 地 / 市级医院	23.5	25.2	35.5	38.1	12.0	12.9
民营医院	7.1	—	7.7	—	6.5	—
其他	0.6	2.2	0.8	2.8	0.5	1.6

（二）次均住院天数

调查地区平均住院天数为 10.5 天，其中城市为 10.7 天，农村为 10.3 天，差异不大。城市和农村地区中部平均住院天数相对较高，分别为 12.1 天和 10.8 天。基层医疗卫生机构平均住院天数最低，为 8.4 天；市级医疗机构最高，为 12.0 天；其次是省级医疗机构，为 11.7 天（表 4-3-9）。与 2013 年比，2018 年住院患者次均住院天数进一步降低，其中城市地区降幅最大，为 1.8 天（图 4-3-5）。

表 4-3-9　调查人口住院患者次均住院天数　　　　　　　　　　　　　　　　单位：天

住院机构	合计	城市				农村			
		小计	东部	中部	西部	小计	东部	中部	西部
基层医疗卫生机构	8.4	8.9	7.9	10.9	8.7	8.1	8.5	8.4	7.7
县级医院	10.7	10.7	9.9	12.2	10.5	10.7	9.9	11.6	10.3
地市级医院	12.0	11.9	11.0	12.9	11.7	12.4	10.8	13.5	12.4
省级医院	11.7	11.0	10.4	12.2	10.6	13.7	14.0	12.6	14.4
民营医院	9.8	9.8	9.2	10.4	9.5	9.8	8.9	10.6	9.3
其他	11.3	11.2	13.4	10.8	10.7	11.3	19.3	9.2	10.4
合计	10.5	10.7	10.0	12.1	10.4	10.3	9.9	10.8	10.0

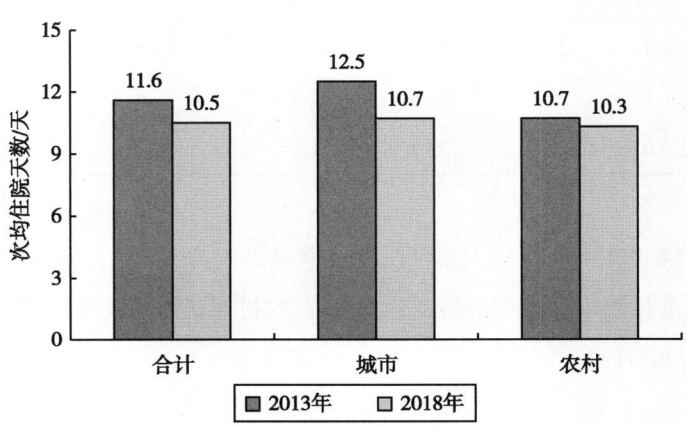

图 4-3-5　不同年份次均住院天数

五、出院原因

35 223 例住院患者，86.3% 遵医嘱离院，11.6% 自动离院（表4-3-10）。在 4 088 例自动离院者中，30.7% 的因医院条件及其他原因离院，24.2% 因经济困难离院，23.3% 认为已经病愈离院，12.5% 因久病不愈离院，9.3% 因费用高离院。

表4-3-10　调查人口住院患者出院原因构成　　　　　　　　　　　　　　　　单位：%

出院原因	合计	城市				农村			
		小计	东部	中部	西部	小计	东部	中部	西部
遵医嘱离院	86.3	88.3	92.9	87.3	84.8	84.3	87.2	84.0	83.0
自动离院	11.6	9.7	5.0	10.7	13.4	13.4	10.5	13.7	14.7
遵医嘱转院	1.1	0.9	0.9	0.8	0.9	1.4	1.3	1.4	1.4
其他	1.0	1.1	1.2	1.2	0.9	0.9	1.0	0.9	0.9

六、需住院未住院

（一）需住院未住院比例

结果显示需住院未住院比例为 20.9%，其中男性为 21.0%，略高于女性的 20.8%。城市地区需住院未住院比例为 20.4%，其中男性为 21.1%，略高于女性的 20.0%。东部城市地区需住院未住院比例较中部和西部地区低。农村地区需住院未住院比例为 21.3%，其中男性为 21.0%，略低于女性的 21.5%。农村地区需住院未住院比例东部最低，中部其次，西部最高（表4-3-11）。

表4-3-11　调查人口需住院未住院比例　　　　　　　　　　　　　　　　　　单位：%

性别	合计	城市				农村			
		小计	东部	中部	西部	小计	东部	中部	西部
合计	20.9	20.4	14.5	24.2	22.3	21.3	18.7	20.4	23.5
男性	21.0	21.1	15.2	24.9	22.9	21.0	20.2	20.0	22.4
女性	20.8	20.0	13.9	23.7	21.8	21.5	17.4	20.7	24.4

从年龄别看，45～54 岁年龄组需住院未住院的比例最高，为 27.7%，城市和农村均为 27.7%。城市地区，25～34 岁年龄组需住院未住院率最低，为 7.3%；农村地区需住院未住院比例最低的是 0～4 岁年龄组人群，为 8.9%（表4-3-12）。

表 4-3-12　调查人口年龄别需住院未住院比例　　　　　　　　　　　　　　单位：%

年龄组/岁	合计	城市				农村			
		小计	东部	中部	西部	小计	东部	中部	西部
0~4	8.7	8.4	7.3	7.8	9.6	8.9	14.8	7.8	7.4
5~14	11.8	13.8	12.4	15.4	13.7	10.6	10.4	12.3	9.4
15~24	9.1	8.1	7.3	9.9	7.6	9.8	6.1	8.0	11.7
25~34	9.1	7.3	3.5	9.1	9.9	11.3	8.2	10.6	13.5
35~44	20.1	19.1	10.9	23.4	22.6	21.2	15.3	20.6	24.0
45~54	27.7	27.7	21.9	30.8	28.7	27.7	22.6	25.4	32.2
55~64	26.4	26.0	19.0	31.1	27.6	26.7	22.9	26.8	29.0
≥65	19.9	19.9	14.4	22.8	22.2	19.9	18.5	18.0	22.8

（二）需住院未住院的原因

需住院患者中，自报因经济困难需住院未住院比例为 9.5%，认为没必要或无有效措施的需住院未住院比例为 5.0%，因无时间的需住院未住院比例为 3.8%。

七、住院费用

（一）次均住院费用

本次调查发现，次均住院费用为 10 023 元，城市地区高于农村地区，中、西部农村费用较低，东部城市地区最高，达 14 363 元。住院费用个人自付 4 466 元，中、西部农村均在 3 600 元以下，东部城市地区最高，为 6 030 元。

不同级别医疗机构看，市级及以上医院次均住院费用最高，达 17 992 元，县级医院次之，为 9 484 元，民营医院为 5 987 元，基层医疗机构住院次均费用最低，为 2 609 元（表 4-3-13）。

根据消费价格指数调整后，与 2013 年相比，2018 年次均住院费用年均增长 1.4%；其中，城市地区年均增长 1.1%，农村地区年均增长 2.1%。而与 2008 年相比，2013 年次均住院费用年均增长为 8.2%；其中，城市地区年均增长为 0.4%，农村地区年均增长 9.8%。

（二）住院费用自付比例

1. **总体情况**　住院患者住院费用自付比例为 44.6%，其中城市为 42.7%，低于农村的 47.2%。城市地区中部自付比例最高，农村地区住院费用自付比例东部、中部、西部依次降低。与 2013 年比较，调查人口住院费用自付比例降低，城市略有增加，农村降低较明显（表 4-3-14）。

表 4-3-13　　调查人口住院患者次均住院费用　　　　　　　　　　　　　单位：元

住院医疗费用	合计	城市				农村			
		小计	东部	中部	西部	小计	东部	中部	西部
次均住院总医疗费用	10 023	11 987	14 363	11 254	10 367	8 143	10 855	7 581	7 170
次均住院自付费用	4 466	5 120	6 030	5 027	4 344	3 840	5 554	3 524	3 188
机构类型									
基层医疗卫生机构	2 609	3 409	4 332	3 779	2 560	2 257	2 869	2 103	2 128
县/市/区级医院	9 484	11 285	12 790	10 614	10 245	8 122	10 425	8 010	6 868
省/地/市级医院	17 992	16 646	20 172	14 358	15 271	21 798	26 134	21 632	19 240
民营医院	5 987	6 986	8 835	7 182	6 201	4 861	5 933	5 367	4 063

表 4-3-14　　调查地区住院患者住院费用自付比例　　　　　　　　　　　单位：%

分类	合计	城市				农村			
		小计	东部	中部	西部	小计	东部	中部	西部
2018 年	44.6	42.7	42.0	44.7	41.9	47.2	51.2	46.5	44.5
2013 年	46.1	41.9	38.7	44.2	43.3	52.2	51.4	55.0	49.9

2. **不同机构**　基层机构住院费用的自付比例最低为 26.2%，随着住院医疗机构级别的升高，住院费用自付比例升高，民营医院住院费用自付比例为 34.8%；农村地区住院费用自付比例随医疗机构级别的升高而增加的趋势更加明显（表 4-3-15）。

表 4-3-15　　不同机构住院患者住院费用自付比例　　　　　　　　　　　单位：%

分类	合计	城市				农村			
		小计	东部	中部	西部	小计	东部	中部	西部
基层医疗卫生机构	26.2	27.2	30.0	27.6	23.5	25.6	30.6	23.7	24.6
县/市/区级医院	40.7	39.9	37.9	43.0	39.8	41.5	45.2	41.8	37.9
省/地/市级医院	43.2	39.8	39.3	42.0	38.3	51.0	54.1	50.9	48.5
民营医院	34.8	34.9	37.6	34.5	34.1	34.6	37.7	37.0	30.1
其他	34.8	36.4	30.1	45.0	36.1	31.0	9.6	37.4	42.9

3. **不同医保**　城镇职工医保住院费用自付比例为 32.5%，低于城乡居民基本医保的 45.4%。城乡均是城镇职工医保住院费用自付比例低于城乡居民基本医保。城市地区，中部的自付比例最高，农村地区东、中、西部依次降低（表 4-3-16）。

表 4-3-16　调查地区住院患者住院费用自付比例　　　　　　　　　　　　　　单位：%

分类	合计	城市				农村			
		小计	东部	中部	西部	小计	东部	中部	西部
基本医保	40.8	39.2	38.3	41.7	38.2	43.0	47.0	42.6	39.9
城镇职工基本医保	32.5	32.0	32.2	34.1	29.5	36.6	36.6	36.7	36.6
城乡居民基本医保	45.4	47.8	46.3	51.6	46.3	43.6	48.9	43.1	40.1
其他社会医保	25.7	27.0	22.5	33.2	41.7	20.4	45.3	10.0	60.0
无社会医保	47.5	45.3	46.4	41.0	45.6	50.3	45.7	45.3	64.4

第四节　小结

1. 居民卫生服务需求得到较好满足，农村地区居民卫生服务利用水平超过城市。两周患病伤者，有 88.2% 的患者在医务人员的指导下接受了治疗，两周患病未治疗者有 1.7%；两周就诊率和年住院率分别为 24.0% 和 13.7%，比 2013 年的 13.0% 和 9.0% 明显提高。本次调查发现农村地区居民两周就诊率、年住院率均高于城市地区居民。

2. 居民卫生服务利用便捷性提高。有 21.2% 的病伤无须挂号就能就诊，住院患者入院平均等待时间为 1.5 天，农村地区等候时间为 1.3 天。从需求侧的反馈看，城乡居民看病更加方便。

3. 居民主要医疗服务需求基本上能在县域内得到解决。本次调查发现，87.1% 的两周就诊患者首诊机构是县 / 市 / 区级医院及以下医疗卫生服务机构，农村地区这一占比为 92.8%。68.7% 的住院发生在县 / 市 / 区级医院及基层医疗卫生服务机构，农村地区这一占比为 81.0%。

4. 服务体系效率有所提高，住院费用增幅趋缓。与 2013 年调查相比，本次调查两周就诊患者门诊输液占比和次均住院天数进一步降低，提示卫生服务体系的服务规范和服务效率有所提高。经过消费价格指数调整后，2013—2018 年间次均住院费用年增长率为 1.4%，低于居民可支配收入增幅，也低于上个五年次均住院费用的增幅。

第五章
重点慢性病管理及健康影响因素

本章关注调查人口高血压、糖尿病的相关情况以及主要健康相关因素。重点描述了15岁及以上调查人口的高血压、糖尿病、吸烟、饮酒、锻炼和刷牙等情况，18岁及以上调查人口的超重和肥胖等健康危险因素，并与2013年进行了比较。

第一节 高血压管理与治疗

主要描述15岁及以上调查人口（总计212 318人，其中，男性103 176人，女性109 142人）高血压的患病和管理情况。调查人口的患病情况来自调查人口基于医师已诊断的相关疾病的自我报告，不包括尚未经医疗卫生机构诊断但可能患高血压的人群。

一、自报高血压患病率

（一）整体情况

15岁及以上调查人口中，自报患高血压的有38 514人，患病率为18.1%（城市18.9%，农村17.3%），其中，东部城市最高，为20.6%，西部农村最低，为14.9%（表5-1-1）。

表5-1-1 调查地区15岁及以上人口自报高血压患病率

指标	合计	城市				农村			
		小计	东部	中部	西部	小计	东部	中部	西部
调查人口数/人	212 318	113 519	45 155	34 167	34 197	98 799	28 533	33 523	36 743
自报患病人数/人	38 514	21 408	9 283	6 840	5 285	17 106	5 433	6 204	5 469
患病率/%	18.1	18.9	20.6	20.0	15.5	17.3	19.0	18.5	14.9

（二）变化趋势

本次调查 15 岁及以上人口自报高血压患病率为 18.1%，比 2013 年增加 3.9 个百分点，其中，城市自报高血压患病率增加 2.7 个百分点，农村增加 5.1 个百分点（图 5-1-1）。

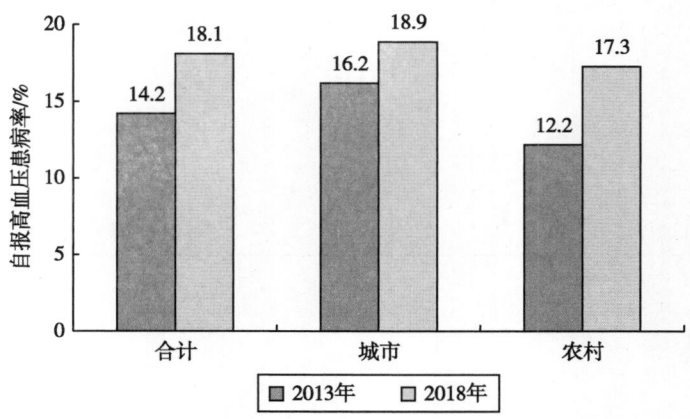

图 5-1-1　不同年份 15 岁及以上调查人口自报高血压患病率

（三）性别、年龄别比较

本次调查男性自报高血压患病率为 17.7%，女性为 18.6%；从年龄分布看，65 岁及以上年龄组的自报高血压患病率最高，为 40.2%，15～34 岁年龄组的高血压患病率最低，为 0.5%（表 5-1-2）。

表 5-1-2　调查地区 15 岁及以上人口性别、年龄别自报高血压患病率　　　　　　　　单位：%

年龄组/岁	合计			男性			女性		
	小计	城市	农村	小计	城市	农村	小计	城市	农村
15～34	0.5	0.5	0.4	0.7	0.8	0.7	0.2	0.2	0.2
35～44	4.0	3.9	4.2	5.4	5.7	5.1	2.7	2.3	3.3
45～54	13.3	13.3	13.3	13.7	14.7	12.8	12.9	12.1	13.8
55～64	26.8	28.1	25.3	26.0	28.7	23.1	27.6	27.6	27.5
≥65	40.2	42.8	37.0	36.8	39.9	33.2	43.4	45.5	40.9
合计	18.1	18.9	17.3	17.7	19.0	16.2	18.6	18.8	18.4

与 2013 年调查相比，15 岁及以上调查人口中，男性、女性及各年龄组的自报高血压患病率均有所升高（表 5-1-3）。

表 5-1-3　不同年份调查人口性别、年龄别自报高血压患病率　　　　　　　　　　　单位: %

年龄组 / 岁	合计		男性		女性	
	2018 年	2013 年	2018 年	2013 年	2018 年	2013 年
15 ~ 34	0.5	0.3	0.7	0.4	0.2	0.2
35 ~ 44	4.0	3.8	5.4	4.5	2.7	3.2
45 ~ 54	13.3	11.9	13.7	11.8	12.9	12.0
55 ~ 64	26.8	23.7	26.0	22.0	27.6	25.3
≥ 65	40.2	37.0	36.8	34.5	43.4	39.4
合计	18.1	14.2	17.7	13.6	18.6	14.9

二、血压测量

本次调查的自报高血压患者最近一次测量血压时间在 1 周内的占 47.5%（城市 53.2%，农村 40.4%），中部城市最高，为 54.4%，中部农村最低，为 36.6%（表 5-1-4）。

表 5-1-4　15 岁及以上自报高血压患者最近一次测量血压的时间构成　　　　　　　单位: %

血压测量	合计	城市				农村			
		小计	东部	中部	西部	小计	东部	中部	西部
≤ 1 周	47.5	53.2	52.8	54.4	52.3	40.4	44.1	36.6	41.1
1 周~	31.1	27.7	30.2	25.2	26.4	35.4	36.8	35.6	33.6
1 月~	9.8	8.2	7.8	8.2	8.9	11.9	10.5	12.4	12.7
3 月~	7.0	6.4	5.6	6.8	7.0	7.9	6.1	9.4	8.0
6 月~	2.6	2.5	1.9	3.0	3.1	2.8	1.5	3.9	2.7
≥ 12 月	2.0	2.0	1.7	2.4	2.3	1.6	1.0	2.1	1.9

三、随访情况

本次调查新增内容，包括"随访次数""随访形式""随访机构"和"随访内容"等。

（一）随访率

本次调查的自报高血压患者中得到随访的比例为 73.8%（城市 65.1%，农村 84.6%），农村比城市高 19.5 个百分点，其中，东部农村最高，为 86.8%，中部城市最低，为 56.9%（表 5-1-5）。

表 5-1-5　调查地区 15 岁及以上人口自报高血压患者随访率

指标	合计	城市				农村			
		小计	东部	中部	西部	小计	东部	中部	西部
自报高血压人数 / 人	38 514	21 408	9 283	6 840	5 285	17 106	5 433	6 204	5 469
随访人口数 / 人	28 419	13 946	6 611	3 891	3 444	14 473	4 716	5 156	4 601
随访率 /%	73.8	65.1	71.2	56.9	65.2	84.6	86.8	83.1	84.1

（二）随访次数

本次调查有 55.3% 的患者得到 4 次及以上的随访，其中，城市（45.9%）低于农村（67.0%），东部农村地区最高，为 72.9%，中部城市最低，为 36.2%；此外，有 26.2% 的患者未获随访（表 5-1-6）。

表 5-1-6　15 岁及以上自报高血压患者随访次数构成　　　　　　单位：%

随访次数	合计	城市				农村			
		小计	东部	中部	西部	小计	东部	中部	西部
1 次	4.8	5.7	5.1	5.9	6.4	3.7	2.8	4.0	4.4
2 次	6.1	6.4	5.6	6.9	7.1	5.6	4.4	6.2	6.2
3 次	7.6	7.2	5.9	7.9	8.4	8.2	6.7	7.9	10.2
≥ 4 次	55.3	45.9	54.5	36.2	43.4	67.0	72.9	65.0	63.4
未随访	26.2	34.8	28.9	43.1	34.7	15.5	13.2	16.9	15.9

（三）随访形式

本次调查有 58.3% 的患者在医疗卫生机构获得随访，其中，城市（59.6%）高于农村（56.9%），东部城市最高，为 68.1%，中部城市最低，为 49.5%；有 20.9% 的患者由签约医生入户随访，其中，城市（14.2%）低于农村（27.3%），西部农村最高，为 34.2%，东部城市最低，为 9.7%（表 5-1-7）。

表 5-1-7　15 岁及以上自报高血压患者最近一次高血压随访形式构成　　　　单位：%

随访形式	合计	城市				农村			
		小计	东部	中部	西部	小计	东部	中部	西部
签约医生入户	20.9	14.2	9.7	21.6	14.6	27.3	15.6	32.0	34.2
其他医生入户	9.6	8.6	8.5	8.0	9.2	10.7	12.9	8.6	10.6
医疗卫生机构	58.3	59.6	68.1	49.5	54.8	56.9	67.3	53.9	49.8
电话随访	8.3	14.5	10.6	18.2	17.8	2.3	1.9	2.5	2.5
网络随访	0.1	0.1	0.1	0.0	0.3	0.0	0.0	0.0	0.0
其他	2.8	3.0	3.0	2.7	3.3	2.8	2.3	3.0	2.9

（四）随访机构

在村卫生室／社区卫生服务站／诊所随访的患者占62.9%，其中，城市（48.5%）低于农村（76.8%），中部农村最高，为79.3%，中部城市和西部城市最低，均为48.2%。在乡卫生院／社区卫生服务中心随访的患者占28.6%，其中，城市（39.8%）高于农村（17.9%），中部城市最高，为40.6%，中部农村最低，为14.4%（表5-1-8）。

表5-1-8　15岁及以上自报高血压患者随访机构构成　　　　　　　　　　　单位：%

随访机构	合计	城市				农村			
		小计	东部	中部	西部	小计	东部	中部	西部
村卫生室／社区卫生服务站／诊所	62.9	48.5	48.9	48.2	48.2	76.8	73.5	79.3	77.4
乡卫生院／社区卫生服务中心	28.6	39.8	40.0	40.6	38.5	17.9	21.5	14.4	18.0
县及以上机构	6.0	8.9	8.8	8.1	10.0	3.1	3.1	3.8	2.4
健康管理机构	0.2	0.2	0.1	0.5	0.2	0.2	0.1	0.3	0.3
其他	2.3	2.6	2.2	2.6	3.1	2.0	1.8	2.2	1.9

（五）随访内容

自报高血压患者最近一次随访所接受的服务中：97.2%的患者进行了血压测量，89.9%的患者获得了生活方式指导，91.0%的患者被询问了病情，92.8%的患者被了解了用药情况；随访内容中，城市与农村均是血压测量比例最高，生活方式指导比例最低（表5-1-9）。

表5-1-9　15岁及以上自报高血压患者最近一次随访内容　　　　　　　　单位：%

随访内容	合计	城市				农村			
		小计	东部	中部	西部	小计	东部	中部	西部
血压测量	97.2	95.3	94.9	95.8	95.3	99.1	99.1	99.2	99.0
生活方式指导	89.9	88.7	87.8	89.8	89.1	91.0	91.4	90.4	91.3
询问病情	91.0	90.6	90.8	90.7	90.1	91.3	91.9	90.8	91.2
了解用药情况	92.8	92.6	92.9	93.2	91.3	93.0	94.2	92.6	92.3

四、服药频率

本次调查的自报高血压患者中规律服用降压药物的占74.5%（城市80.0%，农村67.7%），东部城市最高，为86.1%，西部农村最低，为60.2%；有16.9%的患者偶尔或必要时服用降压药；从不服药的患者占2.9%（表5-1-10）。

表 5-1-10　15 岁及以上自报高血压患者服药情况　　　　　　　　　　单位：%

服药频率	合计	城市				农村			
		小计	东部	中部	西部	小计	东部	中部	西部
规律服用（按照医嘱）	74.5	80.0	86.1	78.9	70.5	67.7	73.9	68.9	60.2
偶尔或必要时服用	16.9	13.6	9.5	14.5	19.7	21.1	18.1	19.7	25.6
间断服用药量不足	5.7	4.2	2.7	4.0	6.9	7.6	5.6	7.7	9.4
从不服用	2.9	2.2	1.7	2.6	2.9	3.6	2.4	3.7	4.8

五、自报血压正常率

自报高血压患者自报血压正常率为 59.3%，其中，城市高于农村，东部城市最高，为 71.4%，西部农村最低，为 42.8%；此外，有 1.9% 的患者回答"不知道"（表 5-1-11）。

表 5-1-11　15 岁及以上自报高血压患者自报血压情况　　　　　　　　单位：%

自报血压是否正常	合计	城市				农村			
		小计	东部	中部	西部	小计	东部	中部	西部
是	59.3	65.6	71.4	61.0	61.3	51.5	60.2	51.5	42.8
否	38.8	32.5	27.0	36.9	36.7	46.6	38.5	46.1	55.3
不知道	1.9	1.9	1.6	2.1	2.0	1.9	1.3	2.4	1.9

第二节　糖尿病管理与治疗

本节主要描述 15 岁及以上调查人口糖尿病的患病和管理情况。与 2013 年的调查方式相同，调查人口的患病情况来自调查人口基于经医师诊断的相关疾病的自我报告，不包括尚未经医疗卫生机构诊断但可能患糖尿病的人群。

一、自报糖尿病患病率

（一）整体情况

本次调查自报糖尿病患病率为 5.3%，其中，城市（6.6%）高于农村（3.9%），东部城市最高，为 7.0%，西部农村最低，为 2.8%（表 5-2-1）。

表 5-2-1　调查地区 15 岁及以上人口自报糖尿病患病率

指标	合计	城市				农村			
		小计	东部	中部	西部	小计	东部	中部	西部
调查人口数 / 人	212 318	113 519	45 155	34 167	34 197	98 799	28 533	33 523	36 743
自报患病人数 / 人	11 280	7 442	3 162	2 353	1 927	3 838	1 374	1 442	1 022
患病率 /%	5.3	6.6	7.0	6.9	5.6	3.9	4.8	4.3	2.8

（二）变化趋势

本次调查自报糖尿病患病率比 2013 年增加 1.8 个百分点，其中，城市增加 1.7 个百分点，农村增加 1.8 个百分点（图 5-2-1）。

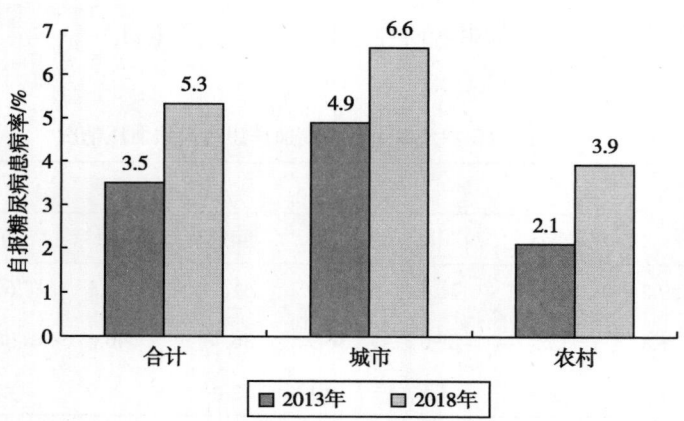

图 5-2-1　不同年份 15 岁及以上调查人口自报糖尿病患病率

（三）性别、年龄别比较

本次调查男性自报糖尿病患病率为 5.1%，女性为 5.5%；从年龄分布看，65 岁及以上年龄组的患病率最高，为 11.2%，15～34 岁年龄组的患病率最低，为 0.2%（表 5-2-2）。

表 5-2-2　调查地区 15 岁及以上人口自报糖尿病患病率性别、年龄别分布　　　　单位: %

年龄组 / 岁	合计			男性			女性		
	小计	城市	农村	小计	城市	农村	小计	城市	农村
15～34	0.2	0.2	0.2	0.2	0.3	0.1	0.2	0.2	0.2
35～44	1.2	1.4	1.0	1.6	1.9	1.3	0.9	0.9	0.8
45～54	3.7	4.3	3.2	4.3	5.3	3.4	3.2	3.4	3.0
55～64	8.6	10.6	6.3	8.1	10.8	5.1	9.0	10.3	7.5
≥ 65	11.2	14.4	7.4	9.8	13.5	5.7	12.5	15.3	9.1
合计	5.3	6.6	3.9	5.1	6.7	3.4	5.5	6.4	4.4

与 2013 年相比，男性、女性及各年龄组自报糖尿病患病率均有所升高（表 5-2-3）。

表 5-2-3　不同年份 15 岁及以上调查人口性别、年龄别自报糖尿病患病率　　　　单位：%

年龄组 / 岁	合计		男性		女性	
	2018 年	2013 年	2018 年	2013 年	2018 年	2013 年
15 ~ 34	0.2	0.1	0.2	0.1	0.2	0.1
35 ~ 44	1.4	0.9	1.6	1.2	0.9	0.6
45 ~ 54	3.7	3.0	4.3	3.3	3.2	2.8
55 ~ 64	8.6	6.2	8.1	5.5	9.0	6.9
≥ 65	11.2	8.6	9.8	7.5	12.5	9.6
合计	5.3	3.5	5.1	3.3	5.5	3.7

二、血糖测量

本次调查自报糖尿病患者最近一次测量空腹血糖在 1 周内的占 43.4%（城市 46.8%，农村 36.8%），西部城市最高，为 48.8%，中部农村最低，为 34.9%（表 5-2-4）。

表 5-2-4　15 岁及以上自报糖尿病患者最近一次测量空腹血糖的时间构成　　　　单位：%

测量时间	合计	城市				农村			
		小计	东部	中部	西部	小计	东部	中部	西部
≤ 1 周	43.4	46.8	44.8	47.8	48.8	36.8	38.3	34.9	37.6
1 周~	31.8	29.8	31.8	29.5	27.1	35.5	37.7	34.3	34.3
1 月~	10.8	9.8	10.8	8.7	9.3	12.7	11.8	12.7	13.8
3 月~	8.2	7.7	7.4	7.9	7.8	9.2	8.3	10.8	8.0
6 月~	3.2	3.0	2.7	2.8	3.9	3.5	2.5	4.6	3.1
12 月~	2.6	2.9	2.5	3.3	3.1	2.3	1.4	2.7	3.2

三、随访情况

本次调查新增内容，包括"随访次数""随访形式""随访机构"和"随访内容"等。

（一）随访率

本次调查自报糖尿病患者获得随访的比例为 70.5%（城市 64.5%，农村 82.2%），东部农村最高，为 85.4%，中部城市最低，为 57.8%（表 5-2-5）。

表 5-2-5　调查地区 15 岁及以上人口自报糖尿病患者随访率

指标	合计	城市				农村			
		小计	东部	中部	西部	小计	东部	中部	西部
自报糖尿病人口数 / 人	112 80	7 442	3 162	2 353	1 927	3 838	1 374	1 442	1 022
随访人数 / 人	7 952	4 799	2 225	1 360	1 214	3 153	1 174	1 166	813
随访率 /%	70.5	64.5	70.4	57.8	63.0	82.2	85.4	80.9	79.5

（二）随访次数

本次调查获得 4 次及以上随访的患者占 51.4%（城市 44.4%，农村 65.0%），东部农村最高，为 70.9%，中部城市最低，为 35.3%；此外，有 29.6% 的患者未获得随访（表 5-2-6）。

表 5-2-6　15 岁及以上自报糖尿病患者随访次数构成　　　　　　　　　　　单位：%

随访次数	合计	城市				农村			
		小计	东部	中部	西部	小计	东部	中部	西部
1 次	5.3	6.1	5.1	7.4	6.1	3.9	3.3	3.6	4.9
2 次	6.3	6.9	6.3	7.5	7.0	5.3	4.8	6.8	4.0
3 次	7.4	7.1	6.4	7.5	7.9	8.0	6.4	9.4	8.1
≥ 4 次	51.4	44.4	52.6	35.3	42.1	65.0	70.9	61.0	62.5
未随访	29.6	35.5	29.6	42.3	36.9	17.8	14.6	19.2	20.5

（三）随访形式

本次调查有 59.4% 的患者在医疗卫生机构获得随访，城乡比例接近，其中东部城市最高，为 69.1%，中部城市最低，为 47.1%。获得签约医生入户随访的患者有 18.9%（城市 14.5%，农村 25.8%），其中西部农村最高，为 32.3%，东部城市最低，为 10.4%（表 5-2-7）。

表 5-2-7　15 岁及以上自报糖尿病患者最近一次糖尿病随访形式构成　　　　　单位：%

随访形式	合计	城市				农村			
		小计	东部	中部	西部	小计	东部	中部	西部
签约医生入户	18.9	14.5	10.4	21.4	14.1	25.8	17.9	29.1	32.3
其他医生入户	7.4	6.6	6.6	6.3	7.2	8.6	10.0	6.9	9.1
医疗卫生机构	59.4	59.4	69.1	47.1	55.5	59.3	66.9	58.1	50.3
电话随访	11.3	16.4	11.2	22.4	19.4	3.5	3.2	3.1	4.4
网络随访	0.1	0.1	0.0	0.1	0.3	0.0	0.1	0.0	0.0
其他	2.9	2.9	2.7	2.7	3.5	2.8	2.0	2.9	3.8

（四）随访机构

本次调查在村卫生室/社区卫生服务站/诊所随访的患者占52.8%（城市41.9%，农村69.5%），其中西部农村最高，为71.5%，西部城市最低，为38.3%；在乡卫生院/社区卫生服务中心随访的患者占33.4%（城市42.3%，农村19.9%），西部城市最高，为44.5%，中部农村最低，为16.8%（表5-2-8）。

表5-2-8　15岁及以上自报糖尿病患者随访机构构成　　　　单位：%

随访机构	合计	城市				农村			
		小计	东部	中部	西部	小计	东部	中部	西部
村卫生室/社区卫生服务站/诊所	52.8	41.9	44.2	41.4	38.3	69.5	68.0	69.6	71.5
乡卫生院/社区卫生服务中心	33.4	42.3	39.9	44.3	44.5	19.9	23.3	16.8	19.4
县及以上机构	11.2	13.1	13.6	11.2	14.3	8.3	7.4	10.9	6.0
健康管理机构	0.3	0.3	0.3	0.4	0.3	0.2	0.3	0.1	0.4
其他	2.3	2.4	2.0	2.7	2.6	2.1	1.0	2.6	2.7

（五）随访内容

调查15岁及以上自报糖尿病患者最近一次随访所接受的服务中，93.7%的患者进行了空腹血糖测量、92.9%的患者获得了生活方式指导、92.7%的患者被询问了病情、94.2%的患者被了解了用药情况；城市随访内容中，了解用药情况比例最高，空腹血糖测量比例最低；农村随访内容中，空腹血糖测量比例最高，询问病情比例最低（表5-2-9）。

表5-2-9　15岁及以上自报糖尿病患者最近一次随访接受服务情况　　　　单位：%

随访内容	合计	城市				农村			
		小计	东部	中部	西部	小计	东部	中部	西部
空腹血糖测量	93.7	91.2	88.9	93.9	92.5	97.4	96.8	97.9	97.5
生活方式指导	92.9	91.5	90.7	92.9	91.5	94.9	95.3	94.4	95.1
询问病情	92.7	92.4	92.5	92.7	91.7	93.3	93.8	92.0	94.5
了解用药情况	94.2	94.1	94.2	94.5	93.5	94.4	95.8	93.2	94.1

四、服药频率

本次调查患者规律服用降糖药物的有81.8%（城市84.0%，农村77.5%），东部城市最高，为88.6%，西部农村最低，为72.7%；有11.3%的患者偶尔或必要时服用降糖药；此外，从不服用降糖药的患者占2.8%（表5-2-10）。

表 5-2-10　15 岁及以上自报糖尿病患者服药情况　　　　　　　　　　　单位：%

服药频率	合计	城市				农村			
		小计	东部	中部	西部	小计	东部	中部	西部
规律服用（按照医嘱）	81.8	84.0	88.6	82.7	78.0	77.5	81.8	76.8	72.7
偶尔或必要时服用	11.3	10.1	7.2	10.1	14.7	13.6	11.1	14.3	16.0
间断服用药量不足	4.1	3.2	2.0	3.7	4.7	5.7	4.7	5.6	7.2
从不服用	2.8	2.7	2.2	3.5	2.6	3.2	2.4	3.3	4.1

五、自报血糖正常率

　　自报糖尿病患者自报血糖正常率为 39.4%，其中，城市地区（41.5%）高于农村地区（35.4%），东部城市地区最高，为 44.2%，西部农村地区最低，为 33.0%；此外，有 3.1% 的患者回答"不知道"（表 5-2-11）。

表 5-2-11　　15 岁及以上自报糖尿病患者自报空腹血糖情况构成　　　　　单位：%

自报血糖是否正常	合计	城市				农村			
		小计	东部	中部	西部	小计	东部	中部	西部
是	39.4	41.5	44.2	36.3	43.5	35.4	38.8	33.8	33.0
否	57.5	55.4	53.1	60.3	53.3	61.6	59.6	62.9	62.4
不知道	3.1	3.1	2.7	3.4	3.2	3.0	1.6	3.3	4.6

第三节　健康影响因素

一、健康检查

　　本次调查 15 岁及以上人口过去一年健康检查率为 47.2%，其中东部城市和西部城市分别为 50.4% 和 48.9%，均高于中部城市的 47.4%。与 2013 年相比，调查地区人口健康检查率有所提高，城市提高 4.2 个百分点，农村提高 3.2 个百分点（表 5-3-1）。

表 5-3-1　不同年份 15 岁及以上调查人口 12 个月内健康检查率　　　　　单位：%

健康检查	合计	城市				农村			
		小计	东部	中部	西部	小计	东部	中部	西部
2018 年	47.2	49.0	50.4	47.4	48.9	45.0	46.2	42.4	46.6
2013 年	43.3	44.8	47.2	42.7	44.4	41.8	45.6	42.6	37.4

分性别看，男性健康检查率为45.3%，低于女性的49.0%。从年龄分组来看，45～54岁年龄组健康检查率最低，为39.3%，65岁及以上年龄组最高，为66.2%（表5-3-2）。

表5-3-2　15岁及以上调查人口性别、年龄别健康检查率　　　　　　　　单位：%

年龄组/岁	合计			男性			女性		
	小计	城市	农村	小计	城市	农村	小计	城市	农村
15～34	42.2	44.3	39.7	40.2	42.6	37.3	44.1	45.8	42.0
35～44	42.2	46.5	36.4	39.4	44.2	33.1	44.8	48.6	39.6
45～54	39.3	42.6	36.0	36.4	40.9	32.2	41.9	44.2	39.7
55～64	43.6	44.6	42.4	41.2	43.2	39.1	45.8	45.9	45.8
≥65	66.2	65.0	67.7	66.0	64.8	67.4	66.4	65.1	68.1
合计	47.2	49.0	45.0	45.3	47.7	42.5	49.0	50.3	47.5

二、刷牙

（一）整体情况

调查地区15岁及以上人口自报平均每天刷牙1次及以上的占92.4%（城市95.9%，农村88.4%），其中，中部城市最高，为97.1%，西部农村最低，为86.8%（表5-3-3）。

表5-3-3　调查地区15岁及以上人口自报刷牙次数占比　　　　　　　　单位：%

刷牙次数	合计	城市				农村			
		小计	东部	中部	西部	小计	东部	中部	西部
2次及以上	48.0	61.0	64.6	59.0	58.3	33.1	39.6	33.2	28.1
1次	44.4	34.9	31.8	38.1	35.8	55.3	51.5	54.8	58.7
不到1次	3.0	1.5	1.3	1.1	2.1	4.8	3.8	4.2	6.1
不刷牙	4.6	2.6	2.3	1.8	3.8	6.8	5.1	7.8	7.1

（二）性别、年龄别比较

调查地区人口中，男性刷牙率（90.8%）低于女性（94.0%），无论城市还是农村，男性刷牙率均低于女性；从年龄分布来看，随着年龄的增长，刷牙率从15～34岁年龄组的98.2%下降到65岁及以上年龄组的81.6%（表5-3-4）。

表 5-3-4 调查地区 15 岁及以上性别、年龄别刷牙率   单位：%

年龄 / 岁	城乡合计			城市地区			农村地区		
	小计	男	女	小计	男	女	小计	男	女
15 ~ 34	98.2	97.6	98.7	99.2	98.9	99.6	96.9	96.1	97.7
35 ~ 44	97.4	96.6	98.1	98.8	98.2	99.3	95.5	94.4	96.5
45 ~ 54	95.6	93.9	97.1	98.0	96.8	99.0	93.2	91.1	95.3
55 ~ 64	91.7	89.3	93.9	95.8	94.0	97.4	87.1	84.3	89.9
≥ 65	81.6	79.3	83.8	89.0	87.2	90.8	72.6	70.2	75.1
合 计	92.4	90.8	94.0	95.9	94.7	97.0	88.4	86.4	90.4

三、体育锻炼

（一）体育锻炼率

1. 整体情况   本次调查自报有意识地每周参加体育锻炼率为 49.9%（城市 60.4%，农村 37.8%），城市比农村高 22.6 个百分点，中部城市最高，为 62.0%，中部农村最低，为 36.1%（表 5-3-5）。

表 5-3-5 调查地区 15 岁及以上人口自报体育锻炼率

指标	合计	城市				农村			
		小计	东部	中部	西部	小计	东部	中部	西部
调查人口数 / 人	212 318	113 519	45 155	34 167	34 197	98 799	28 533	33 523	36 743
参加体育锻炼人数 / 人	105 977	68 611	27 040	21 187	20 384	37 366	11 610	12 101	13 655
锻炼率 /%	49.9	60.4	59.9	62.0	59.6	37.8	40.7	36.1	37.2

2. 变化趋势   比较 2013 年和 2018 年两次调查结果，15 岁及以上调查人口每周参加体育锻炼率明显增加，从 2013 年的 27.8% 上升到 2018 年的 49.9%，2018 年总体上升 22.1 个百分点，其中，城市上升 18.5 个百分点，农村上升 24.2 个百分点（图 5-3-1）。

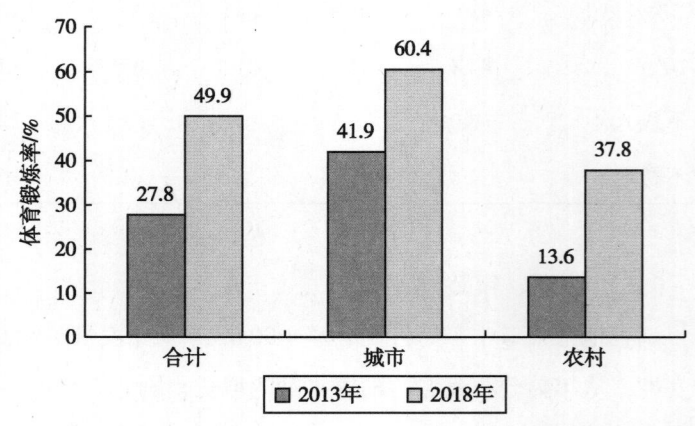

图 5-3-1 不同年份 15 岁及以上调查人口自报每周参加体育锻炼率

3. **性别、年龄别比较**　本次调查男性每周参加体育锻炼率（48.6%）低于女性（51.1%），无论城乡，男性每周参加体育锻炼率均低于女性；从年龄分布看，45～54岁年龄组最低，为45.4%，15～34岁年龄组最高，为53.6%（表5-3-6）。

表5-3-6　调查地区15岁及以上人口性别、年龄别每周参加体育锻炼率　　　　　单位：%

年龄/岁	合计			男性			女性		
	小计	城市	农村	小计	城市	农村	小计	城市	农村
15～34	53.6	58.7	47.2	53.3	59.1	46.1	53.9	58.3	48.3
35～44	47.4	56.7	34.9	44.3	54.0	31.6	50.3	59.2	38.1
45～54	45.4	58.1	33.0	41.9	54.4	30.2	48.5	61.5	35.8
55～64	50.8	63.4	36.9	48.9	61.7	35.3	52.7	64.9	38.5
≥65	52.3	64.2	38.0	53.9	65.9	40.1	50.7	62.6	36.0
合计	49.9	60.4	37.8	48.6	59.4	36.6	51.1	61.4	39.0

（二）锻炼频率

本次调查自报每周参加6次及以上体育锻炼的人占28.8%（城市36.0%，农村20.5%）；每周锻炼不足1次的占1.7%；自报从不锻炼的占50.1%（城市39.6%，农村62.2%），中部农村最高，为63.9%，中部城市最低，为38.0%（表5-3-7）。

表5-3-7　调查地区15岁及以上自报参加锻炼人口的周均锻炼次数构成　　　　　单位：%

周均锻炼次数	合计	城市				农村			
		小计	东部	中部	西部	小计	东部	中部	西部
6次及以上	28.8	36.0	34.3	38.6	35.7	20.5	20.5	19.5	21.5
3～5次	10.0	11.6	12.0	10.8	11.8	8.1	10.1	8.1	6.5
1～2次	9.4	10.9	11.4	10.7	10.5	7.7	8.7	7.2	7.4
不足1次	1.7	1.9	2.1	1.9	1.6	1.5	1.4	1.3	1.8
从不锻炼	50.1	39.6	40.2	38.0	40.4	62.2	59.3	63.9	62.8

（三）锻炼时间

1. **整体情况**　本次调查自报参加体育锻炼者平均锻炼时间为51.0分钟（城市54.9分钟，农村43.9分钟），中部城市最高，为57.1分钟，西部农村最低，为43.5分钟（表5-3-8）。

表 5-3-8　调查地区 15 岁及以上自报参加锻炼人口的平均锻炼时间

	合计	城市				农村			
		小计	东部	中部	西部	小计	东部	中部	西部
参加体育锻炼人数 / 人	105 977	68 611	27 040	21 187	20 384	37 366	11 610	12 101	13 655
次均锻炼时间 / 分钟	51.0	54.9	52.1	57.1	56.2	43.9	44.3	44.0	43.5

2. **性别、年龄别比较**　本次调查男性平均锻炼时间（52.1 分钟）高于女性（50.0 分钟），无论城乡，男性均高于女性；从年龄分布来看，男性和女性均随年龄增长，平均锻炼时间也基本随之增加（表 5-3-9）。

表 5-3-9　调查地区 15 岁及以上自报参加锻炼人口性别、年龄别平均锻炼时间　　　　单位：分钟

年龄 / 岁	合计			男性			女性		
	小计	城市	农村	小计	城市	农村	小计	城市	农村
15 ~ 34	46.4	50.4	40.3	49.8	54.6	42.2	43.3	46.4	38.6
35 ~ 44	48.6	50.6	44.3	49.8	52.4	44.0	47.7	49.2	44.5
45 ~ 54	51.0	54.0	45.8	50.1	53.5	44.2	51.7	54.3	47.2
55 ~ 64	54.5	58.7	46.5	54.1	58.5	45.9	54.8	58.8	47.1
≥ 65	53.5	58.6	43.2	55.4	61.1	44.6	51.6	56.2	41.7
合计	51.0	54.9	43.9	52.1	56.6	44.1	50.0	53.4	43.7

四、吸烟

（一）吸烟率

1. **整体情况**　自报吸烟率为 24.7%（城市 23.0%，农村 26.7%），西部农村吸烟率最高，为 27.9%，东部城市最低，为 21.1%（表 5-3-10）。

表 5-3-10　调查地区 15 岁及以上人口自报吸烟率

指标	合计	城市				农村			
		小计	东部	中部	西部	小计	东部	中部	西部
调查人口数 / 人	212 318	113 519	45 155	34 167	34 197	98 799	28 533	33 523	36 743
吸烟人数 / 人	52 453	26 108	9 545	7 969	8 594	26 345	7 186	8 912	10 247
吸烟率 /%	24.7	23.0	21.1	23.3	25.1	26.7	25.2	26.6	27.9

2. **变化趋势**　比较 2013 年和 2018 年两次调查结果，15 岁及以上调查人口吸烟率有所下降，从

2013 年的 25.6% 下降到 2018 年的 24.7%，下降 0.9 个百分点，其中，城市吸烟率下降 1.3 个百分点，农村下降 0.3 个百分点（图 5-3-2）。

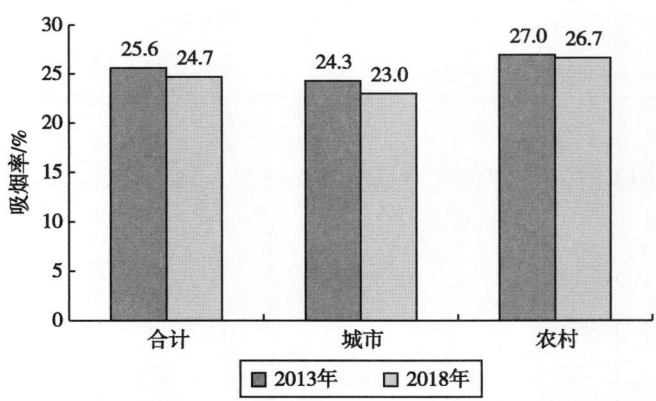

图 5-3-2 不同年份 15 岁及以上调查人口自报吸烟率

3. **性别、年龄别比较** 男性吸烟率（48.7%）高于女性（2.0%），无论城乡，男性吸烟率均远高于女性；从年龄分布看，45～54 岁年龄组吸烟率最高，为 28.4%，15～34 岁年龄组吸烟率最低，为 19.5%（表 5-3-11）。

表 5-3-11 调查地区 15 岁及以上人口性别、年龄别自报吸烟率 单位：%

年龄/岁	合计			男性			女性		
	小计	城市	农村	小计	城市	农村	小计	城市	农村
15～34	19.5	18.8	20.5	39.8	38.4	41.5	0.6	0.7	0.3
35～44	26.6	24.6	29.2	53.8	50.5	58.0	1.2	1.0	1.4
45～54	28.4	27.2	29.5	56.9	55.4	58.3	1.8	1.7	2.0
55～64	28.2	27.1	29.5	54.5	53.5	55.4	2.9	2.5	3.5
≥65	21.1	18.2	24.5	39.6	34.8	45.1	3.2	2.7	3.9
合计	24.7	23.0	26.7	48.7	46.1	51.7	2.0	1.8	2.3

（二）开始吸烟年龄

1. **整体情况** 本次调查 15 岁及以上人口开始吸烟年龄为 21.1 岁（城市 20.8 岁，农村 21.4 岁），城市 15 岁及以上人口开始吸烟年龄低于农村。其中，西部城市调查对象开始吸烟时年龄最小，为 20.2 岁，东部农村最大，为 21.8 岁（表 5-3-12）。

表 5-3-12　调查地区 15 岁及以上人口开始吸烟年龄

指标	合计	城市				农村			
		小计	东部	中部	西部	小计	东部	中部	西部
吸烟人口数 / 人	52 453	26 108	9 545	7 969	8 594	26 345	7 186	8 912	10 247
开始吸烟年龄 / 岁	21.1	20.8	21.0	21.2	20.2	21.4	21.8	21.2	21.3

2. 变化趋势　比较 2013 和 2018 年两次调查结果，15 岁及以上吸烟人口开始吸烟的平均年龄提前 0.3 岁（图 5-3-3）。

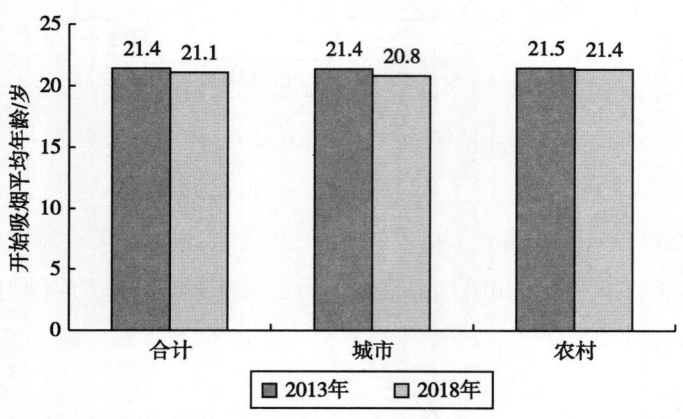

图 5-3-3　不同年份 15 岁及以上吸烟人口开始吸烟的平均年龄

3. 性别、年龄别比较　男性和女性开始吸烟的平均年龄分别为 20.8 岁和 27.3 岁，无论城乡，男性开始吸烟年龄均小于女性；从年龄分布上看，15～34 岁年龄组的男性调查对象开始吸烟的平均年龄为 19.2 岁，女性为 20.3 岁；65 岁及以上年龄组的男性为 22.4 岁，女性为 28.4 岁（表 5-3-13）。

表 5-3-13　调查地区 15 岁及以上吸烟人口性别、年龄别开始吸烟的平均年龄　　　　单位：岁

年龄 / 岁	合计			男性			女性		
	小计	城市	农村	小计	城市	农村	小计	城市	农村
15～34	19.2	19.2	19.2	19.2	19.2	19.2	20.3	20.4	20.2
35～44	20.5	20.5	20.6	20.4	20.4	20.5	23.7	23.7	23.7
45～54	21.0	20.7	21.2	20.7	20.4	21.0	27.3	28.6	26.2
55～64	21.4	21.0	21.8	21.0	20.6	21.5	28.2	29.7	27.0
≥65	22.9	22.5	23.2	22.4	22.0	22.7	28.4	27.6	29.1
合计	21.1	20.8	21.4	20.8	20.5	21.1	27.3	27.4	27.1

（三）日均吸烟量

1. **整体情况**　吸烟人口的日均吸烟量为 16.7 支，城市（16.1 支）低于农村（17.3 支），东部农村调查对象日均吸烟量最高，为 18.2 支，中部和西部城市最低，均为 15.9 支（表 5-3-14）。

表 5-3-14　调查地区 15 岁及以上人口日均吸烟量

指标	合计	城市				农村			
		小计	东部	中部	西部	小计	东部	中部	西部
吸烟人口数 / 人	52 453	26 108	9 545	7 969	8 594	26 345	7 186	8 912	10 247
日均吸烟量 / 支	16.7	16.1	16.4	15.9	15.9	17.3	18.2	17.7	16.3

2. **变化趋势**　比较两次调查结果，15 岁及以上吸烟人口的日均吸烟量稍有减少，从 2013 年的 17.0 支下降到 2018 年的 16.7 支（表 5-3-15）。

表 5-3-15　不同年份 15 岁及以上吸烟人口日均吸烟量　　　　　　　　　单位：支

调查年份	合计	城市				农村			
		小计	东部	中部	西部	小计	东部	中部	西部
2018 年	16.7	16.1	16.4	15.9	15.9	17.3	18.2	17.7	16.3
2013 年	17.0	15.8	15.7	16.0	15.7	18.1	18.8	18.5	16.9

3. **性别、年龄别比较**　15 岁及以上吸烟人口中，男性调查对象日均吸烟量（16.9 支）高于女性（12.0 支），无论是城市还是农村，男性日均吸烟量均高于女性；从年龄分布看，男性 45～54 岁年龄组日均吸烟最高，为 18.5 支，女性 55～64 岁年龄组日均吸烟最高，为 13.7 支（表 5-3-16）。

表 5-3-16　调查地区 15 岁及以上吸烟者性别、年龄别日均吸烟量　　　　　单位：支

年龄 / 岁	合计			男性			女性		
	小计	城市	农村	小计	城市	农村	小计	城市	农村
15～34	13.8	13.2	14.4	13.9	13.3	14.5	7.9	7.6	8.8
35～44	16.2	15.5	17.0	16.3	15.5	17.2	11.3	12.7	10.1
45～54	18.3	17.5	19.0	18.5	17.7	19.2	12.1	11.7	12.5
55～64	18.1	17.6	18.6	18.3	17.8	18.9	13.7	13.8	13.6
≥ 65	15.6	15.4	15.8	16.0	15.7	16.2	11.4	11.3	11.5
合计	16.7	16.1	17.3	16.9	16.3	17.5	12.0	11.9	12.2

（四）戒烟情况

1. **整体情况**　15 岁及以上吸烟人口的戒烟率为 12.1%，城市地区（13.1%）高于农村地区（11.1%），东部城市地区戒烟率最高，为 15.5%，中部农村地区最低，为 9.8%（表 5-3-17）。

表 5-3-17 调查地区 15 岁及以上吸烟人口戒烟率

指标	合计	城市				农村			
		小计	东部	中部	西部	小计	东部	中部	西部
吸烟人口数 / 人	52 453	26 108	9 545	7 969	8 594	26 345	7 186	8 912	10 247
戒烟人数 / 人	7 214	3 935	1 756	880	1 299	3 279	1 137	968	1 174
戒烟率 /%	12.1	13.1	15.5	9.9	13.1	11.1	13.7	9.8	10.3

2. **性别、年龄别比较** 15 岁及以上戒烟人口中，城市调查对象戒烟率（13.1%）高于农村（11.1%）；男性调查对象戒烟率（12.1%）高于女性（11.1%），无论城乡，男性调查对象戒烟率均高于女性；从年龄分布上看，随着年龄的增长，调查对象的戒烟率也随之增高（表 5-3-18）。

表 5-3-18 调查地区 15 岁及以上人口性别、年龄别戒烟率分布 单位：%

年龄 / 岁	合计			男性			女性		
	小计	城市	农村	小计	城市	农村	小计	城市	农村
15 ~ 34	3.1	3.4	2.9	3.0	3.1	2.9	11.2	14.6	0.0
35 ~ 44	4.8	5.3	4.2	4.8	5.3	4.2	4.0	6.1	2.0
45 ~ 54	7.9	8.1	7.8	8.0	8.3	7.8	4.7	3.6	5.6
55 ~ 64	13.9	14.2	13.5	14.1	14.4	13.9	8.8	10.0	7.9
≥ 65	25.3	29.3	21.4	25.9	29.9	21.9	17.5	20.3	15.0
合计	12.1	13.1	11.1	12.1	13.1	11.1	11.1	12.8	9.5

五、饮酒

（一）饮酒率

1. **整体情况** 调查地区 15 岁及以上人口饮酒率为 27.6%（城市 27.5%，农村 27.6%），东部农村最高，为 29.9%，西部农村最低，为 26.2%（表 5-3-19）。

表 5-3-19 调查地区 15 岁及以上人口饮酒情况

指标	合计	城市				农村			
		小计	东部	中部	西部	小计	东部	中部	西部
调查人口数 / 人	212 318	113 519	45 155	34 167	34 197	98 799	28 533	33 523	36 743
饮酒人口数 / 人	58 546	31 304	12 478	9 205	9 621	27 242	8 532	9 081	9 629
饮酒率 /%	27.6	27.5	27.6	27.0	28.1	27.6	29.9	27.1	26.2

2. 性别、年龄别比较　15 岁及以上调查人口中，男性调查对象饮酒率（49.5%）高于女性（6.8%），无论是城市地区还是农村地区，男性调查对象饮酒率均远高于女性；从年龄分布看，45 ~ 54 岁年龄组调查对象饮酒率最高，为 31.0%，15 ~ 34 岁年龄组最低，为 21.6%（表 5-3-20）。

表 5-3-20　调查地区 15 岁及以上人口性别、年龄别饮酒率　　　　　　　　单位: %

年龄 / 岁	合计			男性			女性		
	小计	城市	农村	小计	城市	农村	小计	城市	农村
15 ~ 34	21.6	22.2	20.9	39.3	40.1	38.4	5.1	5.7	4.2
35 ~ 44	30.6	30.5	30.7	55.3	55.3	55.4	7.4	7.8	6.9
45 ~ 54	31.0	31.4	30.6	56.5	57.2	55.9	7.3	8.0	6.5
55 ~ 64	30.3	30.4	30.1	54.2	55.5	52.9	7.2	7.2	7.2
≥ 65	24.8	24.3	25.5	43.0	42.9	43.2	7.3	7.0	7.7
合计	27.6	27.5	27.6	49.5	49.8	49.2	6.8	7.1	6.5

（二）醉酒次数

调查 30 天内喝过酒的 15 岁及以上人口中，有 10.2% 的 30 天内喝醉过，其中 4.9% 的喝醉过 1 次，2.5% 的喝醉过 2 次，1.3% 的喝醉过 3 次，1.5% 的喝醉过 4 次及以上（表 5-3-21）。

表 5-3-21　调查地区 15 岁及以上饮酒人口 30 天内的醉酒次数构成　　　　单位: %

醉酒次数	合计	城市				农村			
		小计	东部	中部	西部	小计	东部	中部	西部
0 次	89.8	90.2	92.5	89.3	87.9	89.3	91.8	90.4	85.5
1 次	4.9	4.8	4.0	4.8	5.9	4.9	3.8	4.1	6.8
2 次	2.5	2.5	1.7	2.9	3.0	2.6	2.0	2.6	3.1
3 次	1.3	1.2	0.8	1.5	1.4	1.5	1.1	1.2	2.1
4 次	0.3	0.2	0.1	0.2	0.4	0.3	0.3	0.3	0.4
5 次	0.4	0.4	0.4	0.4	0.5	0.4	0.3	0.5	0.6
6 ~ 10 次	0.5	0.4	0.3	0.5	0.6	0.6	0.4	0.6	0.9
> 10 次	0.3	0.3	0.3	0.4	0.3	0.4	0.3	0.3	0.6

分年龄看，随着年龄的增加，30 天内醉酒 1 次和 2 次的比例逐渐降低，醉酒 3 次及以上的比例 35 ~ 44 岁组最高，45 岁以后逐渐降低。城乡趋势均是如此（表 5-3-22）。

表 5-3-22　调查地区 15 岁及以上饮酒人口年龄别 30 天内的醉酒次数构成　　　　单位：%

年龄/岁	合计				城市				农村			
	0次	1次	2次	≥3次	0次	1次	2次	≥3次	0次	1次	2次	≥3次
15~34	85.0	7.9	3.6	3.5	84.9	7.9	3.7	3.5	85.0	7.8	3.6	3.6
35~44	85.1	7.4	3.7	3.8	85.1	7.9	3.7	3.4	85.2	6.7	3.8	4.4
45~54	88.4	5.2	3.0	3.5	88.9	4.8	3.0	3.3	87.9	5.5	3.0	3.6
55~64	92.3	3.6	1.8	2.3	93.2	3.3	1.6	1.9	91.4	4.0	2.0	2.7
≥65	96.0	1.6	0.9	1.4	97.1	1.4	0.7	0.8	94.8	1.9	1.0	2.2

六、超重和肥胖

根据调查 18 岁及以上人口自报身高和体重计算出身体质量指数（BMI），简称体质指数或体重指数。本次将调查人口分为低体重（BMI < 18.5kg/m²）、正常体重（18.5kg/m² ≤ BMI < 24kg/m²）、超重（24kg/m² ≤ BMI < 28kg/m²）、肥胖（BMI ≥ 28kg/m²）四组。

（一）整体情况

调查地区 18 岁及以上人口总数 207 073 人，其中男性 100 404 人，女性 106 669 人，BMI 正常人口 113 343 人，BMI 正常人口占 54.8%，其中，城市和农村 BMI 正常人口分别占比为 54.1% 和 55.4%，西部农村 BMI 正常人口占比最高，为 57.3%，东部农村最低，为 53.1%；超重人口占比为 28.9%，其中，城市和农村分别为 30.2% 和 27.5%；此外，肥胖人口占比 8.4%（表 5-3-23）。

表 5-3-23　调查地区 18 岁及以上人口按体质指数分组的构成　　　　单位：%

BMI/（kg/m²）	合计	城市				农村			
		小计	东部	中部	西部	小计	东部	中部	西部
<18.5（低体重）	7.9	6.9	6.5	6.3	8.2	9.0	7.2	9.0	10.3
18.5~（正常体重）	54.8	54.1	53.3	54.3	54.9	55.4	53.1	55.6	57.3
24~（超重）	28.9	30.2	30.8	30.8	28.8	27.5	30.6	27.4	25.1
≥28（肥胖）	8.4	8.8	9.4	8.6	8.1	8.1	9.1	8.0	7.3

（二）超重肥胖的情况

1. **整体情况**　调查地区 18 岁及以上超重肥胖人口占比为 37.4%，东部城市最高，为 40.2%，西部农村最低，为 32.4%（表 5-3-24）。

表 5-3-24　调查地区 18 岁及以上人口超重肥胖率　　　　　　　　　　　单位：%

指标	合计	城市				农村			
		小计	东部	中部	西部	小计	东部	中部	西部
超重肥胖率	37.4	39.0	40.2	39.4	36.9	35.5	39.7	35.4	32.4

2.　**变化趋势**　对比 2013 和 2018 年调查结果，18 岁及以上超重肥胖人口增加明显，从 2013 年 30.2% 上升到 2018 年 37.4%，城市和农村均有所增加（图 5-3-4）。

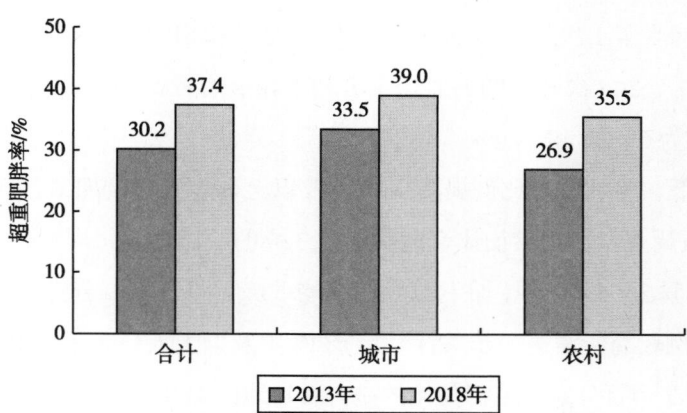

图 5-3-4　不同年份 18 岁及以上调查人口超重肥胖率

3.　**性别、年龄别比较**　调查 18 岁及以上人口中，男性超重肥胖的人口占比（40.4%）高于女性（34.6%），无论城乡，男性均高于女性；从年龄分布上看，15～34 岁年龄组超重肥胖的人口占比最低，为 28.4%，45～54 岁年龄组最高，为 43.1%（表 5-3-25）。

表 5-3-25　调查地区 18 岁及以上人口性别、年龄别超重肥胖占比　　　　　　单位：%

年龄/岁	合计			城市			农村		
	小计	男性	女性	小计	男性	女性	小计	男性	女性
15～34	28.4	36.9	20.6	28.3	38.6	19.1	28.5	34.8	22.6
35～44	39.6	47.7	32.0	38.9	49.5	29.2	40.6	45.5	35.9
45～54	43.1	45.7	40.8	43.9	48.4	39.8	42.4	43.1	41.8
55～64	40.8	40.3	41.2	43.9	44.8	43.1	37.3	35.6	39.1
≥65	33.7	32.7	34.7	38.6	38.3	38.9	27.9	26.3	29.6
合计	37.4	40.4	34.6	39.0	43.7	34.6	35.5	36.6	34.5

第四节　小结

1. 居民自报高血压、糖尿病的患病率上升明显，城乡居民患病率差异缩小。随高危人群筛查、健康体检等工作的推进，15 岁及以上人口经医生明确诊断的高血压和糖尿病患病率分别达到 18.1% 和 5.3%，均比 2013 年有明显提高；农村居民增长幅度高于城市，城乡居民患病率的差异逐步缩小，尤其是高血压患病率。

2. 重点慢性病管理有所规范，管理质量仍需进一步加强。73.8% 的高血压患者和 70.4% 的糖尿病患者在 12 个月内至少接受了 1 次随访，74.5% 的高血压患者和 81.8% 的糖尿病患者按照医嘱规范服用药物。12 个月内接受过至少 4 次随访的高血压患者和糖尿病患者比例分别为 55.3% 和 51.4%；血压正常率和血糖正常率分别为 59.3% 和 39.4%。

3. 吸烟率有所降低，参加锻炼比例提高。15 岁及以上调查人口吸烟率、日均吸烟量均比 2013 年有所下降；近一半的被调查者每周参加体育锻炼，近 3 成的被调查者每周锻炼 6 次及以上，被调查的城市锻炼者平均锻炼时间为 54.9 分钟，农村锻炼者平均锻炼时间为 43.9 分钟。

4. 超重、肥胖比例较高，需进一步关注。调查 18 岁及以上人口超重肥胖人口占比为 37.4%，比 2013 年的 30.2% 提高 7.2 个百分点，值得关注的是，农村地区 18 岁及以上人口超重肥胖人口占比增幅较大，比 2013 年增加 8.6 个百分点。

第六章

居民满意度

本章关注居民对调查前两周内就诊和调查前一年住院的患者对服务利用过程的感受，涉及指标包括候诊时间、就医机构环境、对医护人员的满意度、对医疗费用的评价、总体满意度及不满意的原因。

第一节　门诊服务满意度

调查对象为调查前两周内到医疗机构就诊的患者，本次调查共有 43 375 例两周就诊者回答了这些问题，其中城市有 22 098 例，农村有 21 277 例。

一、对就诊机构的满意度

（一）候诊时间评价

被调查者认为候诊时间短的比例为 63.8%（城市 57.5%，农村 70.3%）；认为候诊时间长的门诊患者的比例为 8.1%（城市 9.5%，农村 6.6%）。与 2013 年相比，本次调查认为候诊时间短的比例提高 0.2 个百分点（表 6-1-1）。

（二）就诊机构环境评价

认为就诊机构环境好的患者比例为 68.9%（城市 65.8%，农村 72.0%）；有 1.0%（城市 1.3%，农村 0.7%）的门诊患者认为就诊机构环境差，城市高于农村。与 2013 年相比，认为就诊机构环境好的比例提高 3.3 个百分点，农村地区增幅略高于城市（表 6-1-2）。

表 6-1-1　不同年份门诊患者对候诊时间的评价　　　　　　　　　　　单位：%

年份	评价	合计	城市				农村			
			小计	东部	中部	西部	小计	东部	中部	西部
2018 年	短	63.8	57.5	55.0	57.5	60.9	70.3	69.8	71.6	69.5
	一般	28.1	33.0	35.9	34.2	28.1	23.1	24.1	23.1	22.5
	长	8.1	9.5	9.1	8.3	11.0	6.6	6.1	5.3	8.0
2013 年	短	63.6	56.4	53.1	59.6	57.8	70.7	70.0	75.3	67.3
	一般	28.4	32.7	34.3	31.9	31.4	24.1	24.9	20.4	26.7
	长	8.1	11.0	12.6	8.5	10.8	5.2	5.2	4.3	6.1

表 6-1-2　不同年份调查门诊患者对就诊机构环境的评价　　　　　　单位：%

年份	评价	合计	城市				农村			
			小计	东部	中部	西部	小计	东部	中部	西部
2018 年	好	68.9	65.8	66.9	64.2	65.5	72.0	71.6	70.3	74.0
	一般	30.1	32.9	32.1	34.2	33.1	27.3	27.8	28.9	25.1
	差	1.0	1.3	1.0	1.6	1.4	0.7	0.6	0.8	0.9
2013 年	好	65.6	63.2	66.0	63.3	59.9	67.9	68.7	70.1	64.9
	一般	33.2	35.3	32.4	35.9	38.1	31.1	30.5	28.9	33.8
	差	1.3	1.5	1.6	0.8	2.0	1.0	0.7	1.0	1.3

二、对医护人员的满意度

认为医护人员态度好的患者比例为 85.2%（城市 83.0%，农村 87.4%）；有 0.6%（城市 0.6%，农村 0.5%）的患者认为医护人员态度差。与 2013 年相比，本次调查门诊患者认为医护人员服务态度好的比例提高 5.2 个百分点（表 6-1-3）。

表 6-1-3　不同年份调查门诊患者对医护人员的态度评价　　　　　　单位：%

年份	评价	合计	城市				农村			
			小计	东部	中部	西部	小计	东部	中部	西部
2018 年	好	85.2	83.0	83.5	81.1	83.7	87.4	89.2	85.7	87.4
	一般	14.2	16.4	16.0	18.2	15.5	12.1	10.6	13.8	11.9
	差	0.6	0.6	0.5	0.7	0.8	0.5	0.2	0.5	0.7
2013 年	好	80.0	78.4	80.6	79.2	75.3	81.6	81.1	83.9	80.0
	一般	19.4	20.8	18.4	20.4	23.8	17.9	18.7	15.5	19.2
	差	0.6	0.8	0.9	0.4	0.9	0.5	0.2	0.6	0.8

三、对就诊费用的评价

认为就诊费用不贵的患者比例为 39.3%（城市 35.2%，农村 43.6%）；有 21.8%（城市 25.2%，农村 18.3%）的门诊患者认为就诊费用贵。与 2013 年相比，本次调查门诊患者认为就诊费用不贵的比例提高 5.8 个百分点（表 6-1-4）。

表 6-1-4　不同年份门诊患者对就诊费用的评价　　　　　　　　　　　单位：%

年份	评价	合计	城市				农村			
			小计	东部	中部	西部	小计	东部	中部	西部
	不贵	39.3	35.2	36.7	31.5	35.9	43.6	44.9	44.4	42.0
2018 年	一般	38.9	39.6	40.2	41.1	37.6	38.1	38.8	38.3	37.3
	贵	21.8	25.2	23.1	27.4	26.5	18.3	16.3	17.3	20.7
	不贵	33.5	26.7	26.4	26.9	27.0	40.2	39.1	41.9	40.0
2013 年	一般	45.3	46.4	49.3	44.8	44.2	44.2	45.3	44.7	42.4
	贵	21.2	26.8	24.3	28.3	28.7	15.6	15.7	13.4	17.6

四、总体满意度及不满意的原因

（一）总体满意度

调查门诊患者对就诊的总体满意度为 80.0%（城市 76.7%，农村 83.5%），农村比城市高 6.8 个百分点；分地区看，城市和农村的东、西部地区的满意度均高于中部地区；有 1.8% 的受访者表示对就诊不满意（城市 2.1%，农村 1.4%）。本次调查门诊患者对就诊总体情况的满意度较 2013 年提高 3.5 个百分点（表 6-1-5）。

表 6-1-5　不同年份门诊患者就诊总体满意度　　　　　　　　　　　单位：%

年份	评价	合计	城市				农村			
			小计	东部	中部	西部	小计	东部	中部	西部
	满意	80.0	76.7	78.0	72.8	77.7	83.5	85.3	81.6	83.7
2018 年	一般	18.2	21.2	20.3	24.5	19.9	15.1	13.6	16.9	14.6
	不满意	1.8	2.1	1.7	2.7	2.4	1.4	1.1	1.5	1.7
	满意	76.5	73.3	76.2	73.2	70.2	79.7	77.7	80.5	81.3
2013 年	一般	21.6	24.4	21.9	24.3	27.2	18.9	21.0	17.8	17.2
	不满意	1.9	2.3	2.0	2.5	2.6	1.5	1.3	1.7	1.5

（二）不满意的原因

门诊患者不满意的原因前三位分别为医疗费用高（39.5%）、技术水平低（24.6%）、服务态度差（12.6%），前三位排序与2013年一致，其中技术水平低的占比提高8.5个百分点。分城乡看，城市患者认为医疗费用高的比例（42.9%）高于农村（34.2%）；农村患者认为技术水平低的比例（28.1%）高于城市（22.3%）；城市患者中认为服务态度差的比例（13.1%）高于农村（11.9%）（表6-1-6）。

表6-1-6　门诊患者对就诊总体情况不满意的原因构成　　　　　　　　　单位：%

最不满意方面	合计		城市		农村	
	2018年	2013年	2018年	2013年	2018年	2013年
医疗费用高	39.5	40.0	42.9	39.6	34.2	40.7
技术水平低	24.6	16.1	22.3	16.5	28.1	15.4
服务态度差	12.6	13.8	13.1	14.7	11.9	12.3
提供不必要服务	3.9	5.7	4.6	7.3	2.9	3.1
环境条件差	3.6	3.4	3.2	1.8	4.2	6.2
药品种类少	2.2	2.3	2.7	2.9	1.3	1.2
等候时间长	1.9	1.4	1.3	0.7	2.9	2.5
设备环境差	1.5	3.9	1.5	4.8	1.6	2.5
手续繁琐	0.8	1.4	0.2	1.1	1.6	1.9
其他	9.4	12.0	8.2	10.6	11.3	14.2

第二节　住院服务满意度

调查对象为调查家庭中前一年内到医疗机构住院的患者，本次共调查住院患者35 223例，其中城市17 246例，农村17 977例。

一、对住院机构的满意度

被调查者认为住院病房环境好的比例为69.6%（城市65.9%，农村73.1%）；认为住院病房环境差的患者比例为2.5%（城市3.3%，农村1.8%）。与2013年相比，本次调查住院患者认为病房环境好的比例提高3.1个百分点（表6-2-1）。

表 6-2-1　不同年份调查住院患者对病房环境的评价　　　　　　　　　　　　　　　单位：%

年份	评价	合计	城市				农村			
			小计	东部	中部	西部	小计	东部	中部	西部
2018 年	好	69.6	65.9	67.3	65.4	65.1	73.1	73.1	69.6	76.5
	一般	27.9	30.8	29.8	31.2	31.4	25.1	25.1	28.4	21.8
	差	2.5	3.3	2.9	3.4	3.5	1.8	1.8	2.0	1.7
2013 年	好	66.5	62.4	64.7	61.8	61.3	70.3	70.1	65.6	75.0
	一般	30.3	33.7	31.3	34.5	34.9	27.0	27.5	30.7	23.0
	差	3.3	3.8	4.0	3.7	3.9	2.7	2.4	3.7	1.9

二、对医护人员的满意度

（一）住院患者对医护人员态度评价

住院患者认为医护人员态度好的比例为 82.9%（城市 81.5%，农村 84.3%）；分地区来看，农村的东、中、西部的住院患者认为医护人员态度好的比例分别高于城市的东、中、西部。认为医护人员态度差的比例为 1.4%（城市 1.6%，农村 1.2%）。与 2013 年相比，本次调查住院患者认为医护人员态度好的比例提高 3.6 个百分点（表 6-2-2）。

表 6-2-2　不同年份住院患者对医护人员态度的评价　　　　　　　　　　　　　　　单位：%

年份	评价	合计	城市				农村			
			小计	东部	中部	西部	小计	东部	中部	西部
2018 年	好	82.9	81.5	82.6	81.5	80.6	84.3	85.2	82.6	85.3
	一般	15.7	16.9	16.1	16.8	17.6	14.5	13.9	16.3	13.2
	差	1.4	1.6	1.3	1.7	1.8	1.2	0.9	1.1	1.5
2013 年	好	79.3	77.0	80.9	75.2	75.6	81.6	81.8	79.4	83.7
	一般	19.2	21.2	17.3	23.5	22.2	17.3	17.6	19.1	15.3
	差	1.4	1.8	1.8	1.3	2.2	1.1	0.6	1.5	1.1

（二）住院患者对医护人员解释治疗方案清晰程度的评价

认为医护人员解释治疗方案清晰程度好的患者占 81.9%（城市 80.5%，农村 83.2%）；认为医护人员解释治疗方案清晰程度差的患者占 1.9%（城市 2.2%，农村 1.6%）。与 2013 年相比，本次调查住院患者认为医护人员解释治疗方案清晰程度好的比例提高 3.0 个百分点（表 6-2-3）。

表 6-2-3　不同年份住院患者对医护人员解释治疗方案清晰程度的评价　　　　　　　单位：%

年份	评价	合计	城市				农村			
			小计	东部	中部	西部	小计	东部	中部	西部
2018 年	好	81.9	80.5	81.1	80.3	80.0	83.2	85.1	81.4	83.9
	一般	16.2	17.3	17.0	17.3	17.8	15.2	13.6	17.0	14.4
	差	1.9	2.2	1.9	2.4	2.2	1.6	1.3	1.6	1.7
2013 年	好	78.9	76.1	79.6	74.7	74.7	81.6	80.8	80.1	83.6
	一般	19.6	21.8	18.1	23.2	23.4	17.4	18.3	18.7	15.5
	差	1.5	2.1	2.3	2.1	2.0	1.0	0.9	1.2	0.9

（三）住院患者对医护人员倾听病情诉说认真程度评价

认为医护人员倾听患者述说病情认真程度好的患者比例为 83.8%（城市 82.7%，农村 84.9%）；认为医护人员倾听患者诉说病情认真程度差的患者比例有 1.2%（城市 1.4%，农村 1.0%）。与 2013 年相比，本次调查住院患者认为医护人员倾听病情诉说认真程度好的比例提高 3.3 个百分点（表 6-2-4）。

表 6-2-4　不同年份住院患者对医护人员倾听病情诉说认真程度的评价　　　　　　　单位：%

年份	评价	合计	城市				农村			
			小计	东部	中部	西部	小计	东部	中部	西部
2018 年	好	83.8	82.7	83.3	82.3	82.4	84.9	86.2	83.3	85.8
	一般	15.0	15.9	15.4	16.1	16.3	14.1	13.1	15.8	13.0
	差	1.2	1.4	1.3	1.6	1.3	1.0	0.7	0.9	1.2
2013 年	好	80.5	78.1	81.2	77.0	76.7	82.7	82.5	80.9	84.7
	一般	18.5	20.5	17.1	21.6	22.0	16.6	16.9	18.2	14.9
	差	1.0	1.5	1.7	1.4	1.3	0.6	0.6	0.9	0.4

三、对住院花费的看法

被调查者认为住院费用不贵的比例为 28.5%（城市 20.8%，农村 35.9%）；有 33.8% 的受访者认为住院费用贵（城市 41.3%，农村 26.7%）。与 2013 年相比，本次调查住院患者认为住院费用不贵的比例提高 5.6 个百分点（表 6-2-5）。

表 6-2-5　不同年份调查住院患者对住院花费的评价　　　　　　　　　　　　单位：%

年份	评价	合计	城市				农村			
			小计	东部	中部	西部	小计	东部	中部	西部
2018 年	不贵	28.5	20.8	19.1	19.1	23.8	35.9	27.4	36.7	39.8
	一般	37.7	37.9	42.7	36.5	34.6	37.4	42.8	37.6	34.4
	贵	33.8	41.3	38.2	44.4	41.6	26.7	29.8	25.7	25.8
2013 年	不贵	22.9	15.8	13.5	13.5	19.5	29.8	24.4	30.6	33.1
	一般	41.1	38.7	42.7	36.7	37.4	43.4	46.3	41.4	43.1
	贵	36.0	45.5	43.8	49.8	43.1	26.9	29.3	28.1	23.8

四、总体满意度及不满意的原因

（一）总体满意度

住院患者总体满意率为 75.0%（城市 70.3%，农村 79.4%）；只有 3.1% 的住院患者表示不满意（城市 4.0%，农村 2.4%）。与 2013 年相比，本次调查住院患者对住院总体情况的满意度提高 7.8 个百分点（表 6-2-6）。

表 6-2-6　不同年份住院患者的住院总体满意度　　　　　　　　　　　　　　单位：%

年份	评价	合计	城市				农村			
			小计	东部	中部	西部	小计	东部	中部	西部
2018 年	满意	75.0	70.3	72.7	66.7	71.2	79.4	77.7	78.5	81.2
	一般	21.9	25.7	24.2	28.9	24.4	18.2	20.0	19.4	16.2
	不满意	3.1	4.0	3.1	4.4	4.4	2.4	2.3	2.1	2.6
2013 年	满意	67.2	62.3	64.7	58.6	63.6	71.9	69.8	69.2	76.1
	一般	28.4	32.0	30.5	35.0	30.8	24.8	27.2	26.8	21.2
	不满意	4.4	5.6	4.7	6.4	5.6	3.3	3.0	4.0	2.7

（二）不满意的原因

住院患者不满意的原因排前三位的分别为医疗费用高（33.2%），技术水平低（28.5%），服务态度差（18.3%）。本次调查住院患者对住院总体情况不满意的前三位原因与 2013 年相同，其中医疗费用高的占比降低 7.0 个百分点。城市的住院患者认为医疗费用高的比例高于农村，农村的住院患者认为技术水平低、服务态度差的比例高于城市（表 6-2-7）。

表 6-2-7　住院患者对住院总体情况不满意的原因构成　　　　　　　　　　单位：%

最不满意方面	合计		城市		农村	
	2018 年	2013 年	2018 年	2013 年	2018 年	2013 年
医疗费用高	33.2	40.2	36.4	42.3	28.0	33.2
技术水平低	28.5	16.1	26.9	14.9	31.1	28.5
服务态度差	18.3	14.8	16.7	13.8	20.8	18.3
提供不必要服务	4.4	4.9	5.5	5.9	2.6	4.4
环境条件差	3.4	3.2	3.2	2.1	3.7	3.4
药品种类少	1.6	2.3	1.2	1.7	2.3	1.6
等候时间长	1.6	1.1	1.0	1.5	2.6	1.6
设备环境差	1.2	3.5	1.2	2.9	1.2	1.2
手续繁琐	1.1	1.3	1.5	1.2	0.5	1.1
其他	6.7	12.5	6.4	13.7	7.2	6.7

第三节　小结

1. 居民认为本次门诊或住院花费不贵的比例有所增加，城市居民认为门诊不贵的比例增幅较大，农村居民认为住院费用不贵的比例增长较多。39.3% 的门诊患者认为就诊花费不贵，比 2013 年提高 5.8 个百分点，城市居民提高 8.5 个百分点；28.5% 的住院患者认为住院花费不贵，比 2013 年提高 5.6 个百分点，农村居民提高 6.1 个百分点。

2. 居民对就医或住院过程的评价较 2013 年调查有所提升。68.9% 的门诊患者认为就诊环境较好、85.2% 的门诊患者认为医务人员态度较好，分别比 2013 年提高 3.3 和 5.2 个百分点；69.6% 的住院患者认为病房环境较好、82.9% 的住院患者认为医护人员态度较好，分别比 2013 年提高 3.1 和 3.6 个百分点。

3. 患者对门诊和住院的总体满意度提高。80% 的门诊患者和 75% 的住院患者对本次就诊（住院）表示满意，分别比 2013 年提高 3.5 和 7.8 个百分点。对门诊和住院不满意的主要原因是医疗费用、技术水平和服务态度，值得关注的是技术水平低已经成为农村居民对住院服务不满意的首要原因。

第七章
儿童青少年健康

本章关注 0～18 岁的儿童青少年健康状况。重点描述了儿童喂养情况、健康行为、健康问题、预防接种情况和两周患病情况，以及 10～18 岁的青少年健康行为、健康问题和两周患病情况等。

第一节　儿童青少年健康

儿童青少年是指 0～18 岁的人群。儿童期包含了从出生婴儿到青春期发育前的整个阶段，该时期的身体发育、心理发展等各方面都发生了巨大改变。在本次调查中，这一阶段主要通过喂养情况、健康行为、健康问题、预防接种情况和两周患病等来反映。青少年是指年龄处于 10～18 岁的人群，正处于青春期发育的关键时期，其健康水平与成年后的健康水平和疾病风险密切相关，是人在整个生命历程中尤为重要的发展阶段。这一阶段本次调查主要通过健康行为、健康问题和两周患病情况等来反映。

一、基本情况

本次共调查 18 岁及以下儿童青少年 50 515 人，城市和农村调查人口分别为 23 689 人和 26 826 人。18 岁及以下的被调查者中，男性共 26 765 人，占 53.0%，女性共 23 750 人，占 47.0%，各年龄组的性别差异较小（表 7-1-1、表 7-1-2）。

二、喂养情况

（一）开奶时间

本次调查 5 岁以下儿童中，有 28.7% 在出生后 0.5 小时内开奶，城市高于农村。16.3% 在出生后 0.5～1 小时内开奶。24 小时以后开奶的占 30.1%，农村高于城市，中部农村最高，达到 39.5%。世界卫生组织建议母亲在分娩后的头 1 个小时内启动母乳喂养，早接触、早吸吮、早开奶，按需哺乳。本次调查出生后 1 小时内的开奶率为 45.0%，城市高于农村，东部城市达到 51.6%，而中部农村为 35.7%（表 7-1-3）。

表 7-1-1　调查地区 0～18 岁儿童青少年分地区的性别、年龄别构成　　　　　　单位：%

分组	城乡合计	城市				农村			
		小计	东部	中部	西部	小计	东部	中部	西部
样本人口数/人	50 515	23 689	8 717	6 922	8 050	26 826	6 849	9 041	10 936
性别									
男	53.0	53.4	53.9	53.4	52.7	52.7	52.8	53.0	52.3
女	47.0	46.6	46.1	46.6	47.3	47.3	47.2	47.0	47.7
年龄/岁									
0～2	17.8	19.9	22.0	18.0	19.4	16.0	18.8	14.9	15.1
3～6	24.8	24.3	24.8	24.6	23.4	25.2	24.6	25.8	25.0
7～9	18.1	17.2	16.4	18.0	17.2	19.0	19.0	19.4	18.6
10～12	16.7	16.3	16.3	16.1	16.3	17.2	17.1	17.6	16.8
13～15	13.4	13.0	11.9	13.2	13.9	13.8	13.2	14.3	13.8
16～18	9.1	9.4	8.5	10.0	9.9	8.9	7.3	8.0	10.6

表 7-1-2　调查地区 0～18 岁儿童青少年的性别、年龄别构成　　　　　　单位：%

分组	合计		城市		农村	
	男性	女性	男性	女性	男性	女性
样本人口数/人	26 765	23 750	12 639	11 050	14 126	12 700
年龄/岁						
0～2	18.0	17.6	20.0	19.8	16.3	15.7
3～6	24.8	24.7	24.3	24.2	25.2	25.2
7～9	18.0	18.3	17.2	17.1	18.7	19.3
10～12	16.6	16.9	15.9	16.7	17.2	17.2
13～15	13.6	13.2	13.1	12.8	14.0	13.6
16～18	9.1	9.2	9.5	9.3	8.7	9.1

表 7-1-3　调查地区 5 岁以下儿童开奶时间构成和早开奶率　　　　　　单位：%

开奶	合计	城市				农村			
		小计	东部	中部	西部	小计	东部	中部	西部
开奶时间/小时									
＜0.5	28.7	33.1	35.0	31.6	32.1	24.2	20.0	22.3	28.7
0.5～	16.3	15.5	16.6	14.9	14.7	17.2	17.5	13.4	19.8
1～	24.9	24.3	25.1	24.7	22.9	25.4	28.4	24.8	23.8
＞24	30.1	27.1	23.3	28.8	30.3	33.2	34.1	39.5	27.7
早开奶率	45.0	48.6	51.6	46.5	46.7	41.4	37.5	35.7	48.5

（二）母乳喂养及辅食添加

调查地区 5 岁以下儿童的母乳喂养率为 89.2%，城市和农村分别为 90.5% 和 88.0%。6 个月以内儿童纯母乳喂养率为 47.5%，城市和农村分别为 49.3% 和 44.9%。6 个月以内儿童纯母乳喂养率城市高于农村，西部城市最高（52.0%），中部农村最低（41.5%）。

6~8 月龄儿童需要在母乳喂养的同时添加辅食。有 60.2% 的儿童在 6~8 月龄适时添加了辅食，城市高于农村，西部农村 6~8 月龄的辅食添加率较低，为 50.4%（表 7-1-4）。

表 7-1-4　调查地区 5 岁以下儿童喂养情况　　　　　　　　　单位：%

喂养	合计	城市				农村			
		小计	东部	中部	西部	小计	东部	中部	西部
母乳喂养率	89.2	90.5	91.5	87.6	91.7	88.0	91.1	82.6	90.1
6 个月内纯母乳喂养率	47.5	49.3	46.4	49.4	52.0	44.9	48.1	41.5	44.4
6~8 月龄辅食添加率	60.2	63.6	62.9	65.2	63.2	56.8	58.5	63.8	50.4

（三）断母乳时间

本次调查 5 岁以下儿童母乳喂养情况中，39.5% 的儿童在 6~11 个月断母乳，31.5% 的儿童在 12~17 个月断母乳，母乳喂养到两岁及以上的比例为 3.8%（表 7-1-5）。

表 7-1-5　调查地区 5 岁以下儿童断母乳时间构成　　　　　　　单位：%

断母乳时间 / 月	合计	城市				农村			
		小计	东部	中部	西部	小计	东部	中部	西部
0~	17.2	18.5	19.9	16.8	18.3	15.9	15.2	14.7	17.3
6~	39.5	41.2	37.9	36.2	48.8	38.0	37.2	38.6	38.1
12~	31.5	30.0	30.5	33.4	26.8	32.8	33.1	35.9	30.5
18~	8.0	7.2	8.1	10.1	4.1	8.7	9.7	6.7	9.6
≥ 24	3.8	3.1	3.6	3.5	2.0	4.6	4.8	4.1	4.5

三、预防接种情况

调查结果显示，5 岁以下儿童预防接种的建卡率呈上升趋势，2018 年城乡 5 岁以下儿童预防接种建卡率均在 99% 以上（表 7-1-6）。

表 7-1-6 不同年份调查的 5 岁以下儿童预防接种建卡率 单位: %

调查年份	合计	城市	农村
2018	99.3	99.2	99.4
2013	99.4	99.4	99.4
2008	97.9	98.4	97.8
2003	88.8	94.7	87.3
1998	92.8	97.3	91.8
1993	61.5	89.2	56.0

四、健康检查

18 岁及以下儿童青少年健康检查率为 54.8%。调查地区城市健康检查率为 57.5%,高于农村的 52.3%;东部和西部差别不大,并均高于中部。本次调查中儿童青少年的健康检查率随年龄增加而减少,其中 16~18 岁调查人口的健康检查率最低(41.7%),0~2 岁调查人口的健康检查率最高(76.5%)。

本次调查询问了 6 岁及以下儿童健康检查时是否检查过牙齿、视力和血红蛋白。调查发现,做过牙齿、视力和血红蛋白三项检查的比例为 53.6%,其中城市为 55.3%,农村为 51.8%,城市高于农村,城市东、中、西部间差异不明显,农村西部高于东、中部。三项检查中,血红蛋白检查的比例最高(83.6%),其次为牙齿检查(80.3%),视力检查的比例较低(65.2%)(表 7-1-7)。

表 7-1-7 调查地区 0~18 岁儿童青少年健康检查情况 单位: %

分组	城乡合计	城市				农村			
		小计	东部	中部	西部	小计	东部	中部	西部
健康检查率	54.8	57.5	62.3	47.8	60.7	52.3	56.8	44.1	56.3
年龄别健康检查率/岁									
0~2	76.5	81.1	83.5	76.0	82.3	71.3	72.4	61.1	78.8
3~6	66.5	69.2	72.1	63.5	71.0	64.1	62.5	53.1	74.5
7~9	44.0	44.1	50.3	33.3	47.4	43.8	48.4	37.3	46.6
10~12	43.1	45.5	51.3	33.1	49.7	41.0	50.9	35.3	39.7
13~15	42.4	43.7	47.0	31.3	50.7	41.4	50.2	36.4	40.4
16~18	41.7	41.7	44.6	30.2	49.0	41.7	45.0	33.0	45.6
体检内容(0~6岁)									
牙齿	80.3	80.5	82.5	78.7	79.5	80.1	78.5	77.7	82.5
视力	65.2	67.6	65.7	69.9	68.0	62.6	60.5	58.0	66.8
血红蛋白	83.6	84.0	86.9	81.2	82.6	83.1	83.8	83.6	82.4
牙齿+视力+血红蛋白	53.6	55.3	55.5	56.1	54.4	51.8	49.7	47.3	55.9

五、健康行为

（一）刷牙

本次调查发现，调查地区 18 岁及以下儿童青少年的每天刷牙率（平均每天 1 次及以上）为 77.3%，城市高于农村，分别为 80.7% 和 74.2%。调查地区城市每天刷牙 2 次及以上的比例为 49.4%，高于农村人口的 29.7%。调查人口的刷牙率男女性别间差别不大（表 7-1-8、表 7-1-9、表 7-1-10）。

表 7-1-8　调查地区 0～18 岁儿童青少年刷牙率　　　　　　　　　　　　　　单位：%

分组	城乡合计	城市				农村			
		小计	东部	中部	西部	小计	东部	中部	西部
合计	77.3	80.7	79.5	84.1	79.2	74.2	73.8	76.9	72.3
年龄 / 岁									
0～2	20.2	25.7	27.7	29.9	19.9	14.1	15.5	16.1	11.4
3～6	76.7	87.1	86.2	91.0	84.6	67.8	71.5	71.9	62.1
7～9	91.0	95.7	96.1	96.3	94.9	87.2	89.2	88.9	84.6
10～12	95.6	97.5	97.8	98.3	96.6	94.0	95.0	94.9	92.5
13～15	98.3	99.0	99.1	99.2	98.7	97.7	98.0	98.4	96.9
16～18	98.5	99.1	99.5	99.3	98.7	97.9	98.4	98.6	97.2

表 7-1-9　调查地区 0～18 岁儿童青少年性别、年龄别每天刷牙率　　　　　　单位：%

分组	合计		城市		农村	
	男性	女性	男性	女性	男性	女性
合计	76.2	78.5	80.2	81.4	72.6	76.0
年龄 / 岁						
0～2	20.0	20.4	25.7	25.7	13.8	14.6
3～6	75.1	78.5	86.3	88.0	65.4	70.6
7～9	89.9	92.2	95.3	96.3	85.5	89.1
10～12	94.4	96.9	96.7	98.4	92.5	95.5
13～15	97.8	98.9	98.6	99.5	97.1	98.3
16～18	98.1	98.9	98.9	99.4	97.3	98.5

随着年龄的增长，刷牙率逐渐提高，每天刷牙 2 次及以上的占 38.9%，每天刷牙 1 次的占 38.4%，不刷牙（18.3%）和每天刷牙不到 1 次（4.4%）的比例较低。从性别来看，18 岁及以下男性人口每天刷牙 2 次及以上的比例为 36.8%，低于女性的 41.3%，而男性人口中的不刷牙率（19.2%）则高于女性（17.4%）（表 7-1-10、表 7-1-11）。

表 7-1-10　调查地区 0～18 岁儿童青少年刷牙频次的分布　　　　　　　　　单位：%

分组	城乡合计	城市				农村			
		小计	东部	中部	西部	小计	东部	中部	西部
2 次及以上	38.9	49.4	52.0	49.4	46.5	29.7	34.0	29.2	27.4
1 次	38.4	31.4	27.6	34.6	32.7	44.5	39.8	47.7	44.9
不到 1 次	4.4	3.1	3.4	2.4	3.4	5.5	5.9	5.0	5.8
不刷牙	18.3	16.2	17.1	13.6	17.4	20.2	20.3	18.1	22.0

表 7-1-11　调查地区 0～18 岁儿童青少年按性别的刷牙频次分布　　　　　　　单位：%

分组	合计		城市		农村	
	男性	女性	男性	女性	男性	女性
2 次及以上	36.8	41.3	47.1	51.9	27.5	32.1
1 次	39.4	37.2	33.0	29.5	45.2	43.9
不到 1 次	4.7	4.1	3.2	3.0	5.9	5.1
不刷牙	19.2	17.4	16.6	15.7	21.4	18.9

（二）体育锻炼

体育锻炼是指每周至少一次有意识地参加早操、课间操、体育课、课外体育班、工间操、广场舞、步行锻炼、散步、跑步等活动。

1. **体育锻炼率**　调查显示，10～18 岁调查人口的体育锻炼率为 84.8%，其中城市的锻炼率为 85.9%，略高于农村的 84.0%，东、西部高于中部。

男、女性调查人口的体育锻炼率分别为 85.0% 和 84.7%，差别不大。在各年龄组中，13～15 岁调查人口的体育锻炼率较高，男、女性分别为 87.9% 和 87.1%；16～18 岁的体育锻炼率较低，男、女性均为 77.9%（表 7-1-12）。

2. **锻炼频率**　10～18 岁青少年近 30 天每周体育锻炼频次为 6 次及以上的比例，城市为 52.3%，高于农村的 46.8%，东、西部地区高于中部地区。男性和女性近 30 天每周体育锻炼频次为 6 次及以上的比例分别为 49.9% 和 48.6%（表 7-1-13）。

表 7-1-12　调查地区 10~18 岁青少年近 30 天体育锻炼率　　　　　单位: %

分组	城乡合计	城市				农村			
		小计	东部	中部	西部	小计	东部	中部	西部
合计	84.8	85.9	87.8	80.9	88.1	84.0	84.0	82.1	85.4
年龄（男性，岁）									
10~12	86.6	88.5	90.7	82.5	90.8	85.0	84.7	82.2	87.8
13~15	87.9	88.7	90.2	84.3	91.0	87.2	87.4	86.2	87.9
16~18	77.9	80.4	82.0	76.4	82.3	75.4	73.1	73.9	77.3
小计	85.0	86.5	88.5	81.6	88.7	83.7	83.4	82.2	85.1
年龄（女性，岁）									
10~12	86.4	87.0	89.1	82.2	89.1	85.9	85.5	83.6	87.9
13~15	87.1	86.8	88.3	83.0	88.4	87.4	88.9	85.2	88.3
16~18	77.9	79.4	81.2	73.1	83.3	76.6	75.4	74.4	78.7
小计	84.7	85.1	87.0	80.1	87.5	84.3	84.8	82.1	85.7

表 7-1-13　调查地区 10~18 岁青少年近 30 天每周体育锻炼次数情况　　　　　单位: %

分组	城乡合计	城市				农村			
		小计	东部	中部	西部	小计	东部	中部	西部
合计									
6 次及以上	49.3	52.3	53.4	50.2	52.8	46.8	46.3	45.3	48.2
3~5 次	23.2	22.5	23.2	19.5	24.4	23.7	26.3	25.5	20.9
1~2 次	12.4	11.1	11.2	11.1	10.9	13.5	11.5	11.4	16.3
不到 1 次	0.9	0.8	0.5	1.4	0.6	1.0	0.4	0.4	1.7
从不锻炼	14.3	13.3	11.7	17.7	11.3	15.1	15.5	17.5	12.9
男性									
6 次及以上	49.9	53.7	54.7	52.2	54.0	46.6	45.5	46.0	47.9
3~5 次	23.2	22.4	23.5	19.2	23.9	23.9	26.2	25.3	21.3
1~2 次	11.9	10.5	10.3	10.2	10.8	13.2	11.7	10.8	16.0
不到 1 次	0.9	0.8	0.5	1.3	0.6	1.0	0.4	0.4	1.8
从不锻炼	14.1	12.7	11.0	17.1	10.7	15.3	16.3	17.4	13.1
女性									
6 次及以上	48.6	50.6	52.0	48.1	51.4	46.9	47.3	44.4	48.7
3~5 次	23.2	22.7	22.8	19.9	25.0	23.5	26.3	25.6	20.4
1~2 次	12.9	11.7	12.1	12.1	11.0	13.8	11.2	12.1	16.6
不到 1 次	0.9	0.8	0.5	1.5	0.5	0.9	0.5	0.4	1.6
从不锻炼	14.5	14.1	12.5	18.3	12.0	14.8	14.7	17.5	12.8

3. **锻炼时间**　调查地区 10～18 岁青少年平均每次体育锻炼的时间为 38.2 分钟，其中城市为 43.4 分钟，高于农村的 33.7 分钟。城市东部和中部地区的体育锻炼时间高于西部地区；在农村中，东部高于中、西部地区。16～18 岁调查人口的平均锻炼时间较长，男、女性分别为 44.7 和 38.1 分钟；10～12 岁的平均锻炼时间较低，男、女性分别为 38.2 和 35.3 分钟（表 7-1-14）。

表 7-1-14　调查地区 10～18 岁青少年平均体育锻炼时间　　　　　　　　　单位：分钟

分组	合计				城市				农村			
	小计	东部	中部	西部	小计	东部	中部	西部	小计	东部	中部	西部
合计	38.2	40.7	37.9	36.6	43.4	44.6	44.6	41.2	33.7	35.7	32.8	33.3
年龄（男性，岁）												
10～12	38.2	41.5	37.0	36.4	43.3	45.4	44.1	40.4	33.7	36.4	32.4	33.3
13～15	39.6	43.0	39.7	37.1	46.0	48.3	48.4	41.8	34.3	36.6	33.7	33.4
16～18	44.7	48.9	44.1	42.4	50.9	51.6	51.5	49.8	38.3	44.5	36.1	36.9
小计	40.1	43.5	39.4	38.1	46.0	47.7	47.5	43.1	34.8	37.9	33.5	34.2
年龄（女性，岁）												
10～12	35.3	36.9	35.8	33.7	40.3	41.5	42.3	37.3	31.1	31.4	30.8	31.2
13～15	35.7	36.8	35.5	35.1	39.1	39.4	39.3	38.7	33.0	33.8	32.9	32.6
16～18	38.1	40.2	37.8	37.1	42.2	42.2	42.4	42.2	34.3	37.1	33.6	33.7
小计	36.1	37.5	36.1	35.0	40.3	41.0	41.3	38.9	32.4	33.2	32.1	32.2

（三）吸烟

本次调查询问了 10～18 岁青少年的吸烟情况，吸烟指"现在吸烟"的人口，不包括"已戒烟"的人口。

调查地区 10～18 岁青少年的吸烟率为 1.3%，城市的吸烟率低于农村，分别为 1.1% 和 1.5%。男性调查人口吸烟率为 2.5%，女性调查人口吸烟率低于 0.1%。10～12 岁青少年的吸烟率低于 0.1%，13～15 岁为 0.6%，16～18 岁为 4.8%，年龄越大吸烟率越高（表 7-1-15）。

（四）饮酒

调查地区 10～18 岁青少年近 30 天饮酒率为 1.2%，城市与农村均为 1.2%。男性青少年的近 30 天饮酒率为 2.0%，高于女性的 0.3%。男、女性青少年近 30 天饮酒率最高的年龄段均为 16～18 岁，分别为 6.6% 和 0.8%（表 7-1-16）。

表 7-1-15　调查地区 10～18 岁青少年吸烟率　　　　　单位: %

分组	合计			城市			农村		
	小计	男	女	小计	男	女	小计	男	女
合计	1.3	2.5	0.0	1.1	2.1	0.1	1.5	2.8	0.0
年龄 / 岁									
10～12	0.0	0.0	0.0	0.1	0.1	0.0	0.0	0.0	0.0
13～15	0.6	1.1	0.0	0.4	0.8	0.0	0.7	1.3	0.0
16～18	4.8	9.0	0.2	4.0	7.2	0.3	5.6	10.7	0.1

表 7-1-16　调查地区 10～18 岁青少年近 30 天内的饮酒率　　　单位: %

分组	合计			城市			农村		
	小计	男	女	小计	男	女	小计	男	女
合计	1.2	2.0	0.3	1.2	2.0	0.3	1.2	2.0	0.3
年龄 / 岁									
10～12	0.2	0.2	0.1	0.2	0.2	0.1	0.2	0.1	0.2
13～15	0.7	1.1	0.1	0.6	1.0	0.1	0.8	1.3	0.2
16～18	3.9	6.6	0.8	3.9	6.4	1.0	3.8	6.8	0.6

六、健康问题

（一）贫血

调查地区 6 岁及以下儿童贫血检出率为 13.9%，城市的贫血检出率低于农村，分别为 13.5% 和 14.5%。男童（15.4%）高于女童（12.3%）。其中 1 岁组较高，为 18.5%；5 岁组较低，为 10.9%（表 7-1-17）。

（二）营养状况

本报告将 6～18 岁儿童青少年分为营养不良、正常体重、超重和肥胖四个组。首先根据自报身高和体重计算出被调查人口的身体质量指数（BMI，或称为体质指数或体重指数）。然后按照《WS/T 456—2014 学龄儿童青少年营养不良筛查》和《WS/T 586—2018 学龄儿童青少年超重与肥胖筛查》中的界值进行分组。

本次调查发现，6～18 岁儿童青少年的营养不良检出率为 16.2%，超重检出率为 11.4%，肥胖检出率为 11.8%。农村的营养不良检出率与城市差别不大。城市的超重检出率为 12.1%，高于农村（10.8%）。农村的肥胖检出率为 12.7%，高于城市（10.8%）。在调查人口中，西部地区的营养不良检出率高于东、中部，而超重检出率低于东、中部；城市肥胖检出率西部低于中、东部地区，农村西部高于东、中部（表 7-1-18）。

6~18岁儿童青少年中，男性调查人口的营养不良率、超重率和肥胖率均高于女性（表7-1-19）。

表 7-1-17　调查地区 6 岁及以下儿童贫血检出率　　　　　单位：%

分组	合计			城市			农村		
	小计	男	女	小计	男	女	小计	男	女
合计	13.9	15.4	12.3	13.5	15.3	11.3	14.5	15.3	11.3
年龄/岁									
0	16.4	18.8	13.5	15.3	17.5	12.6	18.0	17.5	12.6
1	18.5	20.1	16.6	17.9	20.7	14.6	19.3	20.7	14.6
2	14.0	14.7	13.3	13.2	14.4	11.8	15.0	14.4	11.8
3	12.8	14.5	10.9	11.9	13.7	10.0	13.6	13.7	10.0
4	11.3	12.9	9.4	11.3	12.9	9.5	11.2	12.9	9.5
5	10.9	11.5	10.1	9.5	10.4	8.3	12.1	10.4	8.3
6	12.2	15.0	8.8	14.4	18.8	7.8	10.2	18.8	7.8

注：贫血检出率指在过去一年内抽血检查过血红蛋白的儿童中，报告被医生诊断为贫血的儿童所占的比例。

表 7-1-18　调查地区 6~18 岁儿童青少年分地区营养状况　　　　　单位：%

分组	合计	城市				农村			
		小计	东部	中部	西部	小计	东部	中部	西部
营养不良检出率	16.2	16.1	15.4	15.9	16.9	16.3	15.5	16.1	17.0
正常体重检出率	60.6	61.1	61.2	58.7	63.0	60.2	61.6	60.5	59.2
超重检出率	11.4	12.1	12.5	13.6	10.4	10.8	11.4	11.3	10.0
肥胖检出率	11.8	10.8	10.9	11.8	9.7	12.7	11.5	12.1	13.8

表 7-1-19　调查地区 6~18 岁儿童青少年分性别营养状况　　　　　单位：%

分组	合计		城市		农村	
	男	女	男	女	男	女
营养不良检出率	17.0	15.3	16.8	15.2	17.1	15.4
正常体重检出率	56.3	65.5	55.9	66.9	56.5	64.3
超重检出率	13.3	9.2	14.6	9.2	12.2	9.2
肥胖检出率	13.4	10.0	12.6	8.7	14.1	11.2

七、两周患病率

（一）急性呼吸道疾病及腹泻患病情况

调查地区 6 岁及以下儿童急性呼吸道疾病的两周患病率为 16.1%（城市 14.9%，农村 17.2%）。分性别看，男童为 16.4%，高于女童的 15.7%。与 0~2 岁相比，3~6 岁的儿童急性呼吸道疾病两周患病率较高，为 16.4%。调查地区 6 岁及以下儿童腹泻的两周患病率为 0.9%（城市 0.8%，农村 0.9%），男女童腹泻的两周患病率均为 0.9%。与 3~6 岁儿童相比，0~2 岁的儿童腹泻两周患病率较高，为 1.3%（表 7-1-20）。

表 7-1-20　调查地区 6 岁及以下儿童两周急性呼吸道疾病和腹泻患病率　　　　单位：%

分组	合计			城市			农村		
	小计	男	女	小计	男	女	小计	男	女
急性呼吸道疾病	16.1	16.4	15.7	14.9	15.3	14.5	17.2	17.5	16.8
0~2 岁	15.6	16.6	14.4	13.5	14.7	12.1	17.9	18.8	16.9
3~6 岁	16.4	16.2	16.6	16.1	15.8	16.4	16.7	16.6	16.8
腹泻	0.9	0.9	0.9	0.8	0.8	0.9	0.9	0.9	0.9
0~2 岁	1.3	1.3	1.4	1.3	1.2	1.4	1.4	1.3	1.4
3~6 岁	0.6	0.6	0.5	0.5	0.5	0.5	0.6	0.6	0.6

（二）急性呼吸道疾病及腹泻治疗情况

两周治疗率指在过去两周内患有相应疾病的 6 岁及以下儿童，到各类医疗卫生机构就诊或按照医嘱持续治疗的人数的占比。

调查地区 6 岁及以下儿童急性呼吸道疾病的两周治疗率为 83.7%（城市 80.1%，农村 86.7%），男童为 84.3%，高于女童的 83.0%。与 3~6 岁儿童相比，0~2 岁组的儿童急性呼吸道疾病两周治疗率较高，为 85.5%。

调查地区 6 岁及以下儿童腹泻的两周治疗率为 88.2%（城市 86.5%，农村 89.8%），男童为 84.7%，低于女童的 92.1%。与 3~6 岁儿童相比，0~2 岁组的儿童腹泻两周治疗率较高，为 89.8%（表 7-1-21）。

表 7-1-21　调查地区 6 岁及以下儿童按性别两周急性呼吸道疾病和腹泻治疗率　　　　单位：%

分组	合计			城市			农村		
	小计	男	女	小计	男	女	小计	男	女
急性呼吸道疾病	83.7	84.3	83.0	80.1	81.3	78.6	86.7	86.8	86.6
0~2 岁	85.5	86.0	84.9	82.0	84.6	78.6	88.4	87.3	89.9
3~6 岁	82.5	83.0	81.9	78.7	78.8	78.6	85.5	86.4	84.5
腹泻	88.2	84.7	92.1	86.5	82.2	90.9	89.8	86.8	93.3
0~2 岁	89.8	86.9	93.0	86.7	83.3	90.0	93.1	90.3	96.3
3~6 岁	85.5	81.1	90.6	86.2	80.0	92.9	85.0	81.8	88.9

第二节　小结

1. 儿童青少年健康问题得到较好应对。5 岁以下儿童预防接种建卡率稳定在 99% 以上；18 岁及以下儿童青少年健康检查率为 54.8%；6 岁及以下儿童腹泻的两周治疗率为 88.2%，我国儿童青少年卫生服务体系已发挥重要作用。

2. 儿童青少年健康行为有待进一步改善。有 38.9% 的儿童青少年每天刷牙次数达到 2 次及以上；10～18 岁青少年平均每次体育锻炼时间不足 40 分钟，我国 10～18 岁青少年吸烟和饮酒率分别为 1.3% 和 1.2%，需进一步加强对儿童青少年的健康教育和健康促进。

3. 母乳喂养需进一步引起关注。婴儿出生后 1 小时内开奶率为 45.0%，6 个月以内纯母乳喂养率为 47.5%，这距离《中国儿童发展纲要（2011—2020 年）》提出的 2020 年 "0～6 个月婴儿纯母乳喂养率要达 50% 以上" 的要求仍有差距，尤其是农村中部地区差距较大。

4. 儿童青少年超重、肥胖比例城乡差异不大，男性高于女性。6～18 岁儿童青少年的超重、肥胖比例为 23.2%，城乡差异不大。男性 6～18 岁儿童青少年超重、肥胖比例为 26.7%，明显高于女性的 19.2%，这一现象在城市尤其明显。

第八章
妇女卫生保健

本章关注妇女卫生保健情况。重点描述了妇女健康检查、生育情况、孕产期保健、产前检查、产后访视、分娩情况及相关费用等。

第一节　妇女健康检查

按照妇女常见病筛查、农村妇女宫颈癌乳腺癌检查的工作计划，20~64岁户籍妇女每三年接受一次筛查。本次共调查20~64岁妇女79 334人，其中城市42 921人，农村36 413人。近12个月内做过妇科健康检查的占38.7%，城市和农村分别为40.7%和36.2%。26.8%的20~64岁妇女近12个月内做过宫颈癌筛查，城市和农村分别为27.9%和25.6%。28.3%的妇女做过乳腺检查，城市和农村分别为31.8%和24.2%。妇科检查率、宫颈癌筛查率和乳腺检查率均是城市稍高于农村，东部地区高于中西部地区（表8-1-1）。

表 8-1-1　20~64 岁妇女常见病筛查情况　　　　　　　　　　　　单位：%

检查项目	合计	城市				农村			
		小计	东部	中部	西部	小计	东部	中部	西部
妇科检查率	38.7	40.7	43.8	37.1	40.2	36.2	38.2	34.0	36.7
宫颈涂片检查率	26.8	27.9	32.4	23.2	26.6	25.6	26.9	24.0	26.0
乳腺检查率	28.3	31.8	36.9	27.6	29.2	24.2	29.5	22.4	21.5

第二节　生育情况

调查地区42 062名15~49岁中的已婚育龄妇女，有38.8%的妇女怀过2次孕，29.5%的妇女怀过1次孕。平均怀孕次数为2.1次，农村高于城市。46.2%的妇女生过1个孩子，40.9%的妇女生过2个孩子，城市中生过一个孩子的妇女的占比为 57.7%，农村生过 2 个孩子的妇女比例为 51.1%（表 8-2-1）。

表 8-2-1　15～49 岁中的已婚育龄妇女生育情况

孕产次	合计	城市				农村			
		小计	东部	中部	西部	小计	东部	中部	西部
怀孕次数构成 /%									
0 次	3.5	4.5	5.8	3.2	4.2	2.3	2.5	2.1	2.2
1 次	29.5	36.7	41.9	35.1	31.9	20.9	26.3	20.0	17.9
2 次	38.8	34.8	33.5	35.6	35.7	43.6	44.4	41.4	44.7
3 次	17.7	15.3	12.8	16.8	16.8	20.5	18.6	22.3	20.5
4 次	6.8	5.8	4.3	6.3	7.2	8.0	6.0	8.7	8.9
≥ 5 次	3.7	2.9	1.7	3.0	4.2	4.7	2.2	5.5	5.8
平均怀孕次数 / 次	2.1	1.9	1.7	2.0	2.1	2.3	2.1	2.4	2.4
平均活产次数构成 /%									
0 次	5.0	6.4	7.8	4.9	6.2	3.3	3.5	2.9	3.5
1 次	46.2	57.7	59.3	60.4	53.0	32.7	40.5	34.7	25.3
2 次	40.9	32.3	30.7	30.8	35.7	51.1	47.6	50.1	54.4
3 次	6.3	3.2	2.0	3.5	4.4	10.1	7.2	10.4	11.8
4 次	1.2	0.4	0.2	0.4	0.6	2.1	0.9	1.6	3.4
≥ 5 次	0.4	0.0	0.0	0.0	0.1	0.7	0.3	0.3	1.6

第三节　孕产期保健

本次调查对过去 5 年有过分娩的 11 509 名妇女进行调查（城市 6 425 人，农村 5 084 人），了解其产前检查、产后访视、分娩情况及医疗费用等情况。

一、产前检查

（一）产前检查次数及检查率

产前检查率指怀孕期间接受过一次及以上产前检查的产妇人数占产妇总人数的比例。本次调查产前检查率为 99.2%，城市和农村分别为 99.3% 和 98.9%。产前检查率在城乡之间及东、中、西部地区之间均处于较高水平，差异不明显。

按照我国孕产妇系统保健管理的要求，孕产妇至少要接受 5 次产前检查。在本次调查中，5 次及以上的产前检查率为 88.2%，其中城市为 93.4%，农村为 81.6%。在城市中，东部城市 5 次及以上产前检查率最高，中部城市最低。在农村中，西部农村 5 次及以上产前检查率最低。平均产前检查次数为 9.1 次，其中城市为 10.1 次，农村为 7.7 次（表 8-3-1、图 8-3-1、图 8-3-2）。

表 8-3-1　孕产妇产前检查次数及检查率

产前检查	合计	城市				农村			
		小计	东部	中部	西部	小计	东部	中部	西部
平均次数 / 次	9.1	10.1	10.7	8.9	10.4	7.7	8.9	7.2	7.2
产前检查≥ 1 次 /%	99.2	99.3	99.5	99.0	99.4	98.9	99.2	99.2	98.5
产前检查≥ 5 次 /%	88.2	93.4	96.5	87.7	94.0	81.6	90.2	81.9	74.7

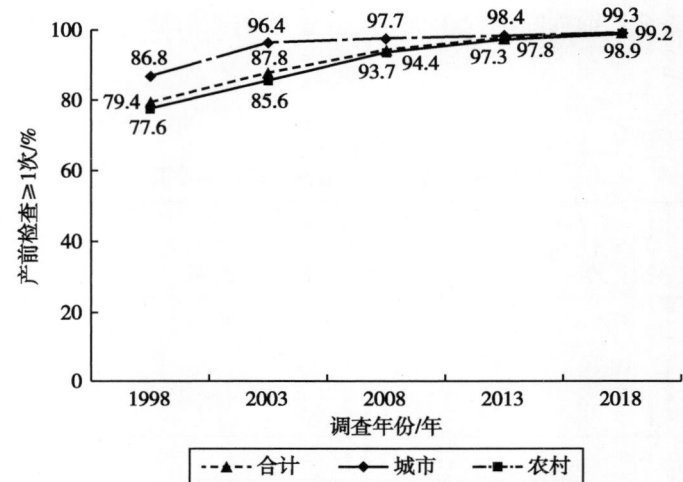

图 8-3-1　不同年份调查的孕产妇产前检查率（产前检查≥ 1 次）

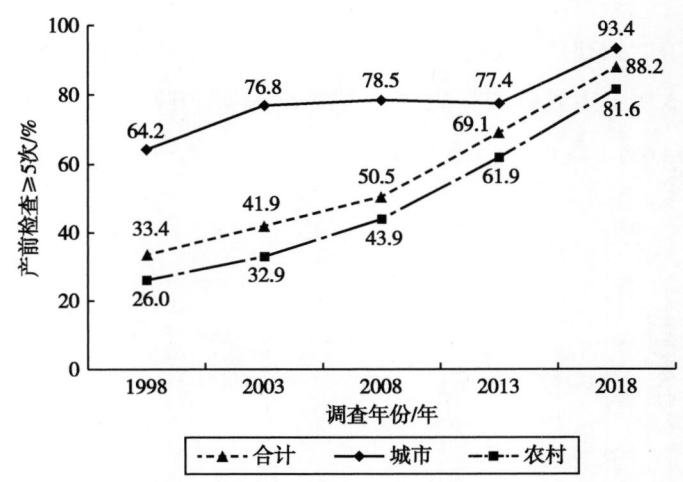

图 8-3-2　不同年份调查的孕产妇产前检查率（产前检查≥ 5 次）

　　5 次及以上产前检查率比 2013 年有较大的提高，在农村地区，中部地区增幅更大（表 8-3-2、图 8-3-2）。

表 8-3-2　不同年份孕产妇 5 次及以上产前检查率　　　　　　　　　　　　　　　单位：%

年份	合计	城市				农村			
		小计	东部	中部	西部	小计	东部	中部	西部
2018 年	88.2	93.4	96.5	87.7	94.0	81.6	90.2	81.9	74.7
2013 年	69.1	77.4	85.8	68.6	78.3	61.9	74.0	55.2	57.1
2008 年	50.5	78.5	86.7	67.6	76.3	43.9	57.3	33.5	40.9

（二）产前筛查、产前诊断

产前血清学筛查、B 超筛查、羊水穿刺或"无创产前基因检测（NIPT）"，可以很大程度上排除胎儿畸形和出生缺陷。在调查的孕产妇中，有 87.6% 做过产前筛查或产前诊断，城市高于农村，城市东、中、西部地区，产前筛查或产前诊断率均在 90% 以上。农村产前筛查或产前诊断率为 81.9%，其中西部农村为 75.3%（表 8-3-3）。

表 8-3-3　孕产妇产前筛查或产前诊断　　　　　　　　　　　　　　　　　　　单位：%

产前筛查、产前诊断	合计	城市				农村			
		小计	东部	中部	西部	小计	东部	中部	西部
做过	87.6	92.0	93.1	92.8	90.0	81.9	88.7	84.0	75.3
没做过	10.7	6.8	5.6	6.3	8.8	15.6	10.2	13.6	21.1
不清楚	1.7	1.2	1.3	0.9	1.2	2.5	1.1	2.4	3.6

二、产后访视

本次调查，74.6% 孕产妇在产后 28 天内接受 1 次及以上产后访视，城市高于农村，东部最高，西部次之，中部最低。6 次卫生服务调查的产后访视率呈逐渐升高趋势，1993 年调查产后访视率为 46.0%，2018 年升高到 74.6%（表 8-3-4、图 8-3-3）。

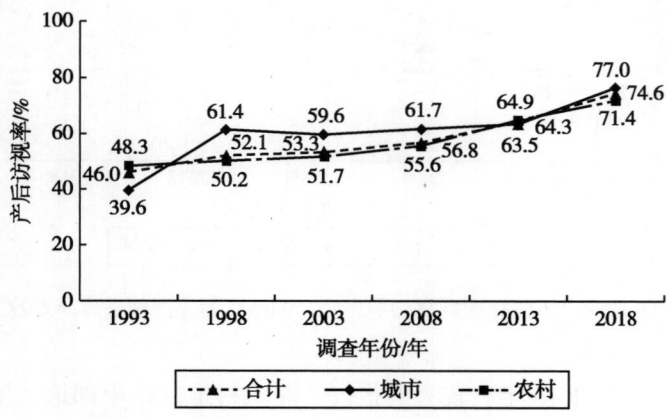

图 8-3-3　不同年份调查的孕产妇产后访视率

本次调查孕产妇接受产后访视的形式以家访为主，占 52.3%（城市 51.2%，农村 53.8%）。无论城乡，东部家访的比例均高于中、西部。其次是电话访，占 28.6%，中部城市和中部农村的比例最高，分别达到 39.3% 和 38.8%（表 8-3-4）。

表 8-3-4 调查孕产妇产后访视率及访视形式 单位：%

产后访视	合计	城市				农村			
		小计	东部	中部	西部	小计	东部	中部	西部
产后访视率	74.6	77.0	84.6	66.9	75.6	71.4	81.4	63.0	69.8
产后访视形式构成									
家访	52.3	51.2	59.9	42.5	44.8	53.8	59.3	44.6	54.9
电话访	28.6	28.7	18.4	39.3	35.9	28.5	23.6	38.8	26.1
家访及电话访	17.5	18.8	21.1	15.9	17.8	15.6	16.1	12.9	16.9
其他	1.6	1.3	0.6	2.3	1.5	2.1	1.0	3.7	2.1

三、分娩情况

（一）分娩地点

1. **分娩地点构成** 63.0% 的产妇在县级及以上医院分娩，23.1% 的产妇在妇幼保健机构分娩，5.8% 的产妇在乡镇或街道卫生院分娩，6.0% 的产妇在民营医院分娩。城市和农村的分娩地点构成比有所不同，城市中在妇幼保健机构分娩的比例要高于农村，农村中县及以上医院分娩的比例高于城市。城市和农村地区在民营医院分娩的比例均在 6.0% 左右，其中中部城市在民营医院分娩的比例达到 10.3%（表 8-3-5）。

表 8-3-5 孕产妇分娩地点的分布 单位：%

分娩地点	合计	城市				农村			
		小计	东部	中部	西部	小计	东部	中部	西部
县及以上医院	63.0	60.3	64.7	55.6	58.5	66.4	67.5	67.9	64.5
妇幼保健机构	23.1	27.6	23.6	30.5	30.4	17.3	19.1	15.5	17.3
乡镇街道卫生院	5.8	4.2	7.2	1.9	2.1	7.9	7.2	7.4	8.9
社区卫生服务中心	0.7	0.7	0.4	0.4	1.2	0.7	1.0	0.9	0.3
卫生室/所/站	0.1	0.0	0.0	0.0	0.0	0.1	0.1	0.1	0.1
民营医院	6.0	6.0	3.4	10.3	5.8	6.1	4.6	7.3	6.4
其他	1.3	1.2	0.7	1.3	2.0	1.5	0.5	0.9	2.5

2. **住院分娩率** 6次卫生服务调查的住院分娩率呈增加趋势，1993年调查住院分娩率为38.7%，2018年升高到98.6%。农村增加幅度大于城市，到2018年农村住院分娩率基本与城市持平（图8-3-4）。

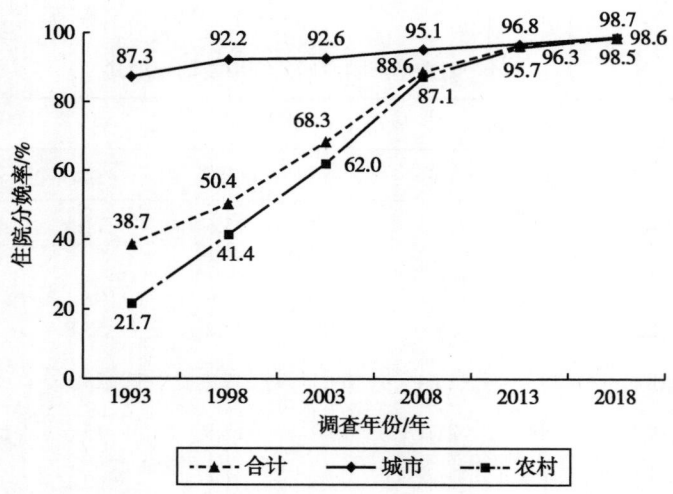

图 8-3-4 不同年份调查的孕产妇住院分娩率

（二）分娩方式

本次调查剖宫产率为44.9%，比2013年的41.0%有所增加，但增幅明显降低，城市剖宫产率（47.9%）高于农村（41.1%）。2008年以后，城市剖宫产率得到一定控制，农村剖宫产率仍在上升（图8-3-5）。

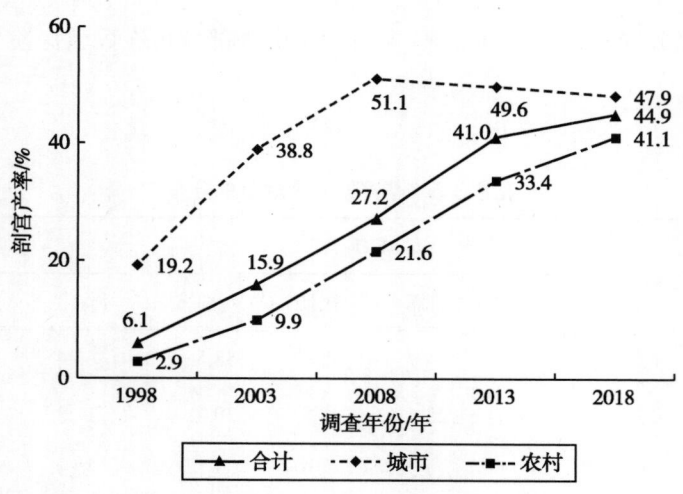

图 8-3-5 不同年份调查的孕产妇的剖宫产率

有67.9%的剖宫产是由医生建议，有29.5%的是自己要求。城市由医生建议的比例高于农村，农村自己决定的比例高于城市。自己决定剖宫产的比例在东部农村和中部城市最高，分别达到35.7%和33.4%（表8-3-6）。

表 8-3-6　孕产妇剖宫产提议者构成　　　　　　　　　　　　　　　　单位：%

剖宫产提议者	合计	城市				农村			
		小计	东部	中部	西部	小计	东部	中部	西部
自己	29.5	28.2	27.3	33.4	24.3	31.3	35.7	28.8	28.3
丈夫	1.6	1.5	1.2	2.2	1.3	1.7	1.5	1.4	2.2
父母	0.7	0.6	0.6	0.5	0.6	0.8	0.4	0.7	1.3
医生	67.9	69.4	70.7	63.5	73.5	65.6	61.3	68.8	67.7
其他人	0.3	0.3	0.2	0.4	0.3	0.6	1.1	0.3	0.5

（三）出生体重

本次调查孕产妇分娩的活产儿平均出生体重为 3 402 克。低出生体重率（出生体重小于 2 500 克）为 3.8%，其中西部农村达到 5.5%。巨大儿发生率（出生体重大于等于 4 000 克）为 11.7%，中部巨大儿发生率较高，尤其中部农村达到 14.4%（表 8-3-7）。

与 2013 年相比，低出生体重率和巨大儿发生率均有所增加，城市巨大儿发生率增幅较大，农村低出生体重率增幅较大（表 8-3-8）。

表 8-3-7　新生儿出生体重及低出生体重率、巨大儿发生率

出生体重指标	合计	城市				农村			
		小计	东部	中部	西部	小计	东部	中部	西部
平均出生体重 / 克	3 402	3 411	3 413	3 444	3 382	3 390	3 392	3 493	3 314
低出生体重率 /%	3.8	3.6	4.1	3.4	3.1	4.1	3.7	2.6	5.5
巨大儿发生率 /%	11.7	11.5	11.5	13.2	10.2	11.9	11.7	14.4	10.3

表 8-3-8　不同年份调查的低出生体重率、巨大儿发生率　　　　　　单位：%

调查年份	低出生体重率			巨大儿发生率		
	合计	城市	农村	合计	城市	农村
2018 年	3.8	3.6	4.1	11.7	11.5	11.9
2013 年	3.3	3.4	3.3	9.3	8.7	9.7
2008 年	2.7	2.1	2.9	9.9	11.4	9.5
2003 年	3.7	3.1	3.8	10.5	9.6	10.8
1998 年	3.6	3.4	3.7	9.9	10.2	9.8
1993 年	3.4	3.8	3.3	8.7	6.5	9.1

四、产前检查及分娩费用

（一）产前检查及不同分娩方式的费用

调查地区产前检查费用的均数为 3 987 元，自然分娩的平均费用为 4 848 元，剖宫产平均费用为 9 339 元。孕产妇产前检查及分娩的平均费用，城市高于农村，中部城市在城市中费用最低，东部农村在农村中费用最高（表 8-3-9）。

表 8-3-9　孕产妇产前检查及分娩的平均费用　　　　　　　　　　单位：元

项目	合计	城市				农村			
		小计	东部	中部	西部	小计	东部	中部	西部
产前检查	3 987	5 219	5 468	4 159	5 789	2 427	2 909	2 286	2 155
自然分娩	4 848	5 969	6 509	5 300	5 776	3 596	4 391	3 483	3 227
剖宫产	9 339	10 256	11 176	9 076	10 171	7 986	8 930	7 071	7 807

自付费用不包括报销及个人医疗账户中支出部分。调查地区自然分娩的平均自付费用为 2 908 元，剖宫产为 5 918 元。自付费用城市高于农村，城市自然分娩自付费用东、中部高于西部，剖宫产自付费用中部最低；农村自付费用东、中、西依次降低（表 8-3-10）。

表 8-3-10　孕产妇不同分娩方式的平均自付费用　　　　　　　　单位：元

分娩方式	合计	城市				农村			
		小计	东部	中部	西部	小计	东部	中部	西部
自然分娩	2 908	3 527	3 592	3 608	3 388	2 217	3 060	2 241	1 748
剖宫产	5 918	6 360	6 608	6 065	6 314	5 266	6 090	4 919	4 585

（二）不同分娩地点的费用

不同分娩地点的分娩费用不同，县及以上医院分娩费用最高，妇幼保健机构次之，乡镇街道卫生院/社区卫生服务中心分娩费用最低。城市高于农村，东部高于中、西部（表 8-3-11）。

表 8-3-11　孕产妇不同分娩地点的平均费用　　　　　　　　　　单位：元

分娩地点	合计	城市				农村			
		小计	东部	中部	西部	小计	东部	中部	西部
县及以上医院		7 289	8 412	9 018	7 560	8 221	5 997	7 178	5 649	5 315
妇幼保健机构		6 908	7 718	8 773	7 049	7 212	5 282	6 480	5 069	4 396
乡镇卫生院/社区卫生服务中心		3 409	4 603	5 098	3 151	3 957	2 566	4 178	2 235	1 666
民营医院		6 066	7 961	9 292	7 401	7 780	3 685	4 671	3 981	2 898

不同分娩地点的自付分娩费用不同，城市高于农村，东部高于中部和西部。在城市地区，民营医院的自付分娩费用最高。在农村地区，民营医院的自付分娩费用仅高于乡镇街道卫生院/社区卫生服务中心（表8-3-12）。

表 8-3-12　孕产妇不同分娩地点的平均自付费用　　　　　　　　单位：元

分娩地点	合计	城市				农村			
		小计	东部	中部	西部	小计	东部	中部	西部
县及以上医院	4 489	5 082	5 162	5 066	4 978	3 808	4 833	3 800	2 992
妇幼保健机构	4 180	4 569	4 857	4 652	4 205	3 400	4 526	3 554	2 343
乡镇卫生院/社区卫生服务中心	2 180	2 847	3 125	2 092	2 451	1 709	3 042	1 351	1 018
民营医院	4 267	5 541	6 404	5 216	5 365	2 661	3 809	2 786	1 923

第四节　小结

1. 孕产期健康管理处于较好水平，城乡、地区差异逐步缩小。接受过至少1次产前检查的比例接近100%，基本不存在城乡差异；接受过5次及以上产前检查的比例为88.2%，比2013年的69.1%明显增加，尽管城市居民接受过5次产前检查的比例仍高于农村居民，但其差距呈缩小趋势。

2. 产前筛查和产前诊断存在明显的城乡和地区差异。随着生育政策的调整，高龄孕产妇比例明显升高，妊娠风险显著增加，母婴安全面临新挑战，产前筛查和产前诊断工作愈发重要，本次调查产前筛查或产前诊断率为87.6%，城市在90%以上，而西部农村为75.3%。

3. 新生儿中低出生体重比例和巨大儿比例均有所增加，存在明显的地区差异。本次调查低出生体重比例为3.8%，存在明显的地区差异，西部农村低出生体重比例最高；巨大儿比例为11.7%，中部地区比例最高。与2013年相比，低出生体重比例和巨大儿比例均有所提高，城市地区巨大儿发生率增幅较大，农村地区低出生体重率增幅较大。

4. 住院分娩率保持较高水平，民营医院分娩比例有所增加。本次调查住院分娩率为98.6%，比2013年的96.3%有所提高。同时调查也发现，在民营医院分娩达到6.0%，在中部地区占比更大，中部城市和中部农村民营医院分娩率分别达10.3%和7.3%。

5. 剖宫产率增长趋缓，城市地区剖宫产比例降低。本次调查剖宫产率为44.9%，比2013年的41.0%有所增加，但增幅已经明显低于过去15年，城市地区剖宫产比例有所降低，农村地区增幅趋缓。

第九章
老年人健康及卫生服务需要、需求和利用

本章关注 60 岁及以上老年人的健康、养老及照料需求、卫生服务需要、需求及利用状况。在分析调查地区老年人基本情况的基础上，以日常生活能力、自评健康以及功能损伤反映老年人的健康状况及失能情况；通过两周患病、慢性病患病情况等反映老年人的卫生服务需要；以两周就诊情况、住院情况以及需住院未住院情况反映老年人的卫生服务需求与利用。此外，本章还描述了老年人的养老情况及照顾需求。

第一节　老年人基本情况

一、调查老年人口样本及变化

本次调查中有 60 岁及以上老年人的户数为 45 443 户，占调查总户数的 48.3%，比 2013 年调查增加 4.7 个百分点。调查老年人数为 69 342 人，占调查总人口的 27.1%，比 2013 年调查增加 4.8 个百分点。城市老年人的比例为 28.0%，高于农村的 26.0%（表 9-1-1）。

表 9-1-1　不同年份调查老年人的数量及比例

样本情况	合计		城市		农村	
	2018 年	2013 年	2018 年	2013 年	2018 年	2013 年
样本总户数 / 户	94 076	93 613	50 675	46 802	43 401	46 811
家中有老年人的户数 / 户	45 443	40 801	24 361	21 028	21 082	19 773
老年人家庭所占比例 /%	48.3	43.6	48.1	44.9	48.6	42.2
样本总人口数 / 人	256 304	273 688	134 080	133 393	122 224	140 295
老年人数 / 人	69 342	61 057	37 506	32 031	31 836	29 026
老年人比例 /%	27.1	22.3	28.0	24.0	26.0	20.7

二、性别构成

在调查的老年人中，男性占比 49.2%，女性占比为 50.8%，男女性别比为 0.97。城市地区男女性别比为 0.93，东、中、西部男性比例均低于女性；农村地区男女性别比为 1.01，中、西部女性比例略低于男性（表 9-1-2）。

表 9-1-2　调查老年人性别构成

性别	合计	城市				农村			
		小计	东部	中部	西部	小计	东部	中部	西部
男性 /%	49.2	48.3	48.6	48.1	48.0	50.3	50.0	50.2	50.6
女性 /%	50.8	51.7	51.4	51.9	52.0	49.7	50.0	49.8	49.4
男女性别比	0.97	0.93	0.95	0.93	0.92	1.01	1.00	1.01	1.02

三、年龄构成

在调查的老年人中，60～69 岁的老年人占 59.8%，70～79 岁老年人占 29.5%，80 岁及以上的高龄老人占 10.7%（城市 11.6%，农村 9.7%），80 岁及以上高龄老人的占比，东部高于中、西部（表 9-1-3）。

表 9-1-3　不同地区调查老年人年龄构成　　　　　　　　　　　　　　　单位：%

年龄组 / 岁	合计	城市				农村			
		小计	东部	中部	西部	小计	东部	中部	西部
60～69	59.8	58.6	59.6	59.2	56.5	61.2	61.1	62.1	60.4
70～79	29.5	29.8	28.1	30.5	31.4	29.1	28.6	28.9	29.8
≥ 80	10.7	11.6	12.3	10.3	12.1	9.7	10.3	9.0	9.8

四、婚姻状况

在调查的老年人中，已婚的占 79.3%，丧偶的占 18.6%，未婚和离婚各占 1.0%。已婚的比例城市（80.3%）高于农村（78.2%），东、中部高于西部；丧偶的比例农村（19.8%）高于城市（17.6%），西部高于东、中部（表 9-1-4）。

分性别来看，60 岁及以上老年人口中，女性丧偶的比例为 26.8%，远高于男性的 10.2%，尤其在城市，男女之间丧偶的比例差距更大（表 9-1-5）。

表 9-1-4　老年人婚姻状况　　　　　　　　　　　　　　　　　　　　　单位：%

婚姻状况	合计	城市				农村			
		小计	东部	中部	西部	小计	东部	中部	西部
未婚	1.0	0.7	0.9	0.6	0.7	1.2	1.0	1.2	1.4
已婚	79.3	80.3	81.1	81.1	78.1	78.2	80.3	78.7	75.7
丧偶	18.6	17.6	16.7	16.8	19.7	19.8	18.0	19.4	22.0
离婚	1.0	1.3	1.2	1.3	1.3	0.6	0.6	0.5	0.7
其他	0.1	0.1	0.1	0.2	0.2	0.2	0.1	0.2	0.2

表 9-1-5　老年人分性别的婚姻状况　　　　　　　　　　　　　　　　　　单位：%

年龄/岁	合计			城市			农村		
	小计	男性	女性	小计	男性	女性	小计	男性	女性
未婚	1.0	1.7	0.3	0.7	1.2	0.3	1.2	2.3	0.2
已婚	79.3	86.9	71.9	80.3	89.1	72.0	78.2	84.5	71.8
丧偶	18.6	10.2	26.8	17.6	8.4	26.2	19.8	12.2	27.6
离婚	1.0	1.0	0.9	1.3	1.2	1.3	0.6	0.8	0.4
其他	0.1	0.2	0.1	0.1	0.1	0.2	0.2	0.2	0.0

五、受教育程度

在调查的老年人中，初中及以下占 84.0%，其中，没上过学的占 25.1%，小学的占 35.4%，初中的占 23.5%。农村小学及以下的占 75.7%，高于城市（47.5%）；城市初中及以上的比例（52.5%）高于农村（24.3%）（表 9-1-6）。

表 9-1-6　老年人受教育程度构成　　　　　　　　　　　　　　　　　　　单位：%

受教育程度	合计	城市				农村			
		小计	东部	中部	西部	小计	东部	中部	西部
没上过学	25.1	16.6	14.5	15.1	21.0	35.1	30.9	34.5	39.5
小学	35.4	30.9	31.2	28.4	33.3	40.6	41.5	40.4	40.1
初中	23.5	28.9	30.7	30.1	25.1	17.2	19.2	17.3	15.2
高中/技校	8.4	11.3	12.1	12.7	8.5	5.0	6.1	5.4	3.6
中专	3.3	5.0	4.3	5.9	5.1	1.2	1.1	1.4	1.1
大专	2.8	4.7	4.5	5.2	4.3	0.7	0.8	0.7	0.4
大学及以上	1.5	2.6	2.7	2.6	2.7	0.2	0.4	0.3	0.1

六、最主要经济来源

在调查的老年人中，老年人的最主要经济来源包括个人收入、家庭供养和社会救助。其中，个人收入占比最高，为64.3%，城市（74.0%）高于农村（52.9%），东、中部高于西部；其次是家庭供养（21.9%）和社会救助（11.4%），农村均高于城市（表9-1-7）。

表9-1-7　老年人最主要经济来源构成　　　　　单位：%

经济来源	合计	城市				农村			
		小计	东部	中部	西部	小计	东部	中部	西部
个人收入	64.3	74.0	73.9	77.7	70.3	52.9	55.1	53.9	49.8
家庭供养	21.9	15.3	13.6	13.4	19.6	29.6	30.6	29.3	29.0
社会救助	11.4	8.1	9.4	7.0	7.5	15.2	12.3	14.6	18.6
其他	2.4	2.6	3.1	1.9	2.6	2.3	2.0	2.2	2.6

注：个人收入包括劳动收入、离退休养老金、财产性收入。
　　家庭供养包括家庭其他成员供养。
　　社会救助包括最低生活保障金。
　　其他包括事业保险金、下岗生活费、内退生活费等。

七、参与社会活动

在调查的老年人中，参与社会活动的占23.8%，其中照看孩子占9.7%、陪同聊天占8.1%、环境卫生保护占3.7%、社会治安巡逻占2.0%（表9-1-8）。

表9-1-8　老年人参与社会活动情况　　　　　单位：%

社会活动	合计	城市				农村			
		小计	东部	中部	西部	小计	东部	中部	西部
社区治安巡逻	2.0	3.0	4.2	1.7	2.8	0.9	1.0	0.7	1.0
照料其他老人	1.6	1.8	1.9	1.1	2.2	1.5	1.6	1.3	1.5
环境卫生保护	3.7	3.9	4.2	3.1	4.2	3.4	2.7	3.4	4.1
调解纠纷	1.5	1.5	1.6	1.3	1.7	1.5	1.9	1.1	1.6
陪同聊天	8.1	6.8	6.3	5.9	8.6	9.6	9.1	7.2	12.8
专业技术志愿服务	0.7	1.1	1.3	1.1	0.7	0.2	0.3	0.1	0.2
照看孩子	9.7	8.8	9.3	6.7	10.2	10.9	10.1	8.8	13.9
其他	4.6	4.9	5.7	3.9	5.1	4.2	3.7	4.1	4.8
无	76.2	76.5	74.9	80.7	74.4	75.8	76.7	78.7	71.9

第二节　老年人失能情况

一、日常生活能力

采用 Katz 量表对老年人的日常生活能力进行评估。考察项目包括饮食、穿衣服、洗澡、上下床、上厕所及控制大小便 6 个方面，每个方面根据独立完成情况进行打分：1 分＝独立（问卷选项为①或②），0 分＝依赖（问卷选项为③或④）。总分为 6 分，6 分为完全自理，4～5 分为轻度失能，2～3 分为中度失能，0～1 分为重度失能。

（一）整体情况

在调查的老年人中，完全自理的比例为 93.3%，轻度失能的比例为 3.8%，中度失能的比例为 1.1%，重度失能的比例为 1.8%。其中，失能程度在轻度及以上的比例农村（7.6%）高于城市（6.0%）；无论城乡，中度及以上失能的比例，中部地区高于东、西部（表 9-2-1）。

表 9-2-1　老年人日常生活能力情况　　　　　　　　　　　　　　　单位：%

失能程度	合计	城市				农村			
		小计	东部	中部	西部	小计	东部	中部	西部
完全自理	93.3	94.0	94.9	93.4	93.5	92.4	93.9	92.0	91.6
轻度失能	3.8	3.3	2.6	3.5	4.0	4.3	3.4	4.3	5.2
中度失能	1.1	1.0	0.9	1.2	1.0	1.3	0.9	1.5	1.3
重度失能	1.8	1.7	1.6	1.9	1.5	2.0	1.8	2.2	1.9

在日常生活能力的各项调查中，洗澡需要帮助的比例最高，为 5.7%，其次是穿衣服和上厕所需要帮助，比例均为 3.1%，上下床需要帮助的比例为 2.9%，控制大小便和吃饭需要帮助的比例分别为 2.3% 和 1.8%。六项日常生活能力需要帮助的比例，农村均高于城市，中部高于东、西部（农村洗澡需要帮助的比例除外）（表 9-2-2）。

（二）性别、年龄别比较

在 60～69 岁年龄组中，失能的比例为 3.7%，其中轻度失能占比 2.2%，中度失能占比 0.6%，重度失能占比 0.9%；在 70～79 岁老年人中，失能的比例为 7.7%，其中轻度、中度及重度失能占比分别为 4.5%、1.2% 和 2.0%；在 80 岁及以上的老年人中，失能的比例为 20.1%，轻度、中度及重度失能比例分别为 10.3%、3.5% 及 6.3%。随着年龄的增加，老年人失能的比例逐渐增加，80 岁及以上年龄组失能的比例最高，重度失能上升速度最快。

总的来看失能比例女性均高于男性，80 岁及以上年龄组性别差别最大（表 9-2-3）。

表 9-2-2 老年人日常生活需要帮助的比例 单位：%

日常生活能力	合计	城市				农村			
		小计	东部	中部	西部	小计	东部	中部	西部
穿衣服	3.1	2.8	2.7	3.1	2.7	3.3	3.1	3.8	3.0
吃饭	1.8	1.6	1.5	1.9	1.5	2.0	1.9	2.2	1.9
洗澡	5.7	5.2	4.5	5.8	5.4	6.3	5.2	6.5	7.2
上下床	2.9	2.6	2.4	3.0	2.5	3.2	2.6	3.6	3.4
上厕所	3.1	2.8	2.6	3.3	2.7	3.5	2.8	4.0	3.5
控制大小便	2.3	2.1	1.8	2.5	2.0	2.6	2.3	3.1	2.4

表 9-2-3 老年人性别、年龄别日常生活能力情况 单位：%

年龄组 / 岁	完全自理			轻度失能			中度失能			重度失能		
	合计	男性	女性	合计	男性	女性	合计	男性	女性	合计	男性	女性
60~69	96.2	96.3	96.1	2.2	2.1	2.3	0.6	0.6	0.6	0.9	1.0	0.9
70~79	92.3	92.6	91.9	4.5	4.1	4.8	1.2	1.1	1.4	2.0	2.2	1.9
≥80	79.9	82.8	77.5	10.3	8.4	11.8	3.5	2.7	4.2	6.3	6.0	6.5
合计	93.3	93.9	92.8	3.8	3.3	4.1	1.1	1.0	1.3	1.8	1.8	1.8

二、自感健康状况

（一）整体情况

在调查的老年人中，自评健康得分的平均分为 70.7 分（城市 73.0 分，农村 67.9 分），且东部均高于中、西部。老年人自评健康状况最差的维度是疼痛或不适方面，有问题的比例占了 35.1%，其次是行动方面，占 20.3%。老年人各项自感健康状况有问题（困难）的比例均是农村高于城市，且中、西部高于东部（表 9-2-4）。

（二）性别比较

在调查的老年人中，男性自评健康得分为 72.0 分，女性为 69.4 分，城市高于农村。女性在行动、自我照顾、平常活动、疼痛或不适以及焦虑抑郁方面有问题的比例均高于男性，农村高于城市（表 9-2-5）。

（三）年龄别比较

随着年龄的增加，自评健康得分逐渐降低，行动、自我照顾、日常活动、疼痛 / 不适和焦虑 / 抑郁等方面自评有中度及以上健康问题的比例逐渐增加，80 岁及以上年龄组有健康问题的比例最高（表 9-2-6）。

表 9-2-4 老年人自评健康得分及自评有中度及以上健康问题的比例

健康状况	合计	城市				农村			
		小计	东部	中部	西部	小计	东部	中部	西部
自评健康得分/分	70.7	73.0	74.7	72.9	70.7	67.9	71.7	66.7	65.7
自评有中度及以上健康问题的比例/%									
行动	20.3	16.5	13.8	17.2	19.5	24.8	19.0	25.4	29.5
自我照顾	8.4	6.6	5.4	6.8	8.1	10.6	7.6	11.2	12.8
平常活动	13.9	11.1	9.3	11.4	13.2	17.2	13.3	17.8	20.3
疼痛/不适	35.1	30.0	25.2	32.3	34.3	41.1	34.8	40.8	47.3
焦虑/沮丧	12.6	10.3	7.4	11.0	13.7	15.3	11.7	14.5	19.6

表 9-2-5 老年人分性别自评健康得分及自评有中度及以上健康问题的比例

自评健康状况	合计			城市			农村		
	小计	男性	女性	小计	男性	女性	小计	男性	女性
自评健康得分/分	70.7	72.0	69.4	73.0	74.0	72.0	67.9	69.7	66.1
自评有中度及以上健康问题的比例/%									
行动	20.3	18.6	21.9	16.5	15.0	17.8	24.8	22.5	27.1
自我照顾	8.4	7.4	9.5	6.6	6.0	7.1	10.6	8.9	12.4
平常活动	13.9	12.7	15.0	11.1	9.9	12.1	17.2	15.8	18.7
疼痛/不适	35.1	30.6	39.3	30.0	25.6	33.9	41.1	36.3	46.1
焦虑/抑郁	12.6	10.3	14.8	10.3	8.3	12.1	15.3	12.5	18.2

表 9-2-6 老人年龄别自评有中度及以上健康问题的比例及自评健康得分

年龄组/岁	自评下列各方面有中度及以上健康问题的比例/%					自评健康得分/分
	行动	自我照顾	日常活动	疼痛/不适	焦虑/抑郁	
60~69	15.3	5.7	9.9	32.2	11.8	72.2
70~79	25.0	10.4	16.8	38.7	13.6	68.8
≥80	39.2	20.7	31.6	42.5	14.8	66.5
合计	20.3	8.4	13.9	35.1	12.6	70.7

三、功能损伤情况

（一）整体情况

在调查的老年人中，听力有问题（需要提高声音和很难听清）的比例为 32.5%，视力有中度以上问题的比例为 31.4%。与城市相比，农村的老年人在听力和视力方面的损伤情况较重。与东部相比，中、西部老年人功能损伤状况较重（表 9-2-7）。

表 9-2-7　老年人各功能损伤情况构成　　　　　　　　　　　　　　　单位：%

功能损伤	合计	城市				农村			
		小计	东部	中部	西部	小计	东部	中部	西部
听力									
很难听清	8.1	7.5	6.6	7.3	8.9	8.8	7.4	8.4	10.4
需要提高声音	24.4	21.1	17.7	23.2	23.5	28.2	24.2	31.2	28.7
能听清楚	67.5	71.4	75.7	69.5	67.6	63.0	68.4	60.4	60.9
视力									
极度困难	6.2	5.6	4.6	6.2	6.5	6.9	6.1	6.4	8.3
中度困难	25.2	21.3	17.2	22.9	25.3	29.8	26.4	30.7	31.6
没有或轻度困难	68.6	73.1	78.2	70.9	68.2	63.3	67.5	62.9	60.1
失智	2.9	2.4	2.1	2.5	2.6	3.6	3.3	4.3	3.0

（二）变化趋势

与 2013 年相比，听力损伤比例增加 8.7 个百分点，其中农村增加 10.1 个百分点，城市增加 7.6 个百分点；视力损伤比例增加 6.2 个百分点，其中农村增加 7.8 个百分点，城市增加 5.1 个百分点（图 9-2-1）。

（三）性别、年龄别比较

随着年龄的增加，老年人听力、视力损伤和失智的比例逐渐增多，80 岁以后增加明显。在听力损伤方面，男性的比例高于女性。在视力损伤方面，女性的比例高于男性。失智方面，80 岁之前男性略高于女性，80 岁以后女性略高于男性（表 9-2-8）。

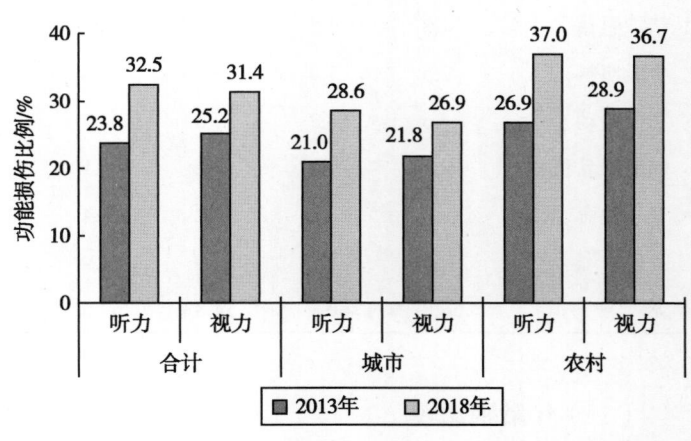

图 9-2-1　不同年份老年人听力、视力功能损伤情况

表 9-2-8 老年人性别、年龄别各项功能损伤比例 单位：%

年龄组 / 岁	听力			视力			失智		
	合计	男性	女性	合计	男性	女性	合计	男性	女性
60～69	25.3	26.5	24.1	25.9	22.2	29.5	2.0	2.0	1.9
70～79	38.1	40.2	35.9	36.2	31.4	41.0	3.1	3.3	2.9
≥ 80	57.1	57.3	56.9	48.7	43.6	52.8	7.8	7.5	8.0
合计	32.5	33.6	31.3	31.4	27.1	35.5	2.9	2.9	2.9

第三节 老年人养老及照料需求

一、接受老龄服务情况

（一）整体情况

在调查的老年人中，接受老龄服务项目中，最多的是预防保健（30.4%），其次是医疗协助（14.1%）和老年教育（8.6%），文体活动和生活照料分别占比 4.6% 和 2.5%。除了文体活动、辅助用品租赁外，其他各项老龄服务比例，农村均高于城市。有 56.8% 的老年人没有接受过老龄服务（表 9-3-1）。

表 9-3-1 老年人接受各项老龄服务的比例 单位：%

老龄服务	合计	城市				农村			
		小计	东部	中部	西部	小计	东部	中部	西部
预防保健	30.4	26.6	31.5	19.4	27.3	34.8	36.1	33.5	35.0
医疗协助	14.1	13.0	14.8	10.5	13.1	15.4	11.7	14.6	19.6
康复护理	1.9	1.6	2.4	1.1	1.1	2.3	1.4	2.1	3.4
精神慰藉	1.8	1.2	1.6	0.7	1.2	2.6	2.3	1.8	3.8
生活照料	2.5	1.4	1.5	0.8	1.7	3.8	2.4	4.3	4.6
文体活动	4.6	6.2	7.0	4.5	6.8	2.7	2.6	2.4	3.0
辅助用品租赁	0.1	0.1	0.2	0.1	0.1	0.1	0.1	0.1	0.1
老年教育	8.6	7.2	7.2	5.4	9.0	10.3	8.9	9.1	12.9
其他	2.9	2.7	3.0	1.9	3.0	3.2	2.8	2.2	4.6
无	56.8	60.1	54.8	69.5	57.7	52.9	55.6	54.4	49.0

（二）年龄别比较

在接受预防保健、医疗协助及老年教育三项活动方面，70～79 岁年龄组的参与比例高于其他年龄组；在接受康复护理、精神慰藉、生活照料方面，80 岁及以上年龄组的比例高于其他年龄组；随着年龄的增加，文体活动的参与率下降（表 9-3-2）。

表 9-3-2　不同年龄段老年人接受各项老龄服务的比例　　单位：%

年龄组 / 岁	预防保健	医疗协助	康复护理	精神慰藉	生活照料	文体活动	辅助用品租赁	老年教育	其他	无
60 ~ 69	29.3	13.7	1.9	1.9	2.3	4.8	0.1	8.2	2.9	58.2
70 ~ 79	33.2	15.0	2.0	1.8	2.7	4.7	0.1	9.7	2.9	53.5
≥ 80	28.6	13.7	2.1	2.1	3.3	2.9	0.1	7.8	2.9	58.3

（三）不同失能程度老年人接受服务情况

与没有失能的老年人相比，失能老年人在康复护理和生活照料方面的老龄服务需求都有所增加，重度失能老年人康复护理和生活照料方面需求增加明显，而接受文体活动及老年教育等方面的比例则明显下降（表 9-3-3）。

表 9-3-3　不同失能程度老年人接受各项老龄服务的比例　　单位：%

失能程度	预防保健	医疗协助	康复护理	精神慰藉	生活照料	文体活动	辅助用品租赁	老年教育	其他	无
完全自理	36.8	16.9	2.2	2.2	2.8	5.8	0.1	10.5	3.5	67.9
轻度失能	32.9	16.7	3.0	2.4	5.3	2.4	0.1	7.8	3.0	69.9
中度失能	28.3	17.4	4.9	3.0	5.2	0.8	0.2	7.8	2.9	75.6
重度失能	30.1	16.5	6.4	2.4	7.2	0.5	0.3	6.5	2.1	74.8

二、最希望的养老方式

（一）整体情况

在调查的老年人中，90.7% 的老年人希望居家养老，5.2% 的老年人希望机构养老，4.1% 的老年人希望社区养老。农村地区希望居家养老的比例（93.9%）高于城市（87.9%）；城市地区希望机构养老和社区养老的比例高于农村（表 9-3-4）。

（二）不同失能程度老人希望的养老方式

希望居家养老和机构养老的比例，完全自理老人分别为 90.5%、5.3%，轻度失能老人分别为 91.9%、4.9%，中度失能老人分别为 93.2%、3.6%，重度失能老人分别为 93.6%、4.2%。随着失能程度的加重，希望居家养老的比例逐渐升高（表 9-3-5）。

表 9-3-4 老年人最希望的养老方式构成 单位：%

养老方式	合计	城市				农村			
		小计	东部	中部	西部	小计	东部	中部	西部
居家养老	90.7	87.9	88.3	86.0	89.4	93.9	92.9	93.2	95.5
社区养老	4.1	5.4	4.4	6.8	5.3	2.5	3.1	2.9	1.5
机构养老	5.2	6.7	7.3	7.2	5.3	3.6	4.0	3.9	3.0

表 9-3-5 不同失能程度老年人最希望的养老方式构成 单位：%

失能程度	居家养老	社区养老	机构养老
完全自理	90.5	4.2	5.3
轻度失能	91.9	3.2	4.9
中度失能	93.2	3.2	3.6
重度失能	93.6	2.2	4.2

三、照料需求

（一）整体情况

老年人生活起居需要照顾的比例是 11.8%，农村（12.8%）高于城市（10.9%），中、西部高于东部。

在生活起居需要照顾的老年人中，照顾由配偶来提供的比例为 52.5%，由子女及其他亲属提供的比例为 42.9%。城市老年人由配偶提供照顾的比例高于农村；农村老年人由子女及其他亲属提供照顾的比例高于城市（表 9-3-6）。

表 9-3-6 老年人生活起居照顾情况 单位：%

生活照顾	合计	城市				农村			
		小计	东部	中部	西部	小计	东部	中部	西部
生活起居需要照顾	11.8	10.9	9.8	11.1	12.4	12.8	10.5	13.6	14.0
照顾由谁提供									
配偶	52.5	54.7	56.1	55.5	52.0	50.0	52.0	54.1	43.6
子女及其他亲属	42.9	40.0	38.6	39.5	42.5	46.3	45.2	41.9	52.2
亲戚/邻居/保姆/医务人员等	4.1	4.6	4.6	4.3	5.0	3.3	2.5	3.5	3.9
无人照顾	0.5	0.7	0.7	0.7	0.5	0.4	0.3	0.5	0.3

（二）年龄别比较

在 60~69 岁年龄组中，生活起居需要照顾的比例为 7.8%；在 70~79 岁年龄组中，需要照顾的比例为 13.2%；在 80 岁及以上的年龄组中，需要照顾的比例为 30.5%。随着年龄的增加，老年人生活起居需要照顾的比例逐渐增加，80 岁及以上年龄组增加明显。其中，随着年龄的增加，照顾来自配偶的比例逐渐降低，来自子女及其他亲属、亲戚、邻居、保姆或医务人员的比例逐渐增加（表 9-3-7）。

表 9-3-7　老年人年龄别照顾情况　　　　　　　　　　　　　　单位：%

年龄组 / 岁	生活起居需要照顾	提供照顾的人			
		配偶	子女及其他亲属	亲戚 / 邻居 / 保姆 / 医务人员等	无人照顾
60 ~ 69	7.8	62.0	33.7	3.7	0.6
70 ~ 79	13.2	44.9	50.6	4.0	0.5
≥ 80	30.5	20.6	73.5	5.4	0.5
合计	11.8	52.5	42.9	4.1	0.5

（三）不同失能程度老年人照顾情况

轻度失能者需要照顾的比例为 62.2%，中度失能者需要照顾的比例为 94.5%，重度失能者需要照顾的比例为 96.5%；相比于完全自理的老年人（7.1%），随着失能程度的加重，老人需要照顾的比例增加（表 9-3-8）。

表 9-3-8　不同失能程度老年人照顾情况　　　　　　　　　　　　单位：%

失能程度	生活起居需要照顾	提供照顾的人			
		配偶	子女及其他亲属	亲戚 / 邻居 / 保姆 / 医务人员等	无人照顾
完全自理	7.1	53.1	42.4	3.9	0.6
轻度失能	62.2	43.5	52.6	3.6	0.3
中度失能	94.5	48.4	46.2	5.0	0.4
重度失能	96.5	46.8	46.4	6.4	0.4

第四节　老年人卫生服务需要、需求及利用

一、卫生服务需要

（一）两周患病率

1. **整体情况**　在调查的 69 342 名老年人中，两周患病人数为 38 506 人，老年人的两周患病率为 55.5%，城市（57.3%）高于农村（53.4%），东部高于中、西部（表 9-4-1）。

表 9-4-1　老年人两周患病率

指标	合计	城市				农村			
		小计	东部	中部	西部	小计	东部	中部	西部
调查人口数 / 人	69 342	37 506	15 169	11 469	10 868	31 836	9 544	11 640	10 652
患病人数 / 人	38 506	21 499	9 033	6 454	6 012	17 007	5 245	5 912	5 850
两周患病率 /%	55.5	57.3	59.5	56.3	55.3	53.4	55.0	50.8	54.9

2. **性别、年龄别比较**　60～69 岁组老年人两周患病率低于 70 岁及以上老年人。在各年龄段，老年人两周患病率均为女性高于男性，城乡一致（表 9-4-2）。

表 9-4-2　老年人性别、年龄别两周患病率　　　　　　　　　　　　　　　　单位：%

年龄组 / 岁	合计			城市			农村		
	小计	男性	女性	小计	男性	女性	小计	男性	女性
60～69	52.1	49.6	54.4	52.9	51.5	54.2	51.1	47.7	54.7
70～79	60.9	57.7	64.1	63.5	60.6	66.2	57.8	54.3	61.5
≥ 80	60.1	57.6	62.1	63.8	61.3	65.9	54.8	52.3	56.7
合计	55.5	52.8	58.1	57.3	55.4	59.2	53.4	50.0	56.9

（二）慢性病患病率

1. **整体情况**　在调查的 69 342 名老年人中，慢性病患病人数为 41 049 人，慢性病患病率为 59.1%，城市（60.6%）高于农村（57.5%），中部高于东、西部（表 9-4-3）。

表 9-4-3　老年人慢性病患病情况

指标	合计	城市				农村			
		小计	东部	中部	西部	小计	东部	中部	西部
调查人口数 / 人	69 342	37 506	15 169	11 469	10 868	31 836	9 544	11 640	10 652
慢性病患病人数 / 人	41 049	22 733	9 236	7 043	6 454	18 316	5 427	6 824	6 065
慢性病患病率 /%	59.1	60.6	60.9	61.4	59.3	57.5	56.8	58.5	56.9

2. **性别、年龄别比较**　60～69 岁组老年人慢性病患病率低于 70 岁及以上老年人。在各年龄段，女性慢性病患病率均高于男性，城乡一致（表 9-4-4）。

3. **疾病顺位**　老年人慢性病患病率最高的前十位疾病依次是高血压（36.9%）、糖尿病（10.6%）、脑血管病（5.4%）、缺血性心脏病（4.5%）、椎间盘疾病（4.2%）、慢性阻塞性肺部疾病（2.9%）、急 / 慢性胃肠炎（2.7%）、类风湿性关节炎（2.1%）、胆结石症和胆囊炎（1.2%）、前列腺增生和炎症（1.2%）；城市与农村疾病顺位基本相同，高血压、糖尿病患病率城市明显高于农村，脑血管病、椎间盘疾病和急 / 慢性胃肠炎等疾病患病率农村高于城市（表 9-4-5）。

表 9-4-4　老年人性别、年龄别慢性病患病率　　　　　　　　　　　　　　　单位：%

年龄组/岁	合计			城市			农村		
	小计	男性	女性	小计	男性	女性	小计	男性	女性
60~69	55.4	53.2	57.5	55.8	54.5	57.1	55.0	51.9	58.1
70~79	65.1	61.9	68.3	67.3	64.1	70.4	62.5	59.3	65.8
≥80	63.6	62.2	64.8	67.4	65.1	69.4	58.2	57.8	58.4
合计	59.1	56.7	61.5	60.6	58.6	62.4	57.5	54.6	60.4

表 9-4-5　老年人疾病别慢性病患病率及构成　　　　　　　　　　　　　　　单位：%

合计			城市			农村		
疾病名称	患病率	构成	疾病名称	患病率	构成	疾病名称	患病率	构成
高血压	36.9	39.8	高血压	39.2	40.7	高血压	34.1	38.7
糖尿病	10.6	11.4	糖尿病	13.5	14.0	糖尿病	7.2	8.1
脑血管病	5.4	5.8	缺血性心脏病	5.0	5.2	脑血管病	6.2	7.0
缺血性心脏病	4.5	4.8	脑血管病	4.7	4.8	椎间盘疾病	5.0	5.7
椎间盘疾病	4.2	4.5	椎间盘疾病	3.5	3.7	缺血性心脏病	3.8	4.3
慢性阻塞性肺疾病	2.9	3.2	慢性阻塞性肺疾病	2.5	2.6	慢性阻塞性肺疾病	3.4	3.9
急/慢性胃肠炎	2.7	2.9	急/慢性胃肠炎	2.4	2.5	急/慢性胃肠炎	3.0	3.4
类风湿性关节炎	2.1	2.3	类风湿性关节炎	1.6	1.6	类风湿性关节炎	2.7	3.1
胆结石症/胆囊炎	1.2	1.3	前列腺增生/炎症	1.2	1.2	胆结石症/胆囊炎	1.3	1.5
前列腺增生/炎症	1.2	1.3	胆结石症/胆囊炎	1.1	1.1	前列腺增生/炎症	1.2	1.3

（三）患多种慢性病情况

1. **整体情况**　在调查的老年人中，未患慢性病的比例为 40.8%，患 1 种慢性病的比例为 35.4%，患 2 种慢性病的比例为 16.3%，患 3 种及以上慢性病的比例为 7.5%。城市患多种慢性病的比例高于农村（表 9-4-6）。

表 9-4-6　老年人患慢性病种类数的分布　　　　　　　　　　　　　　　单位：%

患病情况	合计	城市				农村			
		小计	东部	中部	西部	小计	东部	中部	西部
未患慢性病	40.8	39.4	39.1	38.6	40.6	42.5	43.1	41.4	43.1
患 1 种慢性病	35.4	35.5	36.3	35.5	34.2	35.4	36.7	35.0	34.7
患 2 种慢性病	16.3	17.0	17.1	17.2	16.8	15.4	15.1	15.9	15.1
患 3 种及以上慢性病	7.5	8.1	7.5	8.7	8.4	6.7	5.1	7.7	7.2

2. **性别、年龄别比较** 随着年龄的增加，老年人患多种慢性病的比例增加；但在女性人群中，70~79岁年龄组患多种慢性病的比例最大，80岁及以上年龄组有所下降；女性患多种慢性病的比例高于男性（表9-4-7）。

表9-4-7 不同性别、年龄的老年人患慢性病种类数的分布 单位：%

年龄组/岁	合计				男性				女性			
	0种	1种	2种	≥3种	0种	1种	2种	≥3种	0种	1种	2种	≥3种
60~69	44.6	34.5	14.6	6.3	46.7	34.3	13.5	5.5	42.4	34.6	15.7	7.2
70~79	34.8	36.9	19.0	9.3	38.0	36.1	17.6	8.3	31.6	37.7	20.4	10.3
≥80	36.3	36.8	18.1	8.8	37.7	35.4	18.4	8.4	35.2	37.9	17.8	9.1
合计	40.8	35.4	16.3	7.5	43.2	35.0	15.2	6.6	38.5	35.9	17.3	8.3

3. **变化趋势** 与2013年调查结果相比较，老年人患1种慢性病的比例增加1.8个百分点，患2种慢性病的比例增加4.4个百分点，患3种及以上的慢性病比例增加3.2个百分点（图9-4-1）。

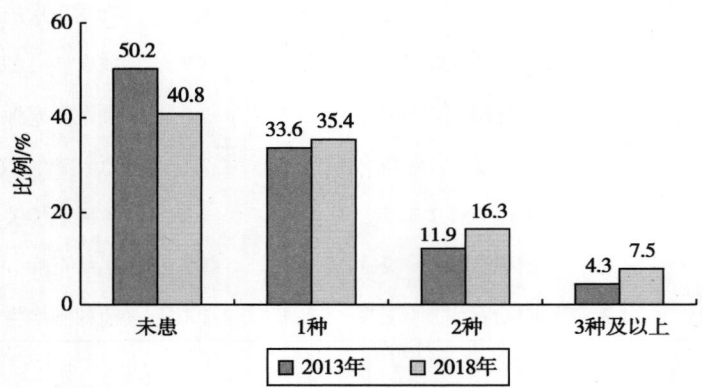

图9-4-1 不同年份调查老年人患多种慢性病的比例

二、卫生服务需求

（一）两周患病治疗

1. **整体情况** 在两周患病的老年人中，91.7%的患者到医疗机构就诊，6.7%的患者仅采取自我医疗，1.6%的患者未采取任何治疗措施。就诊比例城市略高于农村，东部高于中、西部；仅自我医疗和未治疗的比例，西部高于东部；农村高于城市（表9-4-8）。

2. **自我医疗** 老年人两周患者中，采取了自我医疗的比例为29.9%。采取自我医疗的原因最主要的是知道治疗方法（52.3%），其次是自感病轻（22.2%），再次是经济困难（11.4%）。农村归因于经济困难的比例（14.0%）高于城市（9.4%），且中、西部高于东部。西部归因于就诊麻烦（5.9%）和交通不便（1.6%）的比例高于中、东部。

表 9-4-8 老年人两周患病治疗情况 单位：%

治疗情况	合计	城市				农村			
		小计	东部	中部	西部	小计	东部	中部	西部
就诊	91.7	91.9	94.5	91.1	88.9	91.4	92.7	90.7	91.1
两周内就诊	37.7	36.5	41.9	28.1	37.5	39.2	40.7	37.0	40.3
两周前就诊	54.0	55.4	52.6	63.0	51.4	52.2	52.0	53.7	50.8
未就诊	8.3	8.1	5.5	8.9	11.1	8.6	7.3	9.3	8.9
自我医疗	6.7	6.7	4.7	7.1	9.4	6.8	5.7	7.2	7.1
未治疗	1.6	1.4	0.8	1.8	1.7	1.8	1.6	2.1	1.8

（二）门诊服务利用

1. 两周就诊率

（1）整体情况：本次调查老年人两周就诊率为 40.1%，城市（40.5%）略高于农村（39.6%）。东、西部均高于中部（两周就诊率均按人次数计算）（表 9-4-9）。

表 9-4-9 老年人两周就诊率

指标	合计	城市				农村			
		小计	东部	中部	西部	小计	东部	中部	西部
调查人口数 / 人	69 342	37 506	15 169	11 469	10 868	31 836	9 544	11 640	10 652
两周就诊人次数 / 人次	27 790	15 192	6 793	3 689	4 710	12 598	4 127	3 993	4 478
两周就诊率 /%	40.1	40.5	44.8	32.2	43.3	39.6	43.2	34.3	42.0

（2）性别、年龄别比较：60~69 岁老年人的两周就诊率为 37.0%；70~79 岁老年人的两周就诊率为 45.3%；80 岁及以上老年人的两周就诊率为 42.9%；随着年龄的增加，老年人的两周就诊率逐渐上升，80 岁以后有所下降（城市男性例外）。除了城市 80 岁及以上年龄组外，城乡各年龄段老年人的两周就诊率均为女性高于男性（表 9-4-10）。

表 9-4-10 老年人性别、年龄别两周就诊率 单位：%

年龄组 / 岁	合计			城市			农村		
	合计	男性	女性	合计	男性	女性	合计	男性	女性
60 ~ 69	37.0	33.3	40.6	35.8	32.2	39.2	38.4	34.5	42.3
70 ~ 79	45.3	41.4	49.2	47.4	43.6	51.0	42.8	38.8	47.0
≥ 80	42.9	43.2	42.6	46.7	47.5	46.0	37.5	36.9	38.0

2. 两周就诊机构

（1）整体情况：在两周就诊的老年人中，首诊机构在基层医疗卫生机构的比例为 69.3%，农村地区（76.9%）高于城市地区（63.2%），其次是县/市/区级医院（17.7%）。老年人首诊地点在省/地/市级医院的比例为 8.9%，城市地区（14.7%）高于农村地区（1.6%）（表 9-4-11）。

表 9-4-11 老年人两周就诊首诊机构构成　　　　　　　　　　　　　　　　　　　　　　单位：%

机构	合计	城市				农村			
		小计	东部	中部	西部	小计	东部	中部	西部
基层医疗卫生机构	69.3	63.2	67.8	53.4	63.5	76.9	79.9	77.2	73.9
县/市/区级医院	17.7	18.0	16.7	22.0	16.8	17.3	16.0	16.7	19.0
省/地/市级医院	8.9	14.7	12.8	19.3	14.1	1.6	1.7	1.8	1.4
民营医院	2.3	2.6	1.4	3.9	3.5	2.0	1.0	2.2	2.8
其他	1.8	1.5	1.3	1.4	2.1	2.2	1.4	2.1	2.9

（2）选择就诊机构的原因：在调查前两周内就诊的老年人中，选择就诊机构最主要的原因是距离近（56.2%），其次是技术水平高（15.1%）和有信赖的医生（7.1%），城乡原因排序相同（表 9-4-12）。

表 9-4-12 老年人两周就诊选择医疗机构的原因构成　　　　　　　　　　　　　　　　单位：%

原因	合计	城市				农村			
		小计	东部	中部	西部	小计	东部	中部	西部
距离近	56.2	54.9	59.9	52.1	48.8	57.7	61.1	60.1	52.3
技术水平高	15.1	14.5	11.1	17.5	18.1	15.8	15.1	15.4	16.9
有信赖医生	7.1	7.5	7.0	6.1	9.3	6.5	5.8	4.8	8.9
定点单位	4.6	6.6	4.9	9.3	7.2	2.1	1.9	2.5	2.0
收费合理	4.0	3.8	2.9	3.2	5.9	4.1	3.6	4.7	4.0
药品丰富	3.3	3.7	5.7	1.5	2.2	2.9	2.8	1.8	3.9
服务态度好	2.4	2.1	1.7	2.2	2.5	2.8	3.3	2.9	2.3
有熟人	2.3	2.0	1.6	2.7	2.1	2.6	2.3	3.0	2.5
设备条件好	2.1	1.9	1.8	2.4	1.7	2.4	1.9	2.6	2.7
其他	1.5	1.6	1.3	2.1	1.7	1.7	1.1	1.3	2.2
有签约医生	1.4	1.4	2.1	0.9	0.5	1.4	1.1	0.9	2.3

（三）住院服务利用

1. 住院率

（1）整体情况：老年人住院率为 24.9%，农村（26.3%）高于城市（23.6%）。不论城乡，中、西部均高于东部。中部城乡差别最大（表 9-4-13）。

表 9-4-13　老年人年住院率

指标	合计	城市				农村			
		小计	东部	中部	西部	小计	东部	中部	西部
调查人口数 / 人	69 342	37 506	15 169	11 469	10 868	31 836	9 544	11 640	10 652
住院人次数 / 人次	17 242	8 863	3 118	2 721	3 024	8 379	1 957	3 367	3 055
住院率 /%	24.9	23.6	20.6	23.7	27.8	26.3	20.5	28.9	28.7

（2）性别、年龄别比较：60～69 岁年龄组的住院率为 21.7%，70～79 岁年龄组的住院率 29.1%，80 岁及以上年龄组的住院率为 31.1%；随着年龄的增加，老年人的住院率逐渐升高。60～69 岁年龄段，女性住院率高于男性，70 岁及以上年龄段，男性住院率高于女性（表 9-4-14）。

表 9-4-14　老年人性别、年龄别住院率　　　　　单位：%

年龄组 / 岁	合计			城市			农村		
	小计	男性	女性	小计	男性	女性	小计	男性	女性
60～69	21.7	21.3	22.0	19.7	19.5	19.9	23.9	23.4	24.5
70～79	29.1	29.5	28.7	27.7	28.5	27.0	30.7	30.6	30.8
≥ 80	31.1	32.9	29.6	33.1	34.6	31.9	28.3	30.5	26.5
合计	24.9	24.9	24.8	23.6	23.9	23.4	26.3	26.1	26.5

（3）变化趋势：与 2013 年比较，老年人住院率增加 7.0 个百分点，其中城市增加 4.7 个百分点，农村增加 9.5 个百分点（图 9-4-2）。

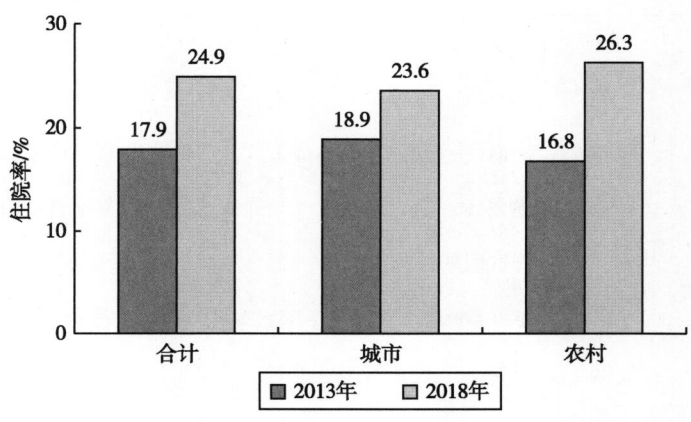

图 9-4-2　不同年份调查老年人住院率

2. **住院机构类型** 在住院的老年人中，住院选在县/市/区级医院的比例最大，为47.4%，农村（53.5%）高于城市（41.8%）。其次是省/地/市级医院（23.5%）和基层医疗卫生机构（21.4%）。农村在基层医疗卫生机构住院的比例高于城市，而城市在省/地/市级医院住院的比例高于农村（表9-4-15）。

表9-4-15 老年人住院医疗机构类型构成 单位：%

机构	合计	城市				农村			
		小计	东部	中部	西部	小计	东部	中部	西部
基层医疗卫生机构	21.4	13.1	12.3	9.6	17.1	30.1	26.2	35.7	26.5
县/市/区级医院	47.4	41.8	46.3	39.0	39.6	53.5	58.6	47.7	56.6
省/地/市级医院	23.5	36.7	37.7	41.7	31.2	9.5	11.4	8.3	9.6
民营医院	7.1	7.7	3.3	9.0	11.1	6.5	3.5	8.0	6.9
其他	0.6	0.7	0.4	0.7	1.0	0.4	0.3	0.3	0.4

注：基层医疗卫生机构包括社区卫生服务中心、乡镇卫生院。

3. **住院病人的疾病顺位** 在老年人的住院疾病谱中，脑血管病的住院率和构成比最高（2.7%和10.9%），其次是高血压（1.8%和7.4%）和慢性阻塞性肺疾病（1.4%和5.8%），缺血性心脏病（1.4%和5.6%），椎间盘疾病（1.2%和4.7%），糖尿病（1.0%和4.1%）等；城市和农村大体情况相同，农村慢性阻塞性肺疾病、椎间盘疾病、感冒和急/慢性胃肠炎的疾病顺位比城市靠前；城市缺血性心脏病、糖尿病、肺炎、白内障的排名要比农村靠前。农村脑血管病住院率高于城市（表9-4-16）。

表9-4-16 老年人住院前十位疾病患病率及构成 单位：%

合计			城市			农村		
疾病名称	住院率	构成	疾病名称	住院率	构成	疾病名称	住院率	构成
脑血管病	2.7	10.9	脑血管病	2.1	8.9	脑血管病	3.4	12.9
高血压	1.8	7.4	高血压	1.8	7.7	高血压	1.9	7.1
慢性阻塞性肺疾病	1.4	5.8	缺血性心脏病	1.3	5.4	慢性阻塞性肺疾病	1.8	6.7
缺血性心脏病	1.4	5.6	糖尿病	1.2	5.3	缺血性心脏病	1.5	5.7
椎间盘疾病	1.2	4.7	慢性阻塞性肺疾病	1.2	4.9	椎间盘疾病	1.3	4.8
糖尿病	1.0	4.1	椎间盘疾病	1.1	4.6	感冒	1.1	4.4
感冒	0.9	3.6	感冒	0.7	2.9	糖尿病	0.8	2.9
急/慢性胃肠炎	0.6	2.3	肺炎	0.6	2.6	急/慢性胃肠炎	0.7	2.5
肺炎	0.5	2.2	白内障	0.5	2.2	骨折	0.6	2.4
骨折	0.5	2.1	急/慢性胃肠炎	0.5	2.2	白内障	0.5	1.9

（四）需住院未住院情况

1. **整体情况**　在本次调查中，老年人应住院人次数为 21 824 人次，其中未住院人次数为 4 582 人次，需住院未住院比例为 21.0%，且城市和农村相同。在城市，中、西部的需住院未住院率均高于东部。在农村，西部最高，中部次之，东部最低（表 9-4-17）。

表 9-4-17　老年人需住院未住院情况

指标	合计	城市				农村			
		小计	东部	中部	西部	小计	东部	中部	西部
应住院人次数 / 人次	21 824	11 216	3 667	3 596	3 953	10 608	2 412	4 188	4 008
未住院人次数 / 人次	4 582	2 353	549	875	929	2 229	455	821	953
未住院比例 /%	21.0	21.0	15.0	24.3	23.5	21.0	18.9	19.6	23.8

2. **性别、年龄别比较**　随着年龄的增加，老年人需住院未住院的比例逐渐降低。女性需住院未住院的比例高于男性（表 9-4-18）。

表 9-4-18　老年人性别、年龄别需住院未住院比例　　　　　　　单位: %

年龄组 / 岁	合计			城市			农村		
	小计	男性	女性	小计	男性	女性	小计	男性	女性
60 ~ 69	23.8	22.6	24.9	24.1	23.0	25.1	23.5	22.3	24.7
70 ~ 79	19.1	17.9	20.3	19.2	17.7	20.7	19.0	18.0	19.9
≥ 80	13.8	13.3	14.3	14.3	13.6	15.0	13.0	12.8	13.2

三、基本公共卫生服务

（一）健康档案

在调查的老年人中，自报有健康档案的比例为 64.1%，自报没有健康档案的比例为 9.7%，不知道是否有健康档案的比例为 26.2%。农村有健康档案的比例（67.0%）高于城市（61.7%）（表 9-4-19）。

表 9-4-19　老年人自报健康档案情况　　　　　　　　　　　　　单位: %

健康档案	合计	城市				农村			
		小计	东部	中部	西部	小计	东部	中部	西部
有	64.1	61.7	60.4	63.6	61.4	67.0	66.6	68.7	65.4
没有	9.7	12.6	13.8	13.3	10.1	6.2	5.4	7.5	5.4
不知道	26.2	25.7	25.8	23.1	28.5	26.8	28.0	23.8	29.2

（二）家庭医生

在调查的老年人中，52.9% 的老年人有签约的家庭医生，16.0% 的老年人没有签约家庭医生，31.1% 的老年人不知道是否有签约的家庭医生。有签约家庭医生的老年人中，农村比例（60.6%）高于城市（46.4%），西部高于东、中部（表 9-4-20）。

表 9-4-20　老年人自报签约家庭医生情况　　　　　　　　　　　　　　　　单位：%

家庭医生	合计	城市				农村			
		小计	东部	中部	西部	小计	东部	中部	西部
有	52.9	46.4	46.8	45.2	47.3	60.6	53.9	63.0	63.9
没有	16.0	20.8	23.4	21.5	16.5	10.3	12.6	11.1	7.2
不知道	31.1	32.8	29.8	33.3	36.2	29.1	33.5	25.9	28.9

（三）健康检查

在调查的老年人中，一年内做过健康检查的比例为 59.8%（城市 59.1%，农村 60.6%）；65 岁及以上人口做过健康检查的比例为 66.2%（城市 65.0%，农村 67.7%）。从不同年龄组看 60～64 岁年龄组做过健康检查的比例为 45.9%，65～69 岁年龄组为 67.2%，70～79 岁年龄组为 69.2%，80 岁及以上年龄组为 55.7%。65 岁及以上各年龄组年内做过健康检查的比例，农村均略高于城市。随着年龄的增加，老年人做过健康检查的比例先增后降（表 9-4-21）。

表 9-4-21　老年人一年内做过健康检查的比例　　　　　　　　　　　　　　单位：%

年龄组/岁	合计	城市				农村			
		小计	东部	中部	西部	小计	东部	中部	西部
60～64	45.9	46.3	49.6	43.3	44.5	45.5	46.1	46.2	44.2
65～69	67.2	66.3	68.7	64.5	64.8	68.2	70.9	66.8	67.4
70～79	69.2	68.1	68.6	68.8	66.8	70.4	74.4	69.9	67.6
≥80	55.7	53.8	50.7	56.8	55.4	58.3	60.5	56.6	58.1
≥60 岁人口合计	59.8	59.1	60.2	58.6	58.2	60.6	62.7	60.2	59.1
≥65 岁人口合计	66.2	65.0	65.4	65.2	64.1	67.7	70.8	66.7	66.2

（四）高血压管理

老年高血压患者 12 个月内接受过高血压随访的比例为 76.1%，农村（86.7%）高于城市（68.2%）。其中，随访 4 次及以上的比例为 56.8%，农村（68.6%）高于城市（48.0%）（表 9-4-22）。

表 9-4-22　老年高血压患者 12 个月内接受过随访的比例　　　　　　　　单位：%

随访	合计	城市				农村			
		小计	东部	中部	西部	小计	东部	中部	西部
1 次及以上	76.1	68.2	73.7	60.0	68.5	86.7	89.3	84.9	86.2
4 次及以上	56.8	48.0	56.2	38.0	45.8	68.6	75.5	66.0	64.8

（五）糖尿病管理

老年糖尿病患者近 12 个月内接受过糖尿病随访的比例为 72.6%，农村（83.2%）高于城市（67.8%）；其中接受过 4 次及以上随访的比例为 52.9%，农村（67.1%）高于城市（46.6%）（表 9-4-23）。

表 9-4-23　老年糖尿病患者 12 个月内接受过随访的比例　　　　　　　　单位：%

随访	合计	城市				农村			
		小计	东部	中部	西部	小计	东部	中部	西部
1 次及以上	72.6	67.8	72.0	62.7	67.0	83.2	87.6	81.6	80.3
4 次及以上	52.9	46.6	54.1	37.5	45.1	67.1	74.7	62.0	64.0

第五节　小结

1. 老年人卫生服务需要量增大，多病共患情况较为普遍。本次调查中，老年人的两周患病率为 55.5%，慢性病患病率为 59.1%，均比 2013 年有明显增加；23.8% 的老年人同时患有两种及以上慢性病，比 2013 年提高 7.6 个百分点。

2. 老年人失能问题较为严重，尤其是农村地区和西部地区。6.7% 的老年人存在轻度及以上失能，重度失能的比例达到 1.8%；农村地区老年人轻度及以上失能比例为 7.6%，高于城市地区；西部农村老年人轻度及以上失能比例最高，达到 8.4%。

3. 老年人卫生服务利用迅速增加，利用水平及类型存在明显的城乡差异。老年人两周就诊率和年住院率分别为 40.1% 和 24.9%，均比 2013 年有明显增加。从城乡看，城市老年人门诊利用水平高于农村老年人，农村老年人住院利用水平高于城市老年人。无论是门诊还是住院，农村老年人利用基层医疗卫生机构的比例均明显高于城市老年人。

4. 老年人倾向于居家养老，尤其是失能老年人。90.7% 的老年人希望居家养老、4.1% 希望社区养老、5.2% 希望机构养老，农村希望居家养老的比例高于城市；对于失能老年人来说，随失能程度的加重，希望居家养老的比例增加，93.2% 的中度失能和 93.6% 的重度失能老年人希望居家养老。

第十章
低收入人口卫生服务需要、需求和利用

本章关注低收入人口的卫生服务需要、需求与利用。重点描述了低收入人口的基本特征、健康状况及卫生服务需要、卫生服务需求与利用等情况。

第一节　低收入人口基本特征

一、低收入人口的确定

本报告的低收入人口定义为：样本县（区）家庭中被各级政府认定为贫困户或低保户家庭中的人口。

本次调查低收入人口占总人口的比例为 10.7%，比 2013 年上升 1.9 个百分点。其中城市低收入人口占比为 5.4%，东、中、西部分别为 2.9%、5.6% 和 8.3%。农村低收入人口占比为 16.5%，东、中、西部分别为 6.2%、18.8% 和 22.3%（表 10-1-1）。

表 10-1-1　不同年份不同地区低收入人口占比情况　　　　　　　　　单位：%

年份	合计	城市				农村			
		小计	东部	中部	西部	小计	东部	中部	西部
2018 年	10.7	5.4	2.9	5.6	8.3	16.5	6.2	18.8	22.3
2013 年	8.8	6.6	3.8	6.7	9.3	10.9	5.0	11.3	16.0

2018 年城市和农村低收入人口年收入分别为 10 188 元和 7 067 元，比 2013 年分别增加 25.6% 和 14.3%。从东、中、西部来看，不管城市还是农村，东部低收入人口年收入最高（表 10-1-2）。

二、低收入人口的基本特征

（一）低收入人口家庭规模
2018 年低收入人口的平均家庭规模为 2.6，其中城市为 2.4，农村为 2.7，比 2013 年略有下降（表 10-1-3）。

表 10-1-2　不同年份不同地区居民人均年收入情况　　　　　　单位：元

年份	人口分类	合计	城市				农村			
			小计	东部	中部	西部	小计	东部	中部	西部
2018 年	低收入人口	7 887	10 188	11 497	8 409	10 781	7 067	6 482	7 667	6 734
	全人口	18 769	24 061	28 554	20 946	21 331	12 963	16 162	12 538	10 938
2013 年	低收入人口	6 885	8 113	9 548	7 411	8 036	6 182	6 204	6 913	5 708
	全人口	13 649	17 046	21 867	14 269	15 000	10 420	12 244	10 297	8 844

表 10-1-3　不同年份调查人口的家庭规模

人口分类	合计		城市		农村	
	2018 年	2013 年	2018 年	2013 年	2018 年	2013 年
低收入人口	2.6	2.7	2.4	2.7	2.7	2.7
全人口	2.7	2.9	2.6	2.9	2.8	3.0

（二）低收入人口性别构成

2018 年低收入人口中，男性所占比例为 51.1%，其中城市和农村男性所占比例分别为 50.0% 和 51.4%，与 2013 年基本一致（表 10-1-4）。

表 10-1-4　不同年份低收入人口性别构成　　　　　　单位：%

性别	合计		城市		农村	
	2018 年	2013 年	2018 年	2013 年	2018 年	2013 年
男性	51.1	50.3	50.0	49.2	51.4	51.0
女性	48.9	49.7	50.0	50.8	48.6	49.0

（三）低收入人口年龄构成

2018 年低收入人口的年龄构成中，65 岁及以上年龄组占比持续增加，由 2013 年的 20.0% 增加到 22.4%。其中城市低收入人口中，65 岁及以上年龄组占比增加到 21.8%，农村增加到 22.6%（表 10-1-5）。

（四）低收入人口受教育程度

低收入人口中，受教育程度较低者仍占绝大多数，86.8% 的低收入人口仅为初中及以下文化水平，大专及以上学历者占 3.2%。与 2013 年相比，低收入人口的受教育程度没有明显改善（表 10-1-6）。

（五）低收入人口婚姻状况

2018 年低收入人口中，已婚者占 69.2%，未婚者占 15.4%。城市未婚者比例（17.2%）高于农村地区（14.7%）（表 10-1-7）。

表 10-1-5　不同年份低收入人口年龄构成　　　　　　　　　　　　单位：%

年龄/岁	合计		城市		农村	
	2018年	2013年	2018年	2013年	2018年	2013年
0~4	4.1	4.2	2.9	3.3	4.6	4.7
5~14	11.9	10.1	9.8	8.9	12.6	10.8
15~24	7.3	10.3	7.4	10.9	7.3	9.9
25~34	7.1	8.3	7.2	8.5	7.0	8.2
35~44	10.7	14.0	11.8	16.3	10.3	12.7
45~54	20.3	16.6	22.2	20.3	19.7	14.4
55~64	16.2	16.5	16.9	14.9	15.9	17.4
≥65	22.4	20.0	21.8	16.9	22.6	21.9

表 10-1-6　不同年份 15 岁及以上低收入人口受教育程度构成　　　　单位：%

受教育程度	合计		城市		农村	
	2018年	2013年	2018年	2013年	2018年	2013年
没上过学	24.0	22.2	17.5	14.8	26.4	26.5
小学	35.6	31.9	31.8	25.2	37.0	35.8
初中	27.2	29.5	29.8	33.1	26.2	27.4
高中/技校	8.3	10.4	12.3	16.0	6.9	7.1
中专	1.7	2.1	3.1	3.7	1.1	1.2
大专	2.0	2.4	3.5	4.5	1.5	1.2
大学及以上	1.2	1.5	2.0	2.7	0.9	0.8

表 10-1-7　不同年份 15 岁及以上低收入人口婚姻状况构成　　　　单位：%

婚姻状况	合计		城市		农村	
	2018年	2013年	2018年	2013年	2018年	2013年
未婚	15.4	17.3	17.2	19.1	14.7	16.2
已婚	69.2	67.8	63.9	65.0	71.2	69.5
丧偶	11.9	11.8	12.9	11.1	11.6	12.2
离婚	3.2	2.9	5.6	4.7	2.3	1.8
其他	0.3	0.2	0.4	0.1	0.2	0.3

（六）低收入人口医疗保险参加情况

2018 年低收入人口中基本医疗保险覆盖率为 97.8%，略高于全人群的 96.8%。与 2013 年调查相比，城市低收入人口的基本医保覆盖率提高 5.7 个百分点，农村提高 0.5 个百分点。低收入人口参加各类社会医保的比例分别为：城乡居民基本医疗保险占 93.4%，城镇职工基本医疗保险占 4.3%，有 2.1% 的没有参加任何医疗保险（表 10-1-8）。

表 10-1-8　不同年份 15 岁及以上低收入人口社会医疗保障状况　　　　　　　　单位：%

医保类型	合计		城市		农村	
	2018 年	2013 年	2018 年	2013 年	2018 年	2013 年
城乡居民基本医保	93.4	88.8	83.5	75.1	97.0	96.7
城镇职工基本医保	4.3	6.4	13.0	15.8	1.2	1.1
其他社会医疗保险	0.2	0.4	0.3	0.7	0.1	0.0
无社保	2.1	4.4	3.2	8.4	1.7	2.2

第二节　低收入人口的卫生服务需要

一、低收入人口两周患病情况

本次调查低收入人口两周患病率为 38.0%（城市 44.1%，农村 35.9%），城市比农村高 8.2 个百分点；与全人口相比，低收入人口的两周患病率高 5.8 个百分点，其中，城市低收入人口比全人口高 11.9 个百分点，农村低收入人口比全人口高 3.7 个百分点。与 2013 年相比，低收入人口的两周患病率增加 14.3 个百分点（表 10-2-1）。

表 10-2-1　不同年份低收入人口两周患病率　　　　　　　　单位：%

人口分类	合计		城市		农村	
	2018 年	2013 年	2018 年	2013 年	2018 年	2013 年
低收入人口	38.0	23.7	44.1	26.6	35.9	22.0
全人口	32.2	19.8	32.2	22.3	32.2	17.3

分年龄段看，城市各年龄段低收入人口的两周患病率均高于农村（图 10-2-1）。

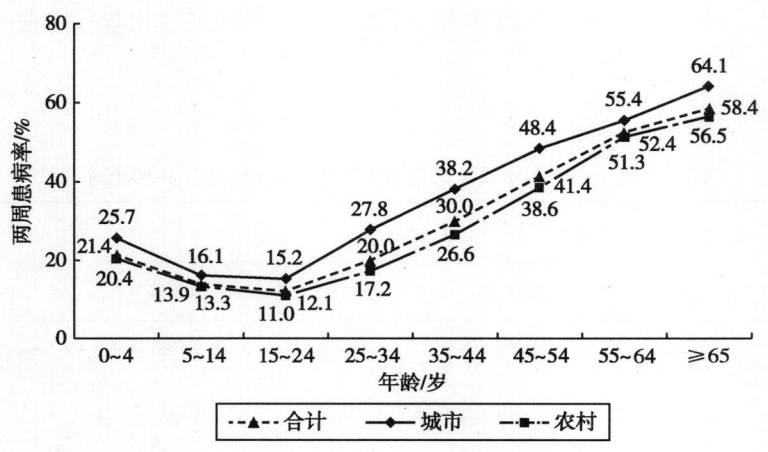

图 10-2-1　城乡低收入人口不同年龄两周患病率

二、低收入人口慢性病患病情况

（一）低收入人口慢性病患病率

本次调查低收入人口慢性病患病率为 44.0%（城市 46.5%，农村 43.0%），城市比农村高 3.5 个百分点；与全人口相比，低收入人口的慢性病患病率高 9.7 个百分点，其中，城市低收入人口比全人口高 13.0 个百分点，农村低收入人口比全人口高 7.8 个百分点。与 2013 年相比，低收入人口的慢性病患病率增加 12.4 个百分点（表 10-2-2）。

表 10-2-2　不同年份低收入人口居民慢性病患病率　　　　　　　　　　　　单位：%

人口分类	合计		城市		农村	
	2018 年	2013 年	2018 年	2013 年	2018 年	2013 年
低收入人口	44.0	31.6	46.5	32.4	43.0	31.1
全人口	34.3	24.5	33.5	26.3	35.2	22.7

注：按人数计算。

分年龄段看，城市低收入人口各年龄段慢性病患病率均略高于农村（图 10-2-2）。

（二）低收入人口高血压患病率

本次调查低收入人口的高血压患病率为 20.1%（城市 20.8%，农村 19.9%），城市比农村高 0.9 个百分点；与全人口相比，低收入人口的高血压患病率高 2.0 个百分点，其中，城市低收入人口比全人口高 1.9 个百分点，农村低收入人口比全人口高 2.6 个百分点。与 2013 年相比，低收入人口的高血压患病率增加 4.9 个百分点（表 10-2-3）。

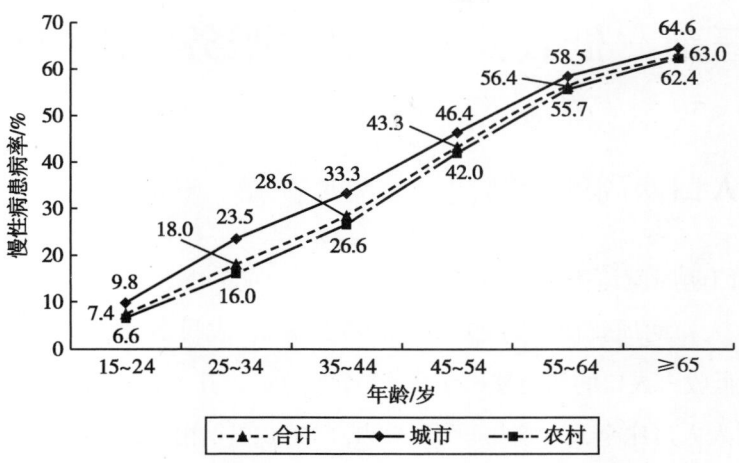

图 10-2-2　城乡低收入人口不同年龄段慢性病患病率

表 10-2-3　不同年份低收入人口高血压患病率　　　　　　　　　　　　　　　　　　单位：%

人口分类	合计		城市		农村	
	2018 年	2013 年	2018 年	2013 年	2018 年	2013 年
低收入人口	20.1	15.2	20.8	15.6	19.9	15.0
全人口	18.1	14.2	18.9	16.2	17.3	12.2

（三）低收入人口糖尿病患病率

本次调查低收入人口的糖尿病患病率为 4.4%（城市 6.4%，农村 3.6%），城市比农村高 2.8 个百分点；与全人口相比，低收入人口的糖尿病患病率低 0.9 个百分点，其中，城市低收入人口比全人口低 0.2 个百分点，农村低收入人口比全人口低 0.3 个百分点。与 2013 年相比，低收入人口的糖尿病患病率增加 1.5 个百分点（表 10-2-4）。

表 10-2-4　不同年份低收入人口糖尿病患病率　　　　　　　　　　　　　　　　　　单位：%

人口分类	合计		城市		农村	
	2018 年	2013 年	2018 年	2013 年	2018 年	2013 年
低收入人口	4.4	2.9	6.4	4.6	3.6	1.9
全人口	5.3	3.5	6.6	4.9	3.9	2.1

第三节　低收入人口卫生服务需求和利用

一、低收入人口两周就诊情况

（一）低收入人口两周就诊率

本次调查低收入人口两周就诊率为 29.7%（城市 36.8%，农村 27.2%），城市比农村高 9.6 个百分点；与全人口相比，低收入人口的两周就诊率高 5.7 个百分点，其中，城市低收入人口比全人口高 13.6 个百分点，农村低收入人口比全人口高 2.4 个百分点。与 2013 年相比，低收入人口的两周就诊率增加 11.9 个百分点（表 10-3-1）。

表 10-3-1　不同年份低收入人口两周就诊率　　　　　　　　　　　　　　　　单位：%

人口分类	合计		城市		农村	
	2018 年	2013 年	2018 年	2013 年	2018 年	2013 年
低收入人口	29.7	17.8	36.8	19.3	27.2	17.0
全人口	24.0	13.0	23.2	13.3	24.8	12.8

不同医保制度的低收入人口中，城镇职工基本医疗保险的两周就诊率最高，达到 38.5%，远高于城乡居民基本医保的 29.3%（表 10-3-2）。

表 10-3-2　不同年份不同医保制度的低收入人口两周就诊率　　　　　　　　　单位：%

医保类型	合计		城市		农村	
	2018 年	2013 年	2018 年	2013 年	2018 年	2013 年
城镇职工基本医保	38.5	18.0	44.3	17.4	16.7	23.2
城乡居民基本医保	29.3	18.3	36.1	21.1	27.2	17.0

（二）低收入人口两周就诊机构

本次调查低收入人口两周在基层医疗卫生机构就诊的比例最高，为 71.8%（城市 68.3%，农村 73.2%），农村比城市高 4.9 个百分点；与 2013 年相比，低收入人口在基层医疗卫生机构就诊的比例降低了 3.2 个百分点（表 10-3-3）。

表 10-3-3　不同年份低收入人口两周就诊机构构成　　　　　　　　　　单位：%

医疗机构	合计		城市		农村	
	2018 年	2013 年	2018 年	2013 年	2018 年	2013 年
基层医疗卫生机构	71.8	75.0	68.3	64.9	73.2	81.0
县 / 市 / 区级医院	18.7	15.7	16.9	17.4	19.5	14.8
省 / 地 / 市级医院	4.5	6.3	9.4	13.3	2.3	2.1
民营医院	3.1	—	3.7	—	2.8	—
其他	1.9	3.0	1.7	4.4	2.2	2.1

二、低收入人口住院情况

（一）低收入人口年住院率

本次调查低收入人口的年住院率为 20.8%（城市 18.6%，农村 21.6%），农村比城市高 3.0 个百分点；与全人口相比，低收入人口的年住院率高 7.1 个百分点，其中城市低收入人口比全人口高 5.7 个百分点，农村低收入人口比全人口高 6.9 个百分点。与 2013 年相比，低收入人口的年住院率增加 8.3 个百分点（表 10-3-4）。

表 10-3-4　不同年份低收入人口年住院率　　　　　　　　　　单位：%

人口分类	合计		城市		农村	
	2018 年	2013 年	2018 年	2013 年	2018 年	2013 年
低收入人口	20.8	12.5	18.6	12.0	21.6	12.9
全人口	13.7	9.0	12.9	9.1	14.7	9.0

分年龄段看，低年龄（0~4 岁）和高年龄段（45 岁及以上）农村低收入人口的住院率均高于城市，而 5~44 岁这个年龄范围内，城乡差异不大（图 10-3-1）。

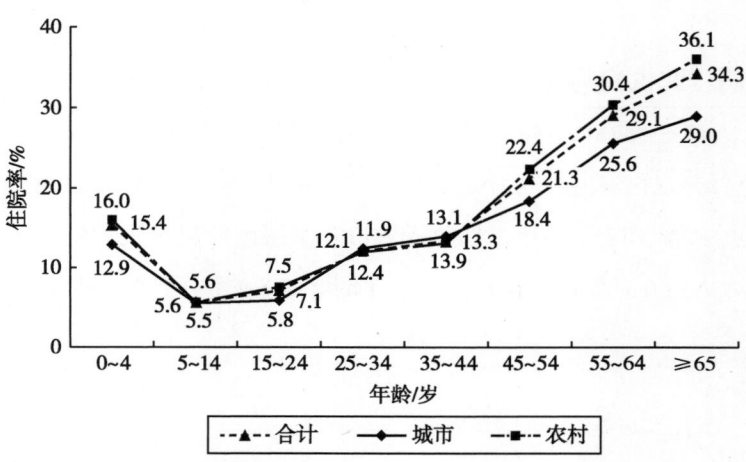

图 10-3-1　城乡低收入人口不同年龄段年住院率

分医保看，参加城镇职工基本医疗保险的低收入人口调查前 1 年的住院率为 19.9%，参加城乡居民基本医疗保险的低收入人口为 21.0%，在城市，城镇职工基本医保覆盖人口住院率高于城乡居民基本医保覆盖人口，在农村，城乡居民医保覆盖人口住院率高于城镇居民医保覆盖人口（图 10-3-2）。

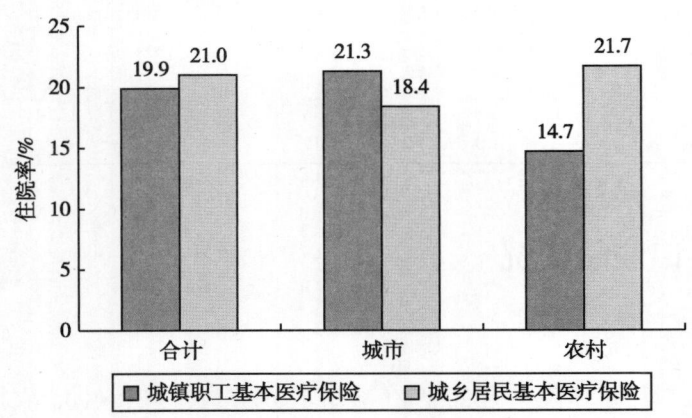

图 10-3-2　调查低收入人口不同社会医疗保险类别住院率

（二）低收入人口平均住院天数

本次调查低收入人口平均住院天数为 11.5 天（城市 12.5 天，农村 11.2 天），城市比农村多 1.3 天；与全人口相比，低收入人口的平均住院天数多 1 天，其中，城市低收入人口比全人口多 1.8 天，农村低收入人口比城市多 0.9 天。与 2013 年相比，低收入人口平均住院天数减少 1.2 天（表 10-3-5）。

表 10-3-5　不同年份低收入人口平均住院天数　　　　　　　　　　　　　　　　单位：天

人口分类	合计		城市		农村	
	2018 年	2013 年	2018 年	2013 年	2018 年	2013 年
低收入人口	11.5	12.7	12.5	14.0	11.2	12.0
全人口	10.5	11.6	10.7	12.5	10.3	10.7

（三）低收入人口住院机构构成

本次调查低收入人口在县 / 市 / 区级医院住院的比例最高，为 50.5%（城市 41.8%，农村 53.2%），农村比城市高 11.4 个百分点；在基层医疗卫生机构住院的占 28.7%（城市 22.9%，农村 30.4%），农村比城市高 7.5 个百分点。与 2013 年相比，低收入人口在基层医疗卫生机构就诊的比例增加 1.7 个百分点，其中，城市低收入人口在基层医疗机构就诊的比例增加 8.0 个百分点（表 10-3-6）。

表 10-3-6　不同年份低收入人口住院机构构成　　　　　　　　　单位：%

医疗机构	合计		城市		农村	
	2018 年	2013 年	2018 年	2013 年	2018 年	2013 年
基层医疗卫生机构	28.7	27.0	22.9	14.9	30.4	33.4
县 / 市 / 区级医院	50.5	51.7	41.8	48.4	53.2	53.5
省 / 地 / 市级医院	12.0	19.2	24.6	33.1	8.2	11.8
民营医院	8.4	—	9.9	—	7.9	—
其他	0.4	2.1	0.8	3.6	0.3	1.3

注：基层医疗卫生机构包括社区卫生服务中心、乡镇卫生院。

三、低收入人口需住院未住院情况

本次调查低收入人口需住院而未住院的比例为 26.2%（城市 32.3%，农村 24.1%），城市比农村高 8.2 个百分点；与全人口 20.9%（城市 20.4%，农村 21.3%）相比，低收入人口需住院未住院的比例高 5.3 个百分点，其中，城市低收入人口比全人口高 11.9 个百分点，农村低收入人口比全人口高 2.8 个百分点。需住院而未住院的低收入患者中，61.1%（城市 71.5%，农村 56.3%）由于经济原因而未能住院，显著高于全人口的 45.5%（城市 43.6%，农村 47.4%）。

第四节　低收入人口医疗费用

一、低收入人口次均住院费用

本次调查低收入人口次均住院费用为 7 365 元（城市 9 889 元，农村 6 594 元），城市比农村高 3 295 元；与全人口相比，低收入人口的次均住院费用低 2 658 元，其中，城市低收入人口比全人口低 2 098 元，农村低收入人口比全人口低 1 549 元。与 2013 年相比，低收入人口的次均住院费用降低 321 元（表 10-4-1）。

表 10-4-1　不同年份低收入人口住院患者次均住院费用　　　　　　　　单位：元

人口分类	合计		城市		农村	
	2018 年	2013 年	2018 年	2013 年	2018 年	2013 年
低收入人口	7 365	7 686	9 889	10 161	6 594	6 367
全人口	10 023	8 520	11 987	10 353	8 143	6 762

二、低收入人口次均住院自付费用

本次调查低收入人口的次均住院自付费用为 2 633 元（城市 3 807 元，农村 2 276 元），城市比农村高 1 531 元；与全人口相比，低收入人口的次均住院自付费用低 1 833 元，其中城市低收入人口比全人口低 1 313 元，农村低收入人口比全人口低 1 564 元。与 2013 年相比，低收入人口的次均住院自付费用降低 954 元（表 10-4-2）。

表 10-4-2 不同年份低收入人口次均住院自付费用
单位：元

人口分类	合计		城市		农村	
	2018 年	2013 年	2018 年	2013 年	2018 年	2013 年
低收入人口	2 633	3 587	3 807	4 509	2 276	3 096
全人口	4 466	3 925	5 120	4 340	3 840	3 528

三、低收入人口次均住院费用自付比例

本次调查低收入人口次均住院费用自付比例为 35.8%（城市 38.5%，农村 34.5%），城市比农村高 4.0 个百分点；与全人口相比，低收入人口的次均住院费用自付比例低 8.8 个百分点，其中，城市低收入人口比全人口低 4.2 个百分点，农村低收入人口比全人口低 12.7 个百分点。与 2013 年相比，低收入人口的次均住院费用自付比例降低 10.9 个百分点（表 10-4-3）。

表 10-4-3 不同年份低收入人口次均住院费用自付比例
单位：%

人口分类	合计		城市		农村	
	2018 年	2013 年	2018 年	2013 年	2018 年	2013 年
低收入人口	35.8	46.7	38.5	44.4	34.5	48.6
全人口	44.6	46.1	42.7	41.9	47.2	52.2

四、不同医保类型低收入人口住院费用自付比例

分医保看，参加城镇职工基本医保的低收入住院患者住院费用自付比例为 28.2%，其中城市为 27.2%，低于农村的 37.3%；参加城乡居民基本医保的低收入住院患者住院费用自付比例为 32.5%，其中城市为 36.6%，高于农村的 31.0%。总体来看，城镇职工医保的自付比例低于城乡居民医保。与 2013 年相比，无论城乡，各医保类型参保人口的住院费用自付比例均有不同程度的下降。无论城市还是农村，均为城乡居民基本医保下降幅度较大（表 10-4-4）。

表 10-4-4　不同年份不同医保制度的低收入人口住院费用自付比例　　　　　　　单位：%

医保类型	合计		城市		农村	
	2018 年	2013 年	2018 年	2013 年	2018 年	2013 年
城镇职工基本医保	28.2	33.9	27.2	33.1	37.3	44.7
城乡居民基本医保	32.5	46.2	36.6	46.5	31.0	46.0

第五节　小结

1. 低收入人口基本医保参保率较高。2018 年低收入人口中基本医疗保险覆盖率比 2013 年有显著上升，达到 97.8%，略高于全人口的 96.8%。

2. 低收入人口处于高卫生服务需要、高卫生服务利用的状态。低收入人口两周患病率、15 岁及以上慢性病患病率均高于全人口，且 5 年来的增幅高于全人口；同时，其两周就诊率、年住院率及 5 年间的增幅也明显高于全人口。

3. 低收入人口次均住院费用与 5 年前相比略有下降，住院自付比例低于全人口。低收入人口次均住院费用为 7 365，低于全人口的 10 023 元，城市、农村低收入人口次均住院费用的变化幅度均低于全人口；低收入人口住院费用自付比为 35.8%，比 2013 年降低 10.9 个百分点，且低于全人口的 44.6%。

4. 低收入人口卫生服务需要、利用存在明显的城乡差异。2018 年城市低收入人口两周患病率、15 岁及以上人口慢性病患病率均高于农村低收入人口，差异较 2013 年略大；从卫生服务利用看，与 2013 年差异不大的情况相比，城市低收入人口两周就诊率明显高于农村低收入人口，年住院率则明显低于农村低收入人口。

第十一章
主 要 发 现

第一节　进展与成效

一、医疗卫生服务体系得到加强，居民卫生服务可及性提高

（一）居民看病就医更加便捷

十八大以来，随着医药卫生体制改革深入推进，卫生投入持续增加，卫生资源配置逐步优化，卫生服务体系不断完善。截至 2018 年底，全国每千人口卫生技术人员数为 6.82 人，比 2013 年的 5.31 人提高 28.4%；每千人口拥有 6.04 张病床，比 2013 年的 4.55 张提高 32.7%，已达到了卫生服务体系规划目标的要求。

与五年前相比，城乡居民卫生服务利用可及性增强，居民看病就医越来越方便，农村地区尤为明显。调查显示，2018 年 89.9% 的家庭到达最近医疗点的时间在 15 分钟以内，比 2013 年提高 5.9 个百分点；农村地区、西部地区提高幅度更加明显，农村居民在 15 分钟及以内到达最近医疗点的比例提高到 87.6%，比 2013 年提高 7.4 个百分点；其中西部农村居民提高到 82.6%，比 2013 年提高 13.5 个百分点。

居民住院平均等候时间约为 1.5 天，农村地区住院平均等候时间为 1.3 天。从需求侧反馈看，居民常见病多发病的就诊住院不难。

（二）医疗服务利用量显著增加

五年来，随着医疗保障水平稳步提高以及卫生服务体系建设不断推进，居民医疗服务需求继续得到释放，医疗服务利用水平明显提高。调查显示，居民两周就诊率为 24.0%，高于 2013 年的 13.0%。以此推算 2018 年全国总诊疗人次数为 87.0 亿，这与 2018 年机构报告数据总诊疗人次数 83.1 亿所反映的服务利用继续增加的趋势一致。两周就诊的病伤中，88.2% 的患者在两周内到医疗机构就诊或遵医嘱持续治疗，比 2013 年提高 3.6 个百分点；10.1% 的患者自我医疗；有 1.7% 的患者未接受任何治疗；因经济困难而未能接受任何治疗的患者占两周患病人数的 0.6%。居民年住院率为 13.7%，比 2013 年的 9.0% 增长 4.7 个百分点。

（三）分级诊疗制度建设成效显现

一是医联体建设在双向转诊中发挥作用。转院的住院患者中，46.9% 为医联体内转院，高于其他转院方式。医联体内转诊比例城市略高于农村，城市地区东部略高于西部，远高于中部地区。二是住院患者流向略有变化。在地市级大型医院住院患者的比例由 2013 年的 25.2% 下降至 2018 年的 23.5%。三是县（区）级医院能力增强。县（区）级医院两周病伤首诊占比由 2013 年 16.9% 增长至 2018 年的 19.5%，而省市级医院两周病伤首诊占比变化不大。四是家庭医生签约服务逐步推进。15 岁及以上人口自报家庭医生签约率为 43.8%，其中西部农村地区达到 61.0%。65 岁及以上人口家庭医生签约率为 54.8%，高于其他年龄组。在选择各类机构就诊的原因中，因家庭医生签约服务而选择社区卫生服务站和中心就医的患者分别有 6.5% 和 2.9%。

总体看，分级诊疗制度实施效果显现，2018 年，87.0% 的居民在县域内医疗机构就诊，农村居民在县域内医疗机构就诊的比例已达 90% 以上。居民主要医疗服务需求基本上能在县域内得到解决。

二、基本公共卫生服务得到加强，重点人群健康管理改善

（一）儿童及青少年健康服务覆盖处于较高水平

5 岁以下儿童预防接种建卡率稳定在 99% 以上；54.8% 的 18 岁及以下儿童青少年近一年接受过各类健康体检；腹泻、肺炎等儿童常见疾病得到较好的治疗。

（二）孕产妇健康管理与服务持续提升

调查发现，产前检查率达到 99.2%，5 次及以上产前检查率从 2013 年的 69.1% 提高到 2018 年的 88.2%，产后访视比例从 2013 年的 64.2% 提高到 2018 年的 74.6%；住院分娩率达到 98.6%，在保持较高水平的基础上，比 2013 年略有增加。

（三）重点慢性病患者管理逐步规范

调查显示，自报高血压、糖尿病患者 3 个月内获得随访的比例分别为 73.8%、70.5%，12 个月内获得 4 次及以上随访的患者分别为 55.3%、51.4%，在基层医疗卫生机构随访的分别占 91.5%、86.2%，患者在随访中能够得到血压、血糖测量、用药及病情询问和生活方式指导等服务，高血压、糖尿病等慢性病患者的管理得到强化和规范。

（四）老年人基本公共卫生服务利用率较高

在调查的 60 岁及以上老年人中，52.9% 的老年人有签约的家庭医生，65 岁及以上老人做过健康检查的比例达到 66.2%，60 岁及以上老年高血压患者、老年糖尿病患者 12 个月内接受过随访的比例分别为 76.1%、72.6%。

（五）居民的健康行为向好的方面转变

居民吸烟比例呈现下降趋势。调查显示，15 岁及以上人口自报吸烟率为 24.7%，比 2013 年降低 0.9 个百分点。吸烟者吸烟量略有减少，吸烟者的日均吸烟量为 16.7 支，比 2013 年降低 0.3 支。

（六）有意识的体育锻炼比例提高

2018 年 49.9% 的 15 岁及以上人口自报能够有意识地参加体育锻炼，比 2013 年提高 22.1 个百分点；城市地区为 60.4%，农村地区为 37.8%，无论城市还是农村，参加体育锻炼比例均较 2013 年大幅提高。

三、居民基本医疗保障水平稳步提高，不同保障类型水平差距缩小

（一）人均筹资水平大幅上升

城镇居民基本医保从 2013 年的 400 元增加到 2017 年的 798 元，增长近 1 倍；新农合人均筹资水平从 2013 年的 371 元增加到 2018 年的 655 元，增长 77%。

（二）基本医保参保率显著提高

2003 年启动的新型农村合作医疗和 2007 年开展的城镇居民基本医疗保险，使得政府主导的医疗保障制度覆盖面迅速扩大，到 2018 年，调查人口的社会医疗保险的参保率已达到 97.1%，其中低收入人口达到 97.9%。

（三）基本医保补偿水平进一步提高

2018 年住院实际报销比达到 55.4%，其中，城镇职工基本医保住院实际报销比为 67.5%，城乡居民基本医保（含新农合）住院实际报销比为 54.6%。

（四）低收入人口疾病负担明显减轻

低收入人口住院费用报销比为 64.2%，高于全人群的 55.4%；低收入人口实际报销比，较 2013 年的 53.3% 提高 10.9 个百分点，提高幅度高于全人群。低收入人口因经济困难导致的需住院未住院的情况在逐步减少，2013 年为 17.6%，2018 年下降到 16.0%。

四、医疗费用增长趋缓，费用增幅得到控制

（一）次均住院费用增幅趋缓

2018 年调查显示，城乡居民次均住院费用为 10 023 元，城市地区高于农村地区。经价格指数调整后，2013—2018 年次均住院费用年均增长率为 1.4%，其中城市地区年均增长 1.1%，农村地区年均增长

2.1%。次均住院费用的增长幅度低于同期居民可支配收入的增幅，且明显低于2008—2013年年均增长速度8.2%。

（二）患者自己要求出院的比例明显下降

2018年住院患者中自己要求出院的比例为11.6%，比2013年的25.2%降低13.6个百分点，农村住院患者中自己要求出院的比例降幅更为明显，从2013年的28.1%降至2018年的13.4%，降低了14.7个百分点。未遵医嘱出院患者中，因花费太多而自己要求出院比例从2013年的12.5%降至2018年的9.3%。

五、患者对医疗卫生服务满意度有所提高，就医体验改善明显

（一）患者对门诊和住院服务满意的比例有所提高

门诊患者对就诊总体情况满意比例为80%，较2013年提升3.5个百分点。对就诊机构环境、医护人员态度等方面满意比例，农村高于城市。住院患者对总体情况满意的比例为75%，较2013年提升7.8个百分点。

（二）患者对医疗费用的感受持续改善

认为就诊费用不贵的比例为39.3%，比五年前提高5.8个百分点，城市和农村分别提高8.5、3.4个百分点；认为住院费用不贵的比例为28.5%，比五年前提高5.6个百分点，城市和农村分别提高5.0、6.1个百分点。

六、医疗服务利用公平性改善，低收入人口卫生需求得到进一步满足

（一）城乡之间卫生服务利用差距缩小

农村居民的医疗服务利用增长速度快于城市居民。2018年，农村居民的两周就诊率和年住院率分别为24.8%和14.7%，均略高于城市居民的23.2%和12.9%，而在2013年的调查中，农村居民的服务利用率低于城市居民。

（二）低收入人口卫生服务利用率进一步提升

调查发现，低收入人口2018年的两周就诊率为29.7%，比2013年提高11.9个百分点；年住院率为20.8%，比2013年提高8.3个百分点，无论是利用水平还是增长幅度均明显高于全人群，低收入人口没有因为收入较低而减少对医疗服务的利用。

（三）不同人群医疗保障水平差距缩小

2003 年新农合建立之初，城乡之间住院报销比的差距是 28.0 个百分点，到 2018 年缩小至 4.5 个百分点；不同医保类型的报销水平也逐渐接近，2008 年城镇居民医保建立之初与城镇职工医保的报销比相差 23.0 个百分点，到了 2018 年两者相差 12.9 个百分点，反映不同人群保障水平差距减小，居民医保公平性进一步改善。

第二节　问题与挑战

一、人口老龄化给卫生服务供给体系带来挑战

我国正处于快速的老龄化阶段。2018 年末 60 岁及以上人口为 2.49 亿，占总人口的 17.9%。据联合国经济与社会事务部预测，到 2050 年我国 60 岁以上老年人口数将达到 4.79 亿，占总人口数比重 35.1%，中国将成为全球老龄化最严重的国家之一。

老年人口卫生保健服务需求增长迅速。2018 年调查显示，60 岁及以上老年人口慢性病患病率为 59.1%，比 2013 年增加 8.9 个百分点；老年人口多病共患情况较为严重，60 岁及以上老年人口中 23.8% 同时患有 2 种及以上慢性病，比 2013 年增加 7.6 个百分点。按照 2018 年老年人口数测算，2018 年老年人口中慢性病患病人数达到 1.47 亿，2 种及以上慢性病患病人数为 5 926.2 万人，3 种及以上为 1 867.5 万人。老年人口卫生服务利用水平也有所提高，占总人口数 17.9% 的老年人口，就诊人次占总就诊人次的 45.3%。随着老年人口数的增加，给现有卫生服务体系带来巨大挑战，如果按 2030 年老年人口 3.98 亿，以 2018 年调查两周就诊率推算，2030 年 60 岁及以上老年人就诊人次将达到 41.5 亿人次，相当于 2018 年全国总就诊人次（83.1 亿）的 50%，即 2018 年现有的卫生资源一半将用于老年人口的医疗服务。

二、城乡居民慢性疾病患病率持续上升

我国慢性病患病人数快速增加，并呈现出一些新的趋势。2018 年调查显示，15 岁及以上居民慢性病患病率为 34.3%，与 2013 年相比，增加 9.8 个百分点，农村慢性病患病率增长幅度大于城市，已经超过城市慢性病患病率。各年龄组慢性病患病率均有所上升，需要关注的是 15~24 岁和 25~34 组青壮年人群慢性病患病率（3.7%，7.1%）约为 2013 年（1.4%，3.8%）的两倍。2018 年，慢性病患病率最高的五种疾病是高血压（18.1%）、糖尿病（5.3%）、椎间盘疾病（3.0%）、脑血管病（2.3%）和慢性胃肠炎（2.0%）；与 2013 年相比，心脑等循环系统慢性病患病率增加近 40%，且农村增幅超过城市。一方面，由于慢性病防治等重大公共卫生项目和国家基本公共卫生项目的实施，早诊早治工作的

覆盖面在不断扩大，居民慢性病患病知晓率不断提高；另一方面，随着深化医药卫生体制改革的不断推进，公共卫生和医疗服务水平不断提升，慢性病患者的生存期也在不断延长。人口总量和老年人口数的增长，慢性病患者数量的不断增加，意味着我国面临的慢性病管理的任务越来越艰巨，慢病防治的形势越来越严峻。同时，农村人口、青壮年人口慢性疾病的快速增加也是我国面临的新的人群健康问题。

不健康的生活方式是影响慢性病发生、发展的重要因素。本次调查显示，慢性病主要行为危险因素控制有所改善，比如参加体育锻炼人数大幅增加、吸烟率有降低趋势，但是饮酒率与超重或肥胖率较五年前有所增加，18岁及以上人口自报超重或肥胖率从2013年的30.2%增加到37.4%。吸烟者年龄低龄化，15岁及以上吸烟人口开始吸烟的平均年龄为21.1岁，比2013年减小0.3岁。本次调查15岁及以上人口吸烟率为24.7%，按2018年15岁以上人口数11.5亿计算，约有2.8亿的烟民，占全世界吸烟者总数的近三分之一。我国疾病负担研究结果显示，高收缩压、吸烟、高钠饮食、环境颗粒物污染是导致2017年死亡和DALYs的四大风险因素。如何针对我国慢性病患病的新趋势和重要危险因素特点，完善我国慢性病的防控策略是我们面临的重要挑战。

三、卫生服务供给的结构性矛盾依然存在

一是应对慢性病高发的公共卫生服务体系建设仍显滞后，特别是针对高血压、糖尿病等常见慢性病的干预体系尚未真正有效地实现全覆盖，慢性病年轻化的趋势与基本公共卫生服务供给之间的不平衡有加剧趋势。二是应对人口老龄化的卫生健康服务供给短缺，老年医疗服务能力亟待提高，涵盖老年人口医疗与康复、护理与长期照护等不同类型服务的整合型医疗服务体系有待进一步完善。三是医疗卫生体系供给侧结构性改革有待进一步加强，居民对高层级医院的医疗服务利用有增加趋势。调查发现，与2013年和2008年调查结果相比，居民在县（区）级以上医院就诊的比例上升，在社区卫生服务中心（站）、乡镇卫生院等就诊和住院的患者比例有下降趋势，基层医疗卫生机构基本医疗服务能力亟需加强。

四、医疗卫生费用的合理控制依然面临挑战

新医药卫生体制改革以来，尤其是近五年，针对"看病难、看病贵"问题，控制医疗费用不合理增长，采取了多方面措施。本次调查显示，医疗卫生费用不合理增长得到一定控制，群众就医经济负担的感受有所改善。但医疗卫生费用的快速增长仍是我国面临的重大挑战。如前所述，在快速老龄化和居民健康需求不断提升的双重压力下，服务利用快速增加，这种情况可能会推动医疗卫生费用的继续增长。其次尽管医疗保障水平不断提高，医药卫生体制改革在消除以药补医、以耗材补医等方面采取了一系列措施，但诸多因素客观上促使医疗费用会继续自然增长。从调查患者感受来看，门诊和住院患者不满意的首位原因仍是"医疗费用高"，占比分别达到39.5%和33.2%；因此，如何通过继续完

善相关政策来控制"过度医疗"，以及如何通过"保质量、挤水分"的改革措施遏制医疗费用不合理的增长，并最终形成医疗卫生保障与医疗卫生服务体系持续、健康、协调发展的格局，使患者看病就医获得感不断提升，是摆在我们面前紧迫而艰巨的任务。

五、公共卫生服务体系亟需进一步加强

2016 年，国务院印发的《"健康中国 2030"规划纲要》提出，为实现"全民健康"目标，"要把握健康领域发展规律，坚持预防为主、防治结合"。预防为主，意味要承担重大疾病特别是传染性疾病和慢性疾病双重的疾病预防控制任务。应该说，自新中国成立，尤其是 2009 年启动的新一轮医药卫生体制改革以来，我国的公共卫生服务体系在保障全民健康、提升健康水平、应对传染病等突发公共卫生事件上起到了关键作用。但存在进一步提升的空间。首先，公共卫生和临床医疗之间资源配置存在不均衡问题。我国现行的医疗服务模式还是以医疗机构为主导，长期以来，尽管各级政府公共卫生支出绝对数始终在增长，但增长速度持续低于财政支出的增长速度，占财政总支出的比重呈下降趋势。其次，公共卫生服务体系人才缺口较大，人才队伍发展乏力。其三，公共卫生服务体系的应急处置能力和协调性不足。这严重影响到我国疾病控制工作中的应急处置能力和效率。

第三节　政策建议

一、从供给侧和需求侧共同发力，应对慢性疾病不断增加的挑战

一是坚持从"以治病为中心"向"以健康为中心"的理念转变，把"将健康融入所有政策"落到实处；推动实施健康中国行动，掀起针对慢性病的新时代群众性卫生健康行动，人人建立健康的生活方式，努力实现"政府牵头、社会参与、家庭支持、个人负责"的健康中国实践格局，引导形成个人管理自己健康的责任意识。

二是推进医药卫生领域供给侧改革。以人为本，改善供给结构，增加有效供给，使供给更加有效地服务于人的健康。首先，促进疾病预防控制中心与基层医疗卫生机构有机融合，共同探索健康管理有效模式。注重以健康结果为导向，因地制宜针对城市和农村开展常见慢性病的公共卫生干预和综合指导，精准施策。其次坚持以基层为重点，补基层供给短板，提高基层服务能力。重点提高基层服务质量，通过基层有效、常态化的卫生健康服务维护群众的健康，努力推动实现小病、常见病在基层，大病到医院，康复回基层的目标。

二、积极应对人口老龄化，因地制宜开展老龄化健康保障服务

完善相关筹资补偿机制，加快建立适应新形势的老年健康服务体系。一是加强健康服务体系的规划和建设。按照《"健康中国2030"规划纲要》，立足全人群和全生命周期，提供公平可及、系统连续的健康服务。二是建立动态调整、多方共担的筹资机制。三是针对老年人多病共患、失能、长期护理与照料、安宁疗护等需求，加强长期护理队伍建设，引导社会力量增加健康、养老等服务供给。四是加强健康干预措施的评估，筛选对老年人口慢性病更加有效的干预项目，纳入基本公共卫生服务或医保报销。五是利用信息化技术助力老年人健康管理，将信息化和人工智能等信息技术发展的成果应用于老年人健康管理体系的建设中，有效提升老年人健康管理的效率和效果。

三、加快实施分级诊疗制度，推进整合型卫生健康服务体系的建设

一是推动以基层能力提升为核心的综合改革。通过医联体建设、优质资源下沉、远程医疗等形式提高基层服务能力。推进基层分配制度改革，加强对基层医务人员激励机制建设，体现多劳多得，调动基层人员积极性。支持基层探索更多原创性、差异化的改革，提升特别是农村地区的基层医疗机构基本医疗服务能力。推进个体诊所试点，增加基层优质医疗资源总量。加快推进县级医院服务能力提升工程，再推动500家县医院和500家县中医院达到三级医院能力与水平。

二是推进整合型卫生健康服务体系的建设。采取综合措施提供全生命周期、健康全过程的健康管理服务，提供包括预防保健、医疗康复、长期护理、临终关怀在内的整合型一体化健康服务，形成有效整合的全链条服务体系。加快推进100个试点城市医联体网格化布局管理、500个县域医共体建设，引导优质医疗资源下沉，带动医疗服务能力提升。

四、以健康为中心，坚持预防为主，切实降低居民医药经济负担

面对人口老龄化、非传染性疾病、新发传染病的出现以及医疗卫生保健费用的增长带来的挑战，今后应侧重于加强预防工作，提高卫生健康各方面工作的质量，以人为本，改善人民的健康条件。一是加强医防融合机制建设。专业公共卫生机构、基层卫生机构通力协作，切实做好预防工作，让居民少得病、晚得病、得轻病，减少医疗费用。二是切实压低医疗费用。推进"三医联动"，降低医疗成本和患者负担。推进医保支付方式改革，建立起在保证医疗服务质量的前提下医院控成本获利的激励机制，减少大医院提供普通门诊和住院服务的动力；医联体内推进医保按人头付费，建立以健康为中心的激励机制，形成医疗服务和公共卫生服务的同向激励，为医院进一步控制成本创造条件。三是有效利用医保资金。在医保筹资水平增幅有限的情况下，提高补偿比，减轻人民群众就医经济负担。

五、全面加强公共卫生体系建设，提高疾病预防控制能力

党的十九届四中全会提出"强化提高人民健康水平的制度保障"的要求，将加强公共卫生服务体系建设、及时稳妥处置重大新发突发传染病作为治理体系和治理能力现代化的重要目标和任务。要真正落实"预防为主"的卫生健康工作方针，全面加强公共卫生体系建设。一是要加强公共卫生领域法治建设，完善立法保障。二是要改革完善疾病预防控制体系，精准防控，在理顺体制机制、明确功能定位、提升专业能力等方面改革完善。三是要在卫生健康服务体系建设上，注意加强公共卫生和临床医疗之间的业务融合。四是要加强对疾病预防控制各环节公共财政经费的投入保障。五是要高度重视公共卫生人才队伍建设，提升能力水平。

附件一

家庭健康询问调查结果表

表 1-1 调查家庭人口情况

地区分类	调查总户数/户	调查总人口/人	家庭人口规模/人	家庭人口规模构成/%					
				1人	2人	3人	4人	5人	6人及以上
城乡合计	94 076	256 304	2.7	15.5	37.7	22.6	13.1	6.7	4.4
城市	50 675	134 080	2.6	16.1	38.2	24.3	12.2	5.8	3.4
农村	43 401	122 224	2.8	14.8	37.2	20.5	14.2	7.7	5.6
东部	31 665	87 501	2.8	15.0	36.7	23.4	13.0	7.5	4.4
中部	31 203	81 591	2.6	15.9	41.2	21.7	12.3	5.6	3.3
西部	31 208	87 212	2.8	15.7	35.4	22.6	14.1	7.0	5.2
东部城市	19 472	52 826	2.7	15.5	36.0	25.4	12.6	6.8	3.7
中部城市	15 601	40 099	2.6	15.7	41.9	23.4	11.4	4.8	2.8
西部城市	15 602	41 155	2.6	17.4	37.1	23.8	12.6	5.6	3.5
东部农村	12 193	34 675	2.8	14.1	37.8	20.1	13.7	8.5	5.8
中部农村	15 602	41 492	2.7	16.2	40.4	20.0	13.1	6.4	3.9
西部农村	15 606	46 057	3.0	14.0	33.6	21.3	15.6	8.3	7.2

单位：%

表 1-2　最近医疗机构类型构成

地区分类	诊所卫生室	门诊部	村卫生室	社区卫生服务站	社区卫生服务中心	乡卫生院	县级医院	市级医院	省级医院	民营医院	其他
城乡合计	17.9	1.6	35.1	10.4	12.4	10.9	6.4	2.0	1.5	1.5	0.3
城市	19.3	2.6	16.7	17.5	21.5	5.2	8.7	3.5	2.5	2.2	0.3
农村	16.2	0.4	56.7	2.2	1.9	17.5	3.7	0.2	0.3	0.6	0.3
东部	15.2	1.6	31.0	17.2	16.5	9.2	5.5	1.6	1.0	1.0	0.2
中部	24.5	1.9	33.0	7.0	10.1	9.3	7.6	3.0	1.7	1.8	0.1
西部	13.9	1.3	41.5	7.0	10.8	14.2	6.2	1.4	1.8	1.6	0.3
东部城市	15.9	2.1	14.5	24.4	25.3	4.5	7.6	2.5	1.6	1.4	0.2
中部城市	24.7	3.4	13.9	13.2	17.9	4.8	10.8	5.6	2.8	2.7	0.2
西部城市	18.2	2.5	22.2	13.2	20.3	6.3	8.1	2.7	3.5	2.7	0.3
东部农村	14.2	0.9	57.4	5.7	2.3	16.6	2.2	0.1	0.1	0.3	0.2
中部农村	24.4	0.4	52.1	0.8	2.2	13.7	4.4	0.4	0.6	1.0	0.0
西部农村	9.6	0.2	60.8	0.9	1.2	22.1	4.2	0.1	0.1	0.6	0.2

表1-3 调查家庭到最近医疗点的距离及时间

地区分类	到最近医疗点的距离构成 /%						去最近医疗点时间构成 /%			
	不足1公里	1公里~	2公里~	3公里~	4公里~	5公里及以上	15分钟及以上	16~20分钟	21~30分钟	30分钟以上
城乡合计	58.2	22.1	10.8	4.0	1.5	3.4	89.9	5.2	3.6	1.3
城市	62.5	21.8	9.6	3.3	1.1	1.7	91.9	4.8	2.7	0.6
农村	53.1	22.5	12.1	4.7	2.0	5.6	87.6	5.6	4.7	2.1
东部	61.3	22.6	9.6	3.0	1.1	2.4	94.1	3.6	1.9	0.4
中部	60.9	20.9	10.7	3.8	1.2	2.5	89.9	5.1	3.7	1.3
西部	52.3	22.9	12.2	5.1	2.2	5.3	85.8	6.8	5.3	2.1
东部城市	61.8	23.1	9.7	2.9	0.9	1.6	94.6	3.6	1.6	0.2
中部城市	65.5	20.0	8.7	3.2	1.1	1.5	91.6	5.0	2.9	0.5
西部城市	60.5	22.0	10.5	3.8	1.3	1.9	89.0	6.1	3.9	1.0
东部农村	60.4	21.7	9.4	3.2	1.5	3.8	93.3	3.6	2.4	0.7
中部农村	56.4	21.8	12.6	4.3	1.3	3.6	88.1	5.3	4.6	2.0
西部农村	44.0	23.8	13.8	6.4	3.1	8.9	82.6	7.5	6.7	3.2

单位: %

表 1-4　调查家庭饮用水类型

地区分类	安全饮用水	家庭饮水类型构成					
		自来水	受保护井泉水	未保护井泉水	收集雨水	江河湖泊沟塘渠水	其他
城乡合计	94.3	77.9	15.9	4.9	0.5	0.2	0.6
城市	97.0	88.2	8.8	2.2	0.1	0.1	0.6
农村	91.1	65.9	24.2	8.2	1.0	0.4	0.3
东部	96.5	81.6	14.8	2.4	0.1	0.2	0.9
中部	93.2	76.6	16.1	6.1	0.4	0.1	0.7
西部	93.1	75.4	16.7	6.2	1.0	0.2	0.5
东部城市	97.3	88.4	8.8	1.6	0.0	0.0	1.2
中部城市	97.9	91.6	6.4	1.3	0.0	0.1	0.6
西部城市	95.8	84.5	11.0	3.7	0.2	0.1	0.5
东部农村	95.4	70.7	24.3	3.8	0.3	0.6	0.3
中部农村	88.4	61.6	25.9	10.9	0.9	0.1	0.6
西部农村	90.4	66.3	22.4	8.8	1.8	0.4	0.3

表 1-5 调查家庭使用厕所类型

单位：%

地区分类	卫生厕所	厕所类型						
		水冲式卫生厕所	水冲式非卫生厕所	卫生旱厕	非卫生旱厕	公厕	无厕所	其他
城乡合计	76.8	64.6	3.9	12.3	15.9	2.0	1.0	0.3
城市	88.6	83.6	3.2	5.1	5.0	2.3	0.5	0.3
农村	63.0	42.3	4.6	20.6	28.7	1.6	1.6	0.6
东部	87.1	77.2	2.7	9.9	7.2	2.0	0.7	0.3
中部	74.7	62.6	3.8	12.1	17.9	2.4	0.8	0.4
西部	68.4	53.6	5.1	14.8	22.9	1.6	1.6	0.4
东部城市	92.1	88.6	2.8	3.5	1.8	2.3	0.6	0.4
中部城市	91.2	85.3	1.7	5.9	4.2	2.4	0.4	0.1
西部城市	81.8	75.5	5.3	6.2	9.9	2.2	0.6	0.3
东部农村	79.1	59.1	2.6	20.1	15.8	1.4	0.8	0.2
中部农村	58.3	39.9	6.0	18.3	31.6	2.4	1.2	0.6
西部农村	55.1	31.7	4.8	23.4	35.8	1.1	2.7	0.5

单位：%

表 1-6 贫困户／低保户比例及致贫原因

地区分类	贫困户比例	低保户比例	致贫原因构成			
			因病影响劳动力	劳动力少	因病治疗花费	其他
城乡合计	7.8	6.9	42.5	28.4	16.0	13.1
城市	3.2	4.2	47.6	20.8	17.1	14.5
农村	13.2	10.0	40.5	31.4	15.5	12.6
东部	3.2	3.3	54.9	20.5	14.9	9.7
中部	9.6	7.4	47.4	24.3	15.4	12.9
西部	10.8	10.1	34.6	34.3	16.8	14.3
东部城市	1.9	2.5	50.5	19.2	17.2	13.1
中部城市	3.2	4.9	54.1	18.5	17.8	9.6
西部城市	4.8	5.8	41.8	23.2	16.6	18.4
东部农村	5.3	4.5	58.2	21.5	13.3	7.0
中部农村	15.9	9.8	45.4	26.1	14.7	13.8
西部农村	16.7	14.4	31.9	38.5	16.8	12.8

表1-7　调查人口户口登记地、户口性质

地区分类	调查人口数/人	户口登记地构成/%				户口性质构成/%					
		本县/区	本省外县	外省	户口待定	农业	非农业	农业转居民	非农业转居民	居民	无户口
城乡合计	256 304	93.8	4.1	1.9	0.2	51.0	23.3	13.8	4.2	7.6	0.1
城市	134 080	90.4	6.4	3.1	0.1	31.8	37.7	11.2	6.8	12.4	0.1
农村	122 224	97.6	1.6	0.6	0.2	72.1	7.6	16.6	1.3	2.3	0.1
东部	87 501	92.7	3.9	3.2	0.2	47.9	23.1	14.4	5.3	9.2	0.1
中部	81 591	94.8	4.1	1.0	0.1	51.6	29.1	10.3	3.2	5.7	0.1
西部	87 212	94.1	4.2	1.5	0.2	53.6	18.3	16.4	3.9	7.7	0.1
东部城市	52 826	89.9	5.0	4.9	0.2	33.5	32.9	11.9	7.8	13.7	0.2
中部城市	40 099	91.6	7.0	1.3	0.1	29.6	50.3	4.8	6.0	9.2	0.1
西部城市	41 155	89.9	7.5	2.5	0.1	31.7	31.6	16.5	6.3	13.7	0.2
东部农村	34 675	96.9	2.3	0.7	0.1	69.8	8.1	18.3	1.4	2.3	0.1
中部农村	41 492	97.9	1.2	0.7	0.2	72.9	8.5	15.6	0.6	2.3	0.1
西部农村	46 057	97.9	1.3	0.6	0.2	73.2	6.3	16.2	1.8	2.3	0.2

表 1-8　调查人口性别、民族构成

单位：%

地区分类	性别构成		民族构成								
	男性	女性	汉族	壮族	回族	维吾尔族	蒙古族	藏族	满族	苗族	其他
城乡合计	49.3	50.7	89.2	1.2	0.7	1.2	0.6	1.7	1.1	0.7	3.6
城市	48.7	51.3	94.7	1.0	0.8	0.4	0.1	0.9	0.3	0.3	1.5
农村	50.0	50.0	83.3	1.3	0.7	2.1	1.1	2.6	2.0	1.1	5.8
东部	49.4	50.6	96.5	0.1	0.3	0.0	0.2	0.0	2.5	0.0	0.4
中部	49.0	51.0	94.4	0.0	0.5	0.0	0.1	0.0	0.5	0.3	4.2
西部	49.6	50.4	77.1	3.4	1.3	3.5	1.3	5.1	0.3	1.7	6.3
东部城市	49.0	51.0	98.7	0.1	0.6	0.0	0.0	0.0	0.4	0.0	0.2
中部城市	48.7	51.3	98.0	0.0	0.8		0.2	0.0	0.5	0.1	0.4
西部城市	48.4	51.6	86.2	3.2	1.0	1.2	0.1	3.0	0.1	0.9	4.3
东部农村	49.9	50.1	93.2	0.0	0.0		0.3	0.0	5.8	0.0	0.7
中部农村	49.4	50.6	90.9	0.0	0.1		0.1	0.0	0.6	0.5	7.8
西部农村	50.6	49.4	69.0	3.5	1.7	5.6	2.4	6.9	0.4	2.5	8.0

单位：%

表 1-9 调查人口年龄构成

地区分类	0~4岁	5~14岁	15~24岁	25~34岁	35~44岁	45~54岁	55~64岁	≥65岁
城乡合计	5.9	11.3	5.7	10.5	12.3	19.2	16.6	18.5
城市	5.6	9.7	5.5	11.7	13.5	18.0	16.7	19.3
农村	6.2	13.0	6.0	9.1	11.1	20.4	16.5	17.7
东部	5.9	9.9	5.0	11.8	12.6	17.9	17.8	19.1
中部	5.5	11.5	5.2	9.3	11.7	20.0	17.1	19.7
西部	6.3	12.4	6.8	10.2	12.6	19.6	15.0	17.1
东部城市	5.7	8.8	5.2	13.1	13.9	16.1	17.8	19.4
中部城市	5.1	9.7	5.3	10.6	13.1	19.1	16.9	20.2
西部城市	6.1	10.8	5.9	10.9	13.3	19.3	15.2	18.5
东部农村	6.2	11.5	4.8	9.9	10.7	20.6	17.7	18.6
中部农村	5.9	13.3	5.1	7.9	10.4	20.9	17.3	19.2
西部农村	6.5	13.8	7.7	9.6	12.0	19.9	14.9	15.6

单位：%

表1-10　调查人口性别年龄别构成

地区分类	男性								女性							
	0~4岁	5~14岁	15~24岁	25~34岁	35~44岁	45~54岁	55~64岁	≥65岁	0~4岁	5~14岁	15~24岁	25~34岁	35~44岁	45~54岁	55~64岁	≥65岁
城乡合计	6.4	12.1	5.9	10.0	12.1	18.7	16.5	18.3	5.5	10.5	5.5	11.0	12.6	19.6	16.7	18.6
城市	6.2	10.6	5.7	11.2	13.2	17.6	16.5	19.1	5.1	8.9	5.2	12.2	13.7	18.4	16.9	19.6
农村	6.6	13.6	6.0	8.7	10.9	19.9	16.5	17.8	5.8	12.3	5.9	9.5	11.3	20.9	16.5	17.8
东部	6.4	10.6	5.3	11.3	12.4	17.3	17.7	19.1	5.4	9.2	4.8	12.3	12.8	18.4	17.9	19.2
中部	6.0	12.5	5.3	8.6	11.4	19.6	16.8	19.8	5.0	10.6	5.1	9.9	12.1	20.4	17.4	19.5
西部	6.6	13.1	7.0	9.9	12.4	19.3	15.1	16.6	5.9	11.7	6.7	10.5	12.8	20.0	14.9	17.5
东部城市	6.3	9.6	5.5	12.6	13.8	15.4	17.6	19.2	5.1	8.1	5.0	13.7	13.9	16.8	18.0	19.4
中部城市	5.6	10.7	5.6	10.0	12.7	19.0	16.5	19.9	4.7	8.8	5.1	11.2	13.4	19.2	17.4	20.2
西部城市	6.5	11.8	6.1	10.5	12.9	18.9	15.2	18.1	5.7	10.0	5.7	11.3	13.7	19.6	15.1	18.9
东部农村	6.5	12.2	5.0	9.4	10.4	20.1	17.8	18.6	5.8	10.9	4.5	10.3	11.1	21.0	17.6	18.8
中部农村	6.4	14.2	5.1	7.2	10.0	20.1	17.2	19.8	5.4	12.4	5.1	8.7	10.7	21.6	17.5	18.6
西部农村	6.7	14.2	7.7	9.4	12.0	19.6	15.0	15.4	6.2	13.3	7.6	9.8	12.0	20.3	14.7	16.1

表1-11 15岁及以上人口婚姻状况、文化程度

地区分类	15岁及以上人口数/人	婚姻状况/%					文化程度构成/%							
		未婚	已婚	丧偶	离婚	其他	没上过学	小学	初中	高中/技校	中专	大专	本科	研究生
城乡合计	212 318	9.8	81.0	7.1	1.8	0.3	11.9	24.4	31.8	13.6	4.6	7.6	5.5	0.6
城市	113 519	10.2	80.6	6.8	2.3	0.1	7.1	18.3	30.2	16.9	6.3	11.4	8.9	0.9
农村	98 799	9.4	81.6	7.5	1.3	0.2	17.3	31.5	33.6	9.9	2.7	3.2	1.7	0.1
东部	73 688	9.4	82.3	6.6	1.5	0.2	9.3	21.3	32.9	14.7	5.2	8.9	7.1	0.6
中部	67 690	9.0	81.5	7.3	2.0	0.2	11.5	24.2	32.4	14.6	4.7	7.4	4.8	0.4
西部	70 940	10.9	79.3	7.5	2.1	0.2	14.9	27.9	30.0	11.6	3.9	6.5	4.7	0.5
东部城市	45 155	10.7	80.9	6.4	1.8	0.2	6.2	16.7	30.6	17.0	6.3	12.0	10.2	1.0
中部城市	34 167	9.5	81.0	6.7	2.6	0.2	6.2	16.5	31.2	19.1	6.7	11.7	7.9	0.7
西部城市	34 197	10.2	79.6	7.4	2.6	0.2	9.2	22.2	28.6	14.6	5.7	10.5	8.1	1.1
东部农村	28 533	7.5	84.4	6.9	1.0	0.2	14.2	28.5	36.5	11.1	3.4	4.2	2.1	0.0
中部农村	33 523	8.5	82.1	7.9	1.3	0.2	16.9	32.1	33.7	9.9	2.6	3.0	1.6	0.2
西部农村	36 743	11.6	79.1	7.6	1.6	0.1	20.2	33.2	31.2	8.8	2.3	2.8	1.5	0.0

表1-12　15岁及以上人口就业状况及职业类型

地区分类	就业状况构成/%					在业人口数	在业人员职业构成/%									
	在业	离、退休	在校学生	失业	无业		国家公务员	技术人员	办事人员	企事业管理人员	工人	农民	军人	自由职业	个体经营	其他
城乡合计	56.2	15.0	3.6	2.0	23.2	119 290	1.6	7.7	10.8	2.0	13.0	40.6	0.1	11.6	8.7	3.9
城市	50.9	24.5	3.4	2.3	18.9	57 804	2.7	12.2	18.6	3.6	16.4	17.1	0.1	13.2	10.6	5.5
农村	62.2	4.1	3.8	1.7	28.2	61 486	0.5	3.4	3.5	0.5	9.9	62.8	0.1	10.0	6.9	2.4
东部	56.7	17.6	2.9	1.9	20.9	41 753	1.3	8.7	16.5	2.7	17.7	27.9	0.1	10.6	10.5	4.0
中部	52.1	16.3	3.5	2.1	26.0	35 261	1.9	8.4	8.7	2.1	12.9	41.0	0.1	13.6	8.0	3.3
西部	59.6	11.1	4.4	2.0	22.9	42 276	1.5	6.0	7.0	1.3	8.5	53.0	0.1	10.9	7.4	4.3
东部城市	52.4	25.4	3.1	2.2	16.9	23 652	1.9	12.1	24.8	4.1	18.6	11.4	0.1	10.5	11.2	5.3
中部城市	45.5	27.8	3.6	2.3	20.8	155 39	3.4	14.3	15.5	4.1	18.3	11.3	0.1	17.5	10.6	4.9
西部城市	54.4	20.0	3.7	2.4	19.5	186 13	3.0	10.6	13.3	2.6	11.9	29.0	0.2	13.2	9.8	6.4
东部农村	63.4	5.2	2.6	1.4	27.4	181 01	0.5	4.3	5.6	0.9	16.6	49.4	0.1	10.8	9.6	2.2
中部农村	58.8	4.5	3.5	1.9	31.3	197 22	0.7	3.8	3.4	0.5	8.6	64.4	0.1	10.5	6.0	2.0
西部农村	64.4	2.8	5.1	1.6	26.1	236 63	0.4	2.4	2.0	0.3	5.8	71.8	0.0	9.1	5.5	2.7

单位：%

表 1-13 调查人口参加医疗保险情况

地区分类	基本医疗保险参加率	社会医疗保险					大病医保	商业医疗
		城镇职工医疗保险	城乡居民基本医保	其他社会医保	无社会医保			
城乡合计	96.8	23.4	73.3	0.4	2.9	51.8	13.6
城市	96.1	38.8	57.1	0.7	3.4	46.0	14.7
农村	97.6	6.6	91.1	0.1	2.2	58.2	12.4
东部	96.5	32.3	63.9	0.8	3.0	49.1	14.0
中部	96.4	21.5	74.8	0.3	3.4	46.3	12.4
西部	97.6	16.3	81.3	0.1	2.3	59.7	14.4
东部城市	96.2	45.1	50.5	1.2	3.2	47.8	14.4
中部城市	95.3	38.1	57.1	0.5	4.3	36.3	13.4
西部城市	96.8	31.2	65.5	0.2	3.1	53.1	16.3
东部农村	96.9	12.7	84.2	0.2	2.9	51.1	13.4
中部农村	97.5	5.5	92.0	0.1	2.4	55.9	11.4
西部农村	98.4	2.9	95.4	0.1	1.6	65.6	12.6

表 2-1 调查人口两周患病率

地区分类	调查人口数/人	患病人数/人	患病例数/例	人均患病种数/种	两周患病率/%			民族别两周患病率/%	
					合计	男性	女性	汉族	其他
城乡合计	256 304	82 563	101 719	1.2	32.2	30.8	33.6	33.1	24.9
城市	134 080	43 226	54 341	1.3	32.2	31.4	33.0	32.5	27.1
农村	122 224	39 337	47 378	1.2	32.2	30.1	34.2	33.8	24.1
东部	87 501	28 444	35 495	1.2	32.5	31.4	33.6	32.6	28.7
中部	81 591	25 927	32 348	1.2	31.8	30.7	32.8	31.7	32.2
西部	87 212	28 192	33 876	1.2	32.3	30.3	34.3	35.2	22.6
东部城市	52 826	17 063	21 724	1.3	32.3	31.6	33.0	32.4	26.4
中部城市	40 099	12 770	16 277	1.3	31.8	31.6	32.1	31.8	33.8
西部城市	41 155	13 393	16 340	1.2	32.5	31.0	34.0	33.5	26.2
东部农村	34 675	11 381	13 771	1.2	32.8	31.1	34.6	33.1	29.4
中部农村	41 492	13 157	16 071	1.2	31.7	29.9	33.5	31.7	31.9
西部农村	46 057	14 799	17 536	1.2	32.1	29.7	34.7	37.1	21.2

单位：%

表 2-2 调查人口年龄别两周患病率

地区分类	0~4岁	5~14岁	15~24岁	25~34岁	35~44岁	45~54岁	55~64岁	≥65岁
城乡合计	22.0	13.1	10.6	13.8	19.9	33.1	46.7	58.4
城市	20.8	12.4	10.5	13.3	18.2	31.9	46.8	60.7
农村	23.3	13.6	10.7	14.6	22.1	34.3	46.5	55.7
东部	20.5	12.0	10.8	12.6	17.0	32.4	47.8	61.2
中部	21.2	12.1	9.6	13.7	20.2	31.6	44.8	56.4
西部	24.1	14.7	11.2	15.4	22.5	35.2	47.4	57.4
东部城市	18.5	11.4	10.7	11.9	15.9	31.4	48.2	63.6
中部城市	19.0	11.0	9.0	13.2	18.9	30.4	45.4	59.5
西部城市	25.0	14.8	11.5	15.5	20.6	34.0	46.4	58.0
东部农村	23.3	12.6	10.8	14.0	19.1	33.5	47.2	57.5
中部农村	23.0	13.0	10.1	14.3	21.7	32.7	44.3	53.2
西部农村	23.4	14.7	10.9	15.2	24.4	36.4	48.3	56.8

表 2-3 调查人口性别年龄别两周患病率

单位：%

地区分类	男性								女性							
	0~4岁	5~14岁	15~24岁	25~34岁	35~44岁	45~54岁	55~64岁	≥65岁	0~4岁	5~14岁	15~24岁	25~34岁	35~44岁	45~54岁	55~64岁	≥65岁
城乡合计	22.4	13.4	10.4	13.5	19.6	31.2	44.7	55.4	21.6	12.7	10.8	14.1	20.2	34.9	48.6	61.3
城市	21.1	12.7	10.8	13.4	18.7	31.2	45.9	58.2	20.3	12.1	10.2	13.2	17.8	32.6	47.7	62.9
农村	23.6	13.9	10.0	13.7	20.7	31.3	43.3	52.1	22.9	13.2	11.3	15.4	23.4	37.2	49.7	59.3
东部	19.8	12.3	10.7	12.6	17.3	31.2	46.5	58.5	21.3	11.6	10.8	12.6	16.7	33.4	49.0	63.8
中部	22.0	12.4	8.9	13.9	21.0	30.5	43.1	53.4	20.2	11.8	10.3	13.5	19.4	32.7	46.5	59.3
西部	25.1	15.1	11.3	14.3	20.7	32.0	44.2	54.1	23.1	14.4	11.1	16.3	24.3	38.4	50.6	60.5
东部城市	18.2	11.7	11.6	11.9	16.4	31.1	47.9	61.1	18.8	11.0	9.7	11.9	15.4	31.7	48.4	65.8
中部城市	18.7	11.3	8.7	14.3	20.7	30.8	45.1	57.7	19.2	10.6	9.4	12.3	17.3	30.0	45.7	61.2
西部城市	26.9	15.1	11.6	15.0	19.9	31.7	43.9	54.8	22.9	14.5	11.4	15.9	21.3	36.0	48.8	60.8
东部农村	22.2	13.0	9.2	14.0	19.0	31.3	44.4	54.4	24.5	12.2	12.5	13.9	19.2	35.6	50.0	60.6
中部农村	24.7	13.2	9.0	13.3	21.3	30.2	41.2	49.2	21.0	12.6	11.2	15.0	22.0	35.1	47.3	57.3
西部农村	23.6	15.1	11.1	13.7	21.4	32.2	44.5	53.5	23.2	14.3	10.8	16.8	27.5	40.5	52.3	60.1

单位：%

表2-4 调查人口不同婚姻状况、文化程度居民两周患病率

地区分类	婚姻别					文化程度别							
	未婚	已婚	丧偶	离婚	其他	没上过学	小学	初中	高中/中技	中专	大专	本科及以上
城乡合计	13.8	36.3	56.8	35.7	33.4	49.8	44.4	33.8	29.5	27.7	20.8	18.9
城市	13.5	35.9	59.7	36.7	32.2	52.9	48.0	37.3	30.9	29.7	21.6	19.3
农村	14.2	36.7	53.9	33.9	34.7	48.4	42.0	30.2	26.6	22.5	17.9	16.5
东部	13.7	36.3	59.7	39.3	32.0	53.8	47.5	35.1	31.3	26.3	20.0	17.9
中部	13.5	35.7	55.9	36.7	35.4	47.8	43.0	33.3	30.0	29.7	22.5	20.9
西部	14.2	36.8	55.1	32.2	32.5	48.7	43.1	33.1	26.4	27.5	20.3	18.6
东部城市	13.3	36.1	62.1	39.4	29.7	54.8	49.9	38.8	32.4	28.5	20.5	18.0
中部城市	13.3	35.5	59.2	36.2	35.6	50.5	46.2	36.8	31.4	31.7	23.5	21.7
西部城市	14.0	36.1	57.3	34.7	31.6	52.8	47.5	35.9	28.0	29.1	21.0	19.3
东部农村	14.5	36.7	56.1	39.1	36.4	53.2	45.2	30.1	28.5	19.8	17.6	17.4
中部农村	13.8	35.9	53.0	37.8	35.2	46.8	41.3	29.9	27.2	24.3	18.3	17.2
西部农村	14.3	37.5	53.1	28.3	33.3	46.9	40.4	30.6	24.1	23.7	17.9	14.9

表2-5　调查人口不同就业状况及职业类型人口两周患病率

单位：%

地区分类	就业状况					在业人口									
	在业	离退休	在校学生	失业	无业	国家公务员	技术人员	办事人员	企业管理人员	工人	农民	军人	自由职业者	个体经营者	其他
城乡合计	27.5	55.5	9.7	41.2	45.6	19.7	18.1	16.4	22.5	24.7	35.9	16.2	24.2	23.8	23.1
城市	23.4	55.5	9.7	37.8	45.5	18.6	17.5	15.5	21.6	24.5	37.2	19.0	23.8	21.9	22.6
农村	31.4	55.4	9.7	46.6	45.8	24.8	20.4	20.8	28.7	25.1	35.5	11.1	24.8	26.6	24.3
东部	25.6	57.3	9.6	39.7	48.6	19.8	17.7	16.1	23.2	25.1	35.4	17.9	25.0	24.1	24.3
中部	26.2	54.9	9.4	38.5	44.1	21.0	17.9	16.7	23.5	24.4	33.4	18.5	22.4	22.5	20.6
西部	30.5	53.2	10.1	45.5	44.5	18.4	19.1	16.5	19.7	24.5	37.7	13.6	25.4	24.8	23.7
东部城市	21.3	57.8	9.1	38.0	49.9	18.5	16.9	15.4	22.6	23.6	30.4	12.5	24.3	22.4	22.9
中部城市	21.9	54.9	9.8	35.1	41.5	20.0	17.2	15.7	22.3	25.2	34.3	28.6	21.2	20.8	19.0
西部城市	27.3	52.4	10.3	40.1	44.7	17.4	18.5	15.5	18.7	25.4	41.5	18.2	26.0	22.3	24.6
东部农村	31.1	53.6	10.5	43.9	47.3	25.8	20.6	20.4	26.9	27.2	36.9	25.0	25.9	26.6	28.5
中部农村	29.7	54.9	8.9	42.7	45.9	24.3	19.8	20.6	32.3	23.1	33.3	7.7	23.9	24.8	23.8
西部农村	33.0	58.8	9.9	52.9	44.3	24.4	21.0	22.0	27.7	23.1	36.5		24.7	28.2	22.0

表 2-6　不同医疗保险覆盖人口两周患病率

单位：%

地区分类	社会医疗保险别				大病保险	商业医保
	城镇职工医疗保险	城乡居民基本医保	其他社会医保	无社会医保		
城乡合计	35.7	31.5	28.5	22.2	33.2	27.1
城市	35.7	30.6	28.2	20.3	33.9	24.7
农村	35.1	32.1	30.9	25.5	32.6	30.3
东部	34.3	32.3	26.7	20.8	33.7	27.5
中部	39.1	30.1	33.2	21.8	33.9	24.5
西部	34.2	32.2	30.0	24.8	32.1	28.9
东部城市	34.6	31.3	26.0	19.0	34.1	24.4
中部城市	39.3	27.7	32.5	20.3	35.1	23.1
西部城市	33.7	32.4	34.2	22.1	32.7	26.3
东部农村	32.6	33.2	32.5	23.8	33.2	32.6
中部农村	37.7	31.5	37.9	24.4	33.1	26.0
西部农村	38.8	32.0	18.5	29.2	31.7	32.0

单位: %

表 2-7　两周患病发生时间和疾病严重程度构成

地区分类	疾病发生时间			疾病严重程度构成		
	两周内新发	急性病两周前发病	慢性病延续至两周内	严重	一般	不严重
城乡合计	24.0	4.5	71.5	32.2	45.7	22.1
城市	21.6	4.3	74.1	28.6	47.5	23.9
农村	26.8	4.6	68.6	36.3	43.6	20.1
东部	21.2	3.8	75.0	24.4	49.4	26.2
中部	21.4	4.1	74.5	35.1	45.7	19.2
西部	29.5	5.5	65.0	37.5	41.8	20.7
东部城市	18.7	3.5	77.8	22.3	50.9	26.8
中部城市	18.7	4.2	77.1	32.5	46.6	20.9
西部城市	28.4	5.5	66.1	33.1	43.7	23.2
东部农村	25.0	4.4	70.6	27.8	46.9	25.3
中部农村	24.2	3.9	71.9	37.7	44.7	17.6
西部农村	30.5	5.6	63.9	41.6	40.1	18.3

单位：%

表 2-8 两周患病疾病系统构成

地区分类	传染病/寄生虫	肿瘤	内分泌营养代谢	血液造血	精神病	神经系统	眼、耳	循环系统	呼吸系统	消化系统	泌尿生殖系统	妊娠分娩围产期	皮肤/皮下组织	运动系统	损伤中毒	其他	症状不明确
城乡合计	0.3	0.9	10.5	0.5	0.9	1.7	1.1	38.9	18.8	9.0	2.6	0.1	1.6	9.3	1.0	1.8	1.0
城市	0.4	1.0	13.2	0.5	0.9	1.8	1.1	41.5	17.0	7.7	2.4	0.1	1.6	7.5	0.8	1.7	0.8
农村	0.3	0.9	7.4	0.5	0.9	1.7	1.0	35.9	20.9	10.5	2.9	0.1	1.7	11.4	1.2	1.8	0.9
东部	0.4	1.0	12.7	0.4	0.9	1.6	1.1	44.0	15.9	7.6	2.2	0.1	1.6	7.3	0.9	1.5	0.8
中部	0.3	1.0	10.8	0.4	0.8	1.8	1.0	42.8	16.7	8.2	2.6	0.1	1.6	8.5	1.0	1.6	0.8
西部	0.4	0.8	7.9	0.6	0.9	1.8	1.1	29.8	23.8	11.4	3.0	0.1	1.8	12.0	1.1	2.3	1.2
东部城市	0.4	1.0	14.8	0.4	0.9	1.7	1.1	46.5	13.9	6.6	2.1	0.1	1.5	6.2	0.7	1.5	0.6
中部城市	0.3	1.0	13.6	0.4	0.9	1.9	1.1	45.2	14.6	6.8	2.4	0.1	1.6	7.3	0.8	1.5	0.5
西部城市	0.4	0.9	10.8	0.7	0.9	1.7	1.2	31.0	23.5	10.2	2.7	0.1	1.9	9.4	1.0	2.2	1.4
东部农村	0.3	1.0	9.4	0.4	1.0	1.5	1.1	40.1	19.1	9.2	2.3	0.1	1.7	9.1	1.3	1.4	1.0
中部农村	0.3	1.1	8.0	0.5	0.8	1.6	0.9	40.4	18.9	9.6	2.8	0.1	1.6	9.8	1.2	1.7	0.7
西部农村	0.4	0.7	5.2	0.5	0.9	1.9	1.0	28.6	24.1	12.4	3.3	0.1	1.7	14.5	1.3	2.3	1.1

表2-9　两周患病严重程度

地区分类	每千人患病天数/天	卧床率/‰	每千人卧床天数/天	休工率/‰	每千人休工天数/天	休学率/‰	每千人休学天数/天	年龄别两周患病持续天数/天							
								0~4岁	5~14岁	15~24岁	25~34岁	35~44岁	45~54岁	55~64岁	≥65岁
城乡合计	3 359	67.0	283	50.5	206	12.8	29	1 204	693	710	1 019	1 747	3 441	5 337	7 008
城市	3 481	58.6	243	39.3	152	12.2	28	1 142	689	699	978	1 624	3 414	5 504	7 480
农村	3 224	76.3	326	61.8	260	13.3	30	1 267	696	721	1 077	1 911	3 467	5 151	6 446
东部	3 593	54.3	227	38.4	152	11.7	24	1 126	626	693	913	1 509	3 565	5 769	7 703
中部	3 346	77.0	329	54.1	231	11.6	28	1 198	687	650	1 053	1 833	3 356	5 099	6 670
西部	3 135	70.5	295	59.6	238	14.7	33	1 283	752	765	1 114	1 910	3 408	5 079	6 593
东部城市	3 645	45.8	185	29.2	110	12.0	23	1 033	612	684	883	1 421	3 557	5 895	8 070
中部城市	3 492	68.5	290	40.1	175	10.5	21	1 136	666	601	1 017	1 763	3 344	5 313	7 271
西部城市	3 260	65.4	273	51.9	188	14.0	39	1 276	791	803	1 089	1 761	3 328	5 123	6 910
东部农村	3 514	67.1	291	51.5	212	11.2	25	1 256	644	709	974	1 684	3 575	5 576	7 122
中部农村	3 206	85.3	367	66.3	279	12.5	34	1 249	701	701	1 101	1 918	3 367	4 896	6 064
西部农村	3 023	75.0	315	65.9	280	15.2	30	1 289	724	738	1 140	2 058	3 477	5 038	6 262

表 2-10 不同类型地区居民疾病别两周患病率

单位：‰

疾病分类	城乡合计	城市	农村	东部城市	中部城市	西部城市	东部农村	中部农村	西部农村
传染病	1.3	1.4	1.2	1.4	1.1	1.6	1.4	0.9	1.4
寄生虫病	0.1	0.1	0.0	0.0	0.0	0.1		0.1	0.1
恶性肿瘤	2.8	3.2	2.5	3.5	3.1	2.8	2.9	3.0	1.7
良性肿瘤	0.9	0.8	1.0	0.7	0.9	0.9	1.0	1.1	1.0
内分泌、营养、代谢	41.7	53.6	28.7	60.9	55.0	42.8	37.5	31.0	19.9
其中:糖尿病	36.5	47.1	24.9	53.7	49.3	36.5	33.0	27.5	16.5
血液、造血器官	1.9	1.8	1.9	1.5	1.4	2.6	1.6	2.0	2.0
精神病	3.5	3.7	3.4	3.7	3.6	3.7	4.0	3.0	3.3
神经系统疾病	6.9	7.2	6.5	6.9	7.8	6.9	6.1	6.2	7.2
眼及附器疾病	3.0	3.4	2.7	3.3	3.3	3.5	3.0	2.2	2.9
耳和乳突疾病	1.1	1.2	1.1	1.2	1.1	1.3	1.3	1.2	0.9
循环系统疾病	154.3	168.0	139.3	191.3	183.5	123.0	159.1	156.3	109.0
其中:心脏病	19.2	20.6	17.7	20.8	25.8	15.4	17.6	22.1	13.8
高血压	117.7	131.6	102.4	155.6	139.1	93.4	124.0	110.2	79.2
脑血管病	13.0	11.4	14.8	10.5	14.8	9.1	13.2	20.3	11.0
呼吸系统疾病	74.6	68.8	80.9	57.0	59.4	93.2	76.0	73.1	91.6
其中:急性上呼吸道感染	61.6	56.0	67.7	46.5	47.8	76.2	64.7	60.2	76.7
肺炎	0.9	0.9	1.0	0.9	0.8	1.0	0.8	1.1	1.2

续表

疾病分类	城乡合计	城市	农村	东部城市	中部城市	西部城市	东部农村	中部农村	西部农村
慢性阻塞性肺部疾病	5.3	4.6	6.0	2.8	4.3	7.2	4.7	6.1	7.0
消化系统疾病	35.8	31.4	40.8	27.1	27.4	40.7	36.5	37.1	47.2
其中:急性胃炎	17.4	14.8	20.3	12.9	11.0	20.9	19.4	17.9	23.0
肝病硬化	1.1	1.1	1.1	1.3	1.0	1.1	0.8	1.6	1.0
胆囊疾病	2.7	2.2	3.3	1.3	2.5	3.1	1.6	2.4	5.4
泌尿生殖系统	10.3	9.6	11.1	8.8	9.6	10.7	9.3	11.0	12.5
妊娠,分娩及产褥期并发症	0.4	0.4	0.4	0.4	0.4	0.5	0.5	0.3	0.4
皮肤皮下组织	6.5	6.6	6.5	6.1	6.5	7.4	6.6	6.2	6.6
肌肉,骨骼结缔	36.8	30.3	44.0	25.5	29.5	37.1	36.3	37.8	55.4
其中:类关节炎	6.3	4.9	7.9	3.2	4.4	7.4	5.8	7.0	10.4
先天异常	0.2	0.2	0.2	0.2	0.2	0.2	0.3	0.3	0.1
围产期疾病	0.0	0.1	0.0	0.1	0.0	0.0	0.0		0.0
损伤和中毒	4.1	3.4	4.8	3.0	3.2	4.1	5.0	4.7	4.8
其他	6.9	6.9	6.9	6.1	6.0	8.7	5.1	6.4	8.6
不详	3.5	3.4	3.7	2.5	2.6	5.2	3.6	3.4	4.1

表 2-11　不同类型地区分性别疾病别两周患病率

单位：‰

疾病分类	男性									女性								
	城乡合计	城市	农村	东部城市	中部城市	西部城市	东部农村	中部农村	西部农村	城乡合计	城市	农村	东部城市	中部城市	西部城市	东部农村	中部农村	西部农村
传染病	1.6	1.7	1.6	1.7	1.4	1.9	1.7	1.4	1.6	1.0	1.1	0.9	1.2	0.8	1.3	1.0	0.5	1.3
寄生虫病	0.0	0.0	0.0	0.0	0.1	0.1			0.1	0.1	0.1	0.1	0.0	0.0	0.1	0.0	0.1	0.0
恶性肿瘤	2.6	2.8	2.4	3.1	2.6	2.5	2.9	2.9	1.5	3.1	3.6	2.6	3.9	3.6	3.2	2.9	3.1	1.8
良性肿瘤	0.4	0.3	0.4	0.2	0.4	0.5	0.3	0.5	0.3	1.5	1.3	1.7	1.2	1.5	1.2	1.7	1.7	1.7
内分泌、营养、代谢	38.7	52.2	24.4	60.3	52.2	41.5	32.2	25.6	17.5	44.6	54.9	32.9	61.4	57.8	43.9	42.8	36.3	22.3
其中：糖尿病	34.8	47.3	21.4	55.3	47.7	36.3	28.8	22.5	15.0	38.2	46.9	28.4	52.1	50.7	36.7	37.2	32.4	18.0
血液、造血器官	1.1	1.2	0.9	1.0	0.8	2.0	0.9	1.1	0.8	2.6	2.4	2.8	1.9	2.1	3.3	2.4	2.8	3.3
精神病	3.0	3.4	2.6	3.6	3.2	3.4	3.5	2.1	2.4	4.0	3.9	4.1	3.8	3.9	4.1	4.4	3.8	4.2
神经系统疾病	6.2	6.6	5.8	6.2	7.9	5.9	5.1	5.4	6.7	7.5	7.7	7.3	7.5	7.8	7.9	7.1	6.9	7.7
眼及附器疾病	2.7	3.0	2.4	2.6	3.3	3.1	2.4	2.1	2.6	3.4	3.8	3.0	4.0	3.3	3.9	3.6	2.3	3.2
耳和乳突疾病	1.0	1.1	0.9	1.0	1.1	1.2	1.0	0.9	0.6	1.3	1.3	1.3	1.3	1.1	1.5	1.5	1.4	1.1
循环系统疾病	144.9	163.8	124.6	185.0	185.6	114.9	146.2	141.1	94.2	163.5	172.0	153.9	197.4	181.6	130.6	172.0	171.2	124.2
其中：心脏病	16.2	18.1	14.2	18.0	23.3	13.3	13.5	18.0	11.4	22.1	23.0	21.2	23.5	28.2	17.3	21.8	26.1	16.2
高血压	111.5	129.4	92.4	152.0	142.2	87.5	116.3	99.4	68.4	123.7	133.7	112.5	159.1	136.2	99.0	131.6	120.7	90.3
脑血管病	13.2	12.3	14.2	11.6	16.4	9.2	12.2	19.7	10.8	12.8	10.5	15.4	9.4	13.2	9.1	14.2	21.0	11.2
呼吸系统疾病	75.5	69.8	81.5	58.3	60.1	94.3	77.4	75.4	90.0	73.7	67.9	80.3	55.7	58.6	92.2	74.7	70.8	93.3
其中：急性上呼吸道感染	60.8	55.2	66.7	47.1	46.6	74.0	64.5	60.8	73.6	62.3	56.8	68.6	45.9	48.9	78.3	64.9	59.5	79.8

续表

疾病分类	男性									女性								
	城乡合计	城市	农村	东部城市	中部城市	西部城市	东部农村	中部农村	西部农村	城乡合计	城市	农村	东部城市	中部城市	西部城市	东部农村	中部农村	西部农村
肺炎	1.1	1.1	1.1	0.9	0.9	1.5	0.9	1.3	1.2	0.8	0.7	0.9	0.8	0.7	0.5	0.7	0.9	1.1
慢性阻塞性肺疾病	6.9	6.3	7.5	3.8	6.3	9.6	6.5	7.6	8.1	3.8	3.0	4.6	1.9	2.5	5.0	2.9	4.6	5.8
消化系统疾病	35.0	30.9	39.4	28.1	26.8	38.7	34.6	37.3	44.7	36.7	31.8	42.2	26.2	28.0	42.5	38.5	37.0	49.8
其中：急性胃炎	16.7	14.1	19.5	12.7	10.6	19.3	17.5	18.1	22.0	18.1	15.5	21.1	13.2	11.5	22.3	21.4	17.7	24.0
肝病硬化	1.4	1.4	1.5	1.7	0.9	1.5	1.4	2.0	1.2	0.8	0.9	0.8	0.9	1.1	0.8	0.3	1.1	0.8
胆囊疾病	1.7	1.5	1.8	0.9	1.8	2.0	1.0	1.5	2.7	3.8	2.9	4.7	1.7	3.3	4.1	2.1	3.2	8.1
泌尿生殖系病	9.0	9.2	8.7	8.9	9.1	9.7	8.4	8.4	9.1	11.7	10.1	13.5	8.7	10.1	11.7	10.1	13.5	16.0
妊娠，分娩及产褥期并发症										0.8	0.9	0.8	0.9	0.8	0.9	1.0	0.6	0.8
皮肤皮下组织	6.7	6.7	6.6	6.0	6.6	7.9	6.2	6.4	6.9	6.4	6.5	6.4	6.2	6.4	6.9	7.0	6.1	6.2
肌肉，骨骼结缔	31.6	25.0	38.7	20.7	25.5	30.0	31.8	33.4	48.5	41.9	35.3	49.3	30.2	33.3	43.9	40.8	42.2	62.4
其中：类关节炎	4.4	3.4	5.5	2.2	2.8	5.7	3.7	4.5	7.8	8.2	6.2	10.4	4.2	6.0	9.0	7.8	9.5	13.1
先天异常	0.3	0.2	0.3	0.1	0.3	0.4	0.3	0.5	0.1	0.2	0.2	0.1	0.2	0.2	0.1	0.2	0.1	0.1
围产期疾病	0.1	0.1	0.0	0.1	0.1	0.1	0.1		0.1	0.0	0.0		0.1					
损伤和中毒	4.9	4.2	5.7	3.5	4.1	5.3	5.9	5.7	5.6	3.2	2.6	3.9	2.6	2.3	3.0	4.1	3.8	4.0
其他	6.1	5.9	6.3	5.1	5.5	7.4	4.4	6.2	7.7	7.6	7.8	7.5	7.1	6.4	9.9	5.8	6.7	9.6
不详	2.8	2.6	2.9	2.2	2.4	3.6	2.7	2.6	3.4	4.3	4.0	4.5	2.8	2.9	6.7	4.5	4.2	4.9

表2-12 不同年龄居民疾病别两周患病率

单位：‰

疾病分类	0~4岁	5~14岁	15~24岁	25~34岁	35~44岁	45~54岁	55~64岁	≥65岁
传染病	2.2	0.3	0.6	0.9	1.7	1.8	1.4	1.3
寄生虫病	0.1	0.1				0.1	0.1	0.0
恶性肿瘤			0.2	0.2	1.8	3.3	5.1	6.0
良性肿瘤	0.1	0.1	0.3	0.4	1.3	1.9	1.1	0.8
内分泌、营养、代谢	1.1	1.3	2.7	5.9	14.9	36.2	79.0	101.3
其中：糖尿病		0.1	0.6	2.3	9.9	29.5	71.2	94.4
血液、造血器官	0.5	0.7	1.3	1.1	1.7	2.5	2.2	2.7
精神病	0.1	0.3	2.6	4.0	5.2	4.7	4.6	3.3
神经系统疾病	0.3	1.4	2.2	3.4	4.8	7.6	10.3	13.2
眼及附器疾病	1.5	1.6	1.6	1.2	1.8	2.8	4.2	6.0
耳和乳突疾病	0.7	1.1	0.8	0.6	1.0	1.4	1.6	1.2
循环系统疾病	0.7	0.3	1.2	6.9	34.1	121.9	268.4	437.9
其中：心脏病	0.1	0.2	0.5	0.9	3.8	11.8	30.6	60.7
高血压	0.2	0.1	0.3	4.9	26.7	97.6	209.3	325.3
脑血管病	0.1		0.1	0.2	1.9	8.3	20.9	41.3
呼吸系统疾病	174.5	95.6	54.3	60.6	60.3	66.8	64.8	70.5
其中：急性上呼吸道感染	166.2	90.8	50.5	55.7	53.0	55.2	47.9	41.7
肺炎	3.8	0.9		0.3	0.4	0.8	0.8	1.4

续表

疾病分类	0~4 岁	5~14 岁	15~24 岁	25~34 岁	35~44 岁	45~54 岁	55~64 岁	≥65 岁
慢性阻塞性肺部疾病	0.1	0.1	0.3	0.3	0.5	3.0	7.4	18.2
消化系统疾病	23.1	14.4	13.8	17.1	30.1	44.7	52.1	50.3
其中：急性胃炎	9.8	6.8	7.1	9.2	14.7	21.9	25.7	23.9
肝病硬化	0.1	0.0	0.1	0.3	1.0	2.1	2.0	1.2
胆囊疾病			0.4	0.7	2.1	4.0	4.3	4.9
泌尿生殖系病	0.7	0.8	3.6	9.1	12.4	13.7	11.4	16.2
妊娠，分娩及产褥期并发症			1.3	2.4	0.5	0.1	0.0	0.0
皮肤皮下组织	7.4	5.3	7.6	5.9	5.2	6.7	6.9	7.4
肌肉、骨骼结缔	0.7	1.7	4.7	11.9	24.7	51.1	62.6	63.9
其中：类关节炎			0.2	0.5	2.4	7.7	11.1	14.4
先天异常	0.5	0.2	0.5	0.2	0.3	0.2	0.1	0.0
围产期疾病	0.7							
损伤和中毒	2.2	2.0	2.6	3.2	3.8	4.9	5.3	5.2
其他	3.6	3.5	5.0	6.2	6.9	8.4	8.3	8.2
不详	2.0	1.2	1.0	1.9	2.9	5.1	4.5	5.1

单位：‰

表2-13 分性别年龄别疾病别两周患病率

疾病分类	男性								女性							
	0~4岁	5~14岁	15~24岁	25~34岁	35~44岁	45~54岁	55~64岁	≥65岁	0~4岁	5~14岁	15~24岁	25~34岁	35~44岁	45~54岁	55~64岁	≥65岁
传染病	2.1	0.3	0.4	1.2	2.0	2.7	1.4	1.7	2.3	0.3	0.8	0.6	1.5	0.9	1.4	0.9
寄生虫病	0.1	0.1					0.0	0.0	0.1	0.1				0.1	0.1	0.0
恶性肿瘤			0.4	0.2	0.9	2.3	4.6	6.6				0.2	2.6	4.2	5.5	5.4
良性肿瘤	0.1	0.1	0.3	0.2	0.1	0.4	0.5	0.7	0.1	0.1	0.3	0.6	2.5	3.2	1.6	0.9
内分泌、营养、代谢	1.4	1.0	1.5	4.7	16.5	39.5	72.9	89.7	0.7	1.6	3.9	7.0	13.4	33.2	84.9	112.4
其中：糖尿病		0.3	0.5	2.3	13.0	34.8	67.2	83.1		0.3	0.7	2.2	6.9	24.5	75.1	105.3
血液、造血器官	0.2	0.6	0.8	0.2	0.8	1.4	1.4	1.9	0.8	0.7	1.8	1.8	2.5	3.6	3.0	3.5
精神病	0.1	0.5	2.7	4.8	5.6	3.8	3.4	2.1	0.1	0.2	2.5	3.2	4.8	5.5	5.7	4.5
神经系统疾病	0.5	1.1	2.7	3.5	4.1	6.2	8.7	13.4	0.1	1.6	1.7	3.3	5.5	8.8	11.9	13.0
眼及附器疾病	1.2	1.7	1.2	1.1	2.0	2.7	3.1	5.2	1.7	1.4	2.1	1.3	1.6	2.8	5.3	6.8
耳和乳突疾病	0.9	0.9	0.3	0.6	0.9	1.3	1.3	0.9	0.6	1.3	1.3	0.6	1.1	1.5	1.9	1.4
循环系统疾病	0.6	0.3	1.2	9.4	41.9	122.3	258.5	396.6	0.7	0.4	1.3	4.8	26.8	121.5	278.0	477.7
其中：心脏病		0.2	0.4	0.9	2.9	10.6	27.0	50.4	0.3	0.2	0.6	0.8	4.5	12.9	34.0	70.7
高血压	0.2		0.3	7.4	35.9	99.9	202.1	294.4	0.1	0.1	0.3	2.7	18.0	95.4	216.2	355.0
脑血管病		0.3	0.3	0.3	1.8	8.5	22.3	41.7	0.1			0.1	2.0	8.2	19.5	40.9
呼吸系统疾病	177.4	97.0	56.8	59.7	57.2	62.0	63.3	77.2	171.2	94.0	51.6	61.4	63.2	71.2	66.3	64.0
其中：急性上呼吸道感染	167.6	92.5	52.4	54.6	49.8	51.0	44.5	40.8	164.5	88.9	48.5	56.7	56.1	59.1	51.3	42.5
肺炎	4.3	0.9	0.4	0.4	0.5	0.7	1.0	1.8	3.1	1.0		0.1	0.4	0.8	0.7	0.9

续表

疾病分类	男性 0~4岁	5~14岁	15~24岁	25~34岁	35~44岁	45~54岁	55~64岁	≥65岁	女性 0~4岁	5~14岁	15~24岁	25~34岁	35~44岁	45~54岁	55~64岁	≥65岁
慢性阻塞性肺疾病	0.2	0.1	0.4	0.3	0.6	3.4	9.8	24.2		0.1	0.3	0.2	0.4	2.6	5.2	12.4
消化系统疾病	21.7	15.1	13.6	18.3	32.6	44.1	50.2	47.2	24.6	13.6	13.9	16.1	27.9	45.3	54.0	53.3
其中：急性胃炎	9.3	7.4	7.8	9.5	15.8	21.8	23.7	21.0	10.3	6.2	6.4	8.9	13.6	21.9	27.5	26.6
肝病硬化	0.1	0.1	0.3	0.4	1.8	2.8	2.5	1.2	0.1			0.2	0.3	1.5	1.5	1.2
胆囊疾病				0.3	1.5	2.5	2.6	2.9			0.8	1.0	2.6	5.3	5.9	6.7
泌尿生殖系病	0.9	0.7	2.3	3.7	5.2	8.4	11.5	22.8	0.6	0.9	5.0	13.8	19.2	18.6	11.2	9.8
妊娠，分娩及产褥期并发症											2.6	4.6	1.0	0.2	0.1	0.0
皮肤皮下组织	7.5	5.8	8.6	6.0	5.0	6.1	6.8	8.2	7.3	4.8	6.5	5.9	5.5	7.2	7.1	6.6
肌肉、骨骼结缔	0.6	2.0	5.7	15.4	24.3	43.2	53.5	52.1	0.8	1.3	3.6	8.9	25.0	58.4	71.4	75.3
其中：类关节炎			0.3	0.8	2.1	4.4	7.7	10.8			0.1	0.3	2.6	10.7	14.4	17.8
先天异常	0.6	0.3	0.5	0.2	0.4	0.3	0.1	0.0	0.4		0.4	0.2	0.2	0.2	0.1	
围产期疾病	0.9								0.4							
损伤和中毒	2.9	2.6	3.1	4.6	5.4	6.0	6.0	5.6	1.4	1.4	2.1	1.9	2.2	3.8	4.6	4.9
其他	4.0	3.7	3.6	5.3	5.5	6.7	7.7	7.9	3.1	3.2	6.4	6.9	8.1	9.9	8.8	8.5
不详	2.6	1.3	0.7	1.1	2.2	3.6	3.4	4.3	1.4	1.0	1.4	2.7	3.5	6.4	5.6	5.8

附件一 家庭健康询问调查结果表

单位：‰

表2-14 不同民族、不同社会医疗保险居民疾病别两周患病率

疾病分类	民族别		社会医疗保险别两周患病率					
	汉族	其他	城镇职工医疗保险	城乡居民基本医保	其他社会医保	无社会医保	大病保险	商业医保
传染病	0.7	1.3	1.4	1.3		1.9	1.1	1.2
寄生虫病	0.0			0.1			0.0	0.1
恶性肿瘤	0.6	9.1	4.1	2.5	4.8	1.6	2.8	1.4
良性肿瘤	0.5	1.3	0.9	0.9	1.0	0.5	0.9	0.7
内分泌、营养、代谢	13.7	155.6	76.3	31.7	44.0	14.3	39.6	27.4
其中：糖尿病	11.2	141.8	67.1	27.7	38.3	11.5	34.5	21.8
血液、造血器官	0.8	2.4	1.3	2.1		0.5	1.7	1.3
精神病	0.9	4.6	2.7	3.8	1.0	3.7	3.8	2.0
神经系统疾病	2.8	13.7	7.0	6.9	5.7	3.9	7.3	4.0
眼及附器疾病	1.3	6.7	3.9	2.9		1.4	3.1	3.1
耳和乳突疾病	0.6	1.6	1.1	1.2		0.3	1.2	1.8
循环系统疾病	51.4	487.7	229.4	134.1	114.8	63.2	145.7	88.8
其中：心脏病	4.8	66.7	28.9	16.5	15.3	9.6	17.4	9.6
高血压	41.1	375.2	180.8	100.5	89.0	46.3	111.0	68.5
脑血管病	3.7	34.1	14.1	13.0	7.7	5.3	12.8	7.6
呼吸系统疾病	34.2	63.0	49.1	82.4	81.3	82.5	85.0	93.9
其中：急性上呼吸道感染	28.6	37.9	36.3	69.1	67.0	75.2	70.8	81.7

续表

疾病分类	民族别		社会医疗保险别两周患病率				大病保险	商业医保
	汉族	其他	城镇职工医疗保险	城乡居民基本医保	其他社会医保	无社会医保		
肺炎	0.3	1.3	0.7	1.0		1.1	1.0	1.1
慢性阻塞性肺疾病	1.8	12.0	4.7	5.6	1.0	2.0	5.9	3.3
消化系统疾病	19.8	45.0	29.7	38.1	32.5	28.5	38.1	31.8
其中：急性胃炎	10.0	19.0	13.1	18.8	19.1	15.6	19.1	15.6
肝病硬化	0.5	1.9	1.4	1.1		0.3	1.2	0.8
胆囊疾病	1.4.	4.1	2.0	3.0	1.0	0.8	2.5	1.8
泌尿生殖系病	5.6	18.4	11.1	10.3	10.5	6.0	10.7	7.8
妊娠，分娩及产褥期并发症	0.3	0.0	0.5	0.4			0.4	0.5
皮肤皮下组织	3.3	7.7	6.1	6.6	6.7	7.3	7.1	7.0
肌肉、骨骼结缔	20.3	52.4	29.2	40.1	22.0	19.3	40.0	27.5
其中：类关节炎	3.1	9.1	3.8	7.3	3.8	2.2	6.7	3.6
先天异常	0.1	0.1	0.1	0.3		0.3	0.2	0.1
围产期疾病				0.0		0.5	0.0	
损伤和中毒	2.4	3.5	2.8	4.5	3.8	2.8	4.6	4.1
其他	3.7	9.8	7.5	6.7	6.7	5.3	7.0	7.6
不详	1.9	4.2	3.0	3.7	1.9	4.1	3.3	3.2

表2-15　不同婚姻状况、文化程度疾病别两周患病率

单位：‰

疾病分类	婚姻别					文化程度别						
	未婚	已婚	丧偶	离婚	其他	没上过学	小学	初中	高中/中技	中专	大专	本科及以上
传染病	0.8	1.4	1.3	3.3		1.5	1.8	1.3	1.0	1.0	1.1	1.4
寄生虫病	0.3	0.0		0.3		0.2	0.0	0.0	0.0			
恶性肿瘤	0.3	3.6	5.0	5.6	2.9	3.6	4.2	3.4	3.5	3.5	2.3	1.6
良性肿瘤	0.2	1.2	1.0	1.3	5.8	1.4	1.3	1.1	0.8	0.8	0.7	0.5
内分泌、营养、代谢	7.1	52.1	86.6	50.3	46.1	61.4	56.2	49.3	48.3	53.7	33.8	28.6
其中：糖尿病	4.6	45.6	80.5	43.7	34.6	56.6	50.8	43.3	41.4	46.3	27.8	21.2
血液、造血器官	1.0	2.1	3.4	2.6	2.9	4.1	2.8	1.8	1.4	1.2	0.9	1.0
精神病	11.1	3.3	2.8	12.8	8.6	6.7	4.9	4.2	3.7	3.0	1.9	1.5
神经系统疾病	5.0	8.0	12.8	9.4	17.3	13.0	11.6	7.1	5.5	5.4	3.9	3.0
眼及附器疾病	1.9	3.4	4.8	3.1		4.7	3.6	3.2	2.8	3.4	2.3	3.1
耳和乳突疾病	0.7	1.3	0.9	0.8		1.3	1.3	1.3	1.3	1.0	0.6	0.5
循环系统疾病	18.8	187.2	412.9	151.6	172.9	304.4	238.3	166.4	153.0	149.7	90.6	70.9
其中：心脏病	2.6	22.6	57.7	24.0	20.2	41.7	28.7	19.8	18.9	21.9	10.9	8.3
高血压	13.6	143.6	309.2	107.7	135.4	223.5	179.3	129.4	120.1	114.2	71.8	57.7
脑血管病	2.0	15.6	35.9	14.8	14.4	30.6	23.3	12.8	10.1	9.1	4.3	3.2
呼吸系统疾病	53.1	65.1	72.8	73.5	49.0	70.2	78.3	64.8	53.7	57.6	48.4	48.1
其中：急性上呼吸道感染	47.6	50.5	47.4	58.7	34.6	47.7	58.0	52.2	43.6	47.5	40.5	40.7

续表

疾病分类	婚姻别					文化程度别						
	未婚	已婚	丧偶	离婚	其他	没上过学	小学	初中	高中/中技	中专	大专	本科及以上
肺炎	0.3	0.7	1.4	0.5		1.3	1.2	0.6	0.4	0.3	0.3	0.5
慢性阻塞性肺疾病	1.2	6.2	15.6	4.9	8.6	13.3	10.3	4.5	3.4	3.8	1.9	1.4
消化系统疾病	17.3	41.1	54.1	42.1	34.6	59.5	50.2	38.0	30.8	27.2	21.6	19.6
其中：急性胃炎	8.8	20.0	26.1	23.2	5.8	30.0	25.4	18.4	13.5	13.7	9.7	9.3
肝病硬化	0.5	1.5	1.2	1.8	2.9	1.0	1.8	1.5	1.2	1.3	0.6	0.9
胆囊疾病	0.8	3.3	6.9	3.3	8.6	7.8	4.0	2.6	2.4	1.4	1.5	1.1
泌尿生殖系统病	4.0	13.2	12.0	15.8	17.3	13.6	15.5	12.8	9.2	12.6	8.5	6.0
妊娠、分娩及产褥期并发症		0.6	0.1	0.3	2.9	0.2	0.1	0.6	0.2	0.4	1.1	2.1
皮肤皮下组织	7.5	6.5	7.6	5.1	2.9	7.0	7.8	6.3	6.3	5.2	5.8	6.4
肌肉、骨骼结缔	11.4	45.8	71.0	46.2	31.7	78.6	63.8	38.9	28.8	20.9	15.3	14.1
其中：类关节炎	1.2	7.6	16.3	8.7	8.6	19.3	12.0	5.1	3.6	2.8	1.3	1.2
先天异常	1.0	0.1	0.1	0.3		0.5	0.2	0.1	0.2		0.1	0.1
围产期疾病		0.1										
损伤和中毒	2.8	4.6	5.3	5.9	8.6	5.8	6.0	4.6	3.2	3.7	2.3	1.5
其他	5.0	7.7	9.2	8.4	11.5	7.5	8.5	7.4	6.6	6.5	7.4	8.1
不详	1.3	4.1	6.5	4.3		5.5	5.6	3.4	3.4	2.1	2.2	2.2

表2-16　不同职业类型和就业状况人口疾病别两周患病率

单位：‰

疾病分类	在业人口										就业状况				
	国家公务员	技术人员	办事人员	企业管理人员	工人	农民	军人	自由职业者	个体经营者	其他	在业	离退休	在校学生	失业	无业
传染病	1.1	1.1	1.8	1.7	1.2	1.1		1.1	1.9	0.9	1.3	1.1	0.5	2.8	1.9
寄生虫病	0.5					0.0				0.2	0.0		0.1		0.1
恶性肿瘤		1.2	0.6	0.4	1.5	1.6	10.1	0.7	1.3	0.9	1.2	7.9	0.1	7.5	6.0
良性肿瘤		0.4	0.6	1.2	0.7	1.2		0.7	1.1	0.4	0.9	1.1	0.3	2.6	1.6
内分泌、营养、代谢	31.6	21.4	18.3	33.5	26.3	28.2	10.1	25.0	30.1	26.6	26.3	134.8	2.9	51.2	60.3
其中：糖尿病	25.2	14.5	14.4	24.8	21.6	24.1	10.1	19.5	24.7	21.9	21.4	122.8	1.2	42.5	54.8
血液、造血器官	2.1	1.1	0.8	0.4	1.2	2.1		1.6	0.8	2.3	1.6	2.1	1.0	2.8	3.6
精神病		1.4	0.8	0.8	1.6	2.5		1.2	1.4	1.3	1.8	4.0	1.0	9.6	10.3
神经系统疾病	2.7	2.5	2.9	2.1	3.7	8.2		4.4	3.3	5.1	5.4	11.9	0.9	12.2	12.8
眼及附器疾病	2.1	2.4	1.6	1.2	2.8	2.9		1.7	2.0	1.5	2.4	5.8	1.8	4.9	4.2
耳和乳突疾病	1.6	0.5	0.7		1.0	1.4		1.3	1.5	0.9	1.2	1.4	0.7	1.4	1.2
循环系统疾病	89.5	52.7	46.4	85.3	92.1	135.6	90.9	79.9	79.9	77.1	98.6	422.5	2.7	202.2	272.8
其中：心脏病	5.4	2.7	2.6	4.6	6.9	15.5	10.1	6.3	5.1	5.3	9.3	57.8	0.5	27.3	37.7
高血压	81.5	47.2	40.8	77.4	79.0	101.9	80.8	66.1	67.3	66.5	78.8	325.1	1.6	144.8	198.6
脑血管病	1.1	1.3	1.4	0.8	3.6	13.0	20.2	4.1	4.3	3.2	7.0	29.5	0.3	23.3	29.5
呼吸系统疾病	33.8	51.9	47.7	55.1	56.4	80.2	20.2	61.9	63.5	53.9	65.5	54.6	53.7	71.9	69.9
其中：急性上呼吸道感染	28.4	44.6	41.4	48.4	48.0	64.7	10.1	53.5	56.3	45.4	54.7	32.9	50.3	54.1	49.7

续表

疾病分类	就业状况														
	在业人口										在业	离退休	在校学生	失业	无业
	国家公务员	技术人员	办事人员	企业管理人员	工人	农民	军人	自由职业者	个体经营者	其他					
肺炎	0.5	0.4	0.2		0.6	0.9		0.6	0.2	1.9	0.6	1.1		0.7	1.0
慢性阻塞性肺疾病		1.0	0.4		1.6	7.0		1.7	1.2		3.5	10.4	0.5	8.5	11.4
消化系统疾病	18.2	24.2	19.1	26.9	29.8	51.9	30.3	35.2	31.6	35.4	37.9	39.0	11.7	49.6	47.8
其中: 急性胃炎	10.7	12.6	8.9	14.1	15.8	26.0	10.1	18.4	16.2	16.2	19.2	16.4	6.4	23.7	23.4
肝硬化	1.1	0.7	0.9	0.4	0.8	1.3		1.1	0.9	0.9	1.0	1.7		3.3	2.0
胆囊疾病		1.0	0.8	2.5	1.2	4.2	10.1	1.9	2.1	5.5	2.7	3.6	0.3	4.9	4.8
泌尿生殖系病	7.0	5.8	6.7	7.9	10.6	14.1		8.8	9.9	7.5	10.7	16.0	2.2	14.1	15.2
妊娠、分娩及产褥期并发症	0.5	1.1	1.4	0.4	0.5	0.3		0.3	0.7	0.4	0.5	0.0		2.4	0.7
皮肤皮下组织	4.8	5.1	5.4	6.6	6.5	6.8	10.1	6.7	4.7	8.1	6.3	6.7	7.8	8.7	7.1
肌肉、骨骼结缔	13.4	15.4	13.3	17.4	26.7	63.0	30.3	29.5	25.3	26.8	39.0	45.4	3.6	64.6	60.6
其中: 类关节炎	1.6	1.1	1.1	0.8	2.6	10.8		3.7	3.1	6.2	5.9	7.9	0.1	11.8	12.5
先天异常		0.2	0.2			0.2			0.1		0.1	0.1	0.3	0.5	0.4
围产期疾病															
损伤和中毒	3.2	2.5	2.0	1.7	5.7	6.0	10.1	4.6	2.3	3.6	4.5	3.0	2.0	6.1	5.6
其他	10.7	7.2	6.7	6.6	6.0	8.1	10.1	5.9	6.4	7.0	7.2	8.5	4.8	8.9	8.3
不详	2.1	2.3	2.2	0.8	4.3	5.0	10.1	2.8	2.7	2.8	3.7	3.7	0.5	5.6	5.1

表 2-17 调查人口慢性病患病率

地区分类	调查人口数/人	慢性病患病人数/人	慢性病患病例数/例	按人数计算患病率/%			年龄别慢性病患病率/%					
				合计	男性	女性	15~24岁	25~34岁	35~44岁	45~54岁	55~64岁	≥65岁
城乡合计	212 318	72 800	106 018	34.3	33.6	34.9	3.7	7.1	15.1	31.3	48.4	62.3
城市	113 519	38 012	56 236	33.5	33.6	33.4	3.5	6.2	12.9	29.1	48.1	64.3
农村	98 799	34 788	49 782	35.2	33.6	36.8	3.9	8.3	18.0	33.3	48.7	60.0
东部	73 688	24 485	34 958	33.2	32.9	33.6	3.1	5.5	11.9	28.8	47.9	62.9
中部	67 690	24 421	36 110	36.1	35.9	36.2	3.4	7.2	16.0	31.9	49.2	63.0
西部	70 940	23 894	34 950	33.7	32.2	35.1	4.2	8.7	17.4	32.8	48.0	60.9
东部城市	45 155	14 815	21 609	32.8	33.0	32.7	2.8	5.5	11.0	27.8	48.2	65.1
中部城市	34 167	11 849	17 677	34.7	35.6	33.8	2.8	5.9	13.7	29.9	49.0	64.6
西部城市	34 197	11 348	16 950	33.2	32.4	33.9	4.8	7.6	14.4	29.9	47.2	62.9
东部农村	28 533	9 670	13 349	33.9	32.7	35.0	3.6	5.6	13.7	30.1	47.4	59.5
中部农村	33 523	12 572	18 433	37.5	36.2	38.7	4.1	9.0	18.8	33.8	49.5	61.4
西部农村	36 743	12 546	18 000	34.1	32.0	36.3	3.9	9.9	20.3	35.3	48.9	58.9

单位：%

表2-18　性别年龄别慢性病患病率

地区分类	男性						女性					
	15~24岁	25~34岁	35~44岁	45~54岁	55~64岁	≥65岁	15~24岁	25~34岁	35~44岁	45~54岁	55~64岁	≥65岁
城乡合计	4.0	8.1	16.2	30.6	46.8	59.6	3.3	6.2	14.0	31.9	49.9	65.0
城市	3.6	7.3	14.8	30.1	47.8	61.8	3.3	5.3	11.0	28.2	48.4	66.6
农村	4.4	9.2	17.9	30.9	45.7	56.9	3.3	7.5	18.1	35.5	51.6	63.1
东部	3.3	6.3	14.0	28.7	46.9	60.2	2.9	4.9	10.0	29.0	48.9	65.5
中部	3.8	8.7	17.8	32.2	47.7	60.3	3.0	6.0	14.4	31.7	50.6	65.8
西部	4.7	9.6	17.0	30.7	45.7	58.1	3.8	7.9	17.7	34.8	50.4	63.6
东部城市	2.8	6.3	13.4	28.6	48.2	62.7	2.8	4.8	8.8	27.0	48.2	67.3
中部城市	2.6	7.5	16.6	32.2	49.4	63.0	2.9	4.5	11.2	27.7	48.6	66.2
西部城市	5.4	8.5	15.2	29.7	45.6	59.4	4.2	6.8	13.7	30.1	48.7	66.0
东部农村	4.2	6.2	15.2	28.8	45.0	56.2	3.0	5.1	12.3	31.4	49.9	62.7
中部农村	5.0	10.3	19.2	32.2	46.2	57.7	3.2	7.9	18.4	35.2	52.7	65.3
西部农村	4.1	10.6	18.7	31.4	45.7	56.8	3.6	9.1	21.9	39.1	52.1	61.0

单位：%

表2-19　不同民族、不同社会医疗保险居民慢性病患病率

地区分类	民族别		社会医疗保险别						
	汉族	其他	城镇职工医疗保险	城乡居民基本医保	其他社会医保	无社会医保	大病保险	商业医保
城乡合计	34.8	29.4	35.2	34.4	28.9	21.7	34.2	27.6
城市	33.8	27.9	35.4	32.6	27.8	19.6	33.8	23.2
农村	36.2	30.0	33.8	35.5	35.4	25.2	34.6	33.6
东部	33.1	36.2	31.9	34.7	27.0	19.9	33.6	25.4
中部	36.0	38.1	40.0	35.2	34.2	21.1	37.4	26.7
西部	35.7	26.1	35.6	33.4	28.2	25.1	32.4	30.8
东部城市	32.9	24.2	32.3	34.3	26.2	18.2	33.5	21.2
中部城市	34.7	34.5	40.1	31.0	32.4	19.5	36.7	22.3
西部城市	34.0	27.3	35.4	32.2	26.4	21.9	32.1	26.4
东部农村	33.5	39.3	29.8	35.0	31.9	22.7	33.6	32.0
中部农村	37.4	38.9	39.5	37.6	47.8	24.0	37.8	32.2
西部农村	37.5	25.6	37.2	34.1	33.3	30.1	32.7	36.5

表 2-20　不同婚姻状况、文化程度居民慢性病患病率

单位：%

地区分类	婚姻别					文化程度别							
	未婚	已婚	丧偶	离婚	其他	没上过学	小学	初中	高中/中技	中专	大专	本科及以上
城乡合计	9.2	35.1	59.8	33.4	36.6	52.1	44.4	31.9	27.6	25.4	17.5	14.1
城市	8.1	34.3	61.6	33.9	34.4	54.7	47.2	35.6	29.2	27.8	18.4	14.6
农村	10.6	36.0	57.9	32.3	38.9	50.8	42.5	28.2	24.4	19.0	13.6	11.3
东部	7.9	33.9	61.2	34.2	37.1	54.2	46.4	32.4	28.7	22.2	15.1	12.4
中部	10.5	36.7	60.5	35.1	35.4	53.8	46.3	33.3	29.1	28.2	19.9	16.5
西部	9.4	34.8	57.8	31.1	37.5	49.4	41.2	30.1	24.2	26.6	18.3	14.6
东部城市	7.2	33.7	63.3	33.6	26.6	55.6	49.4	36.4	30.0	24.2	15.9	12.7
中部城市	8.4	35.5	62.0	35.2	35.6	55.7	48.7	37.0	30.2	30.4	20.8	16.7
西部城市	9.2	33.8	59.2	32.9	42.1	53.3	43.9	32.9	26.6	30.0	19.6	15.7
东部农村	9.5	34.0	58.1	35.7	57.6	53.2	43.7	26.9	25.6	16.2	11.3	10.0
中部农村	12.9	38.0	59.2	35.1	35.2	53.1	45.1	29.8	27.0	22.5	16.3	15.5
西部农村	9.6	35.7	56.5	28.4	33.3	47.8	39.5	27.7	20.4	18.4	13.7	8.5

表2-21　不同职业类型及就业状况人口慢性病患病率

单位：%

地区分类	在业人口										就业状况				
	国家公务员	技术人员	办事人员	企业管理人员	工人	农民	军人	自由职业者	个体经营者	其他	在业	离退休	在校学生	失业	无业
城乡合计	18.7	13.4	11.7	18.0	20.6	34.1	12.1	19.7	19.7	21.1	24.3	58.9	2.8	38.5	47.1
城市	17.9	12.6	11.0	17.6	21.0	32.5	9.5	19.0	17.3	19.4	19.1	58.6	2.6	33.1	45.3
农村	22.7	15.9	14.9	20.4	20.0	34.5	16.7	20.6	23.1	24.8	29.2	60.8	3.0	47.0	48.4
东部	17.6	12.1	11.3	16.4	20.4	32.8	14.3	20.4	18.7	19.1	21.2	58.5	2.4	33.3	48.8
中部	19.0	14.2	12.8	21.3	21.3	35.2	14.8	19.5	20.7	20.2	25.3	59.5	2.8	39.7	47.2
西部	19.3	14.1	11.5	16.8	20.3	34.1	9.1	19.2	20.1	23.4	26.5	58.6	3.1	42.5	45.3
东部城市	17.0	11.4	10.8	16.5	20.0	28.4		20.1	16.6	17.2	16.9	58.5	2.0	32.3	49.3
中部城市	17.2	11.5	11.5	20.4	22.2	34.0	14.3	17.9	18.1	17.2	18.8	59.2	2.5	31.7	42.4
西部城市	19.2	13.9	11.1	16.2	21.3	34.1	12.1	19.0	17.6	23.1	22.1	58.0	3.6	35.5	43.9
东部农村	20.6	14.6	13.9	15.4	20.8	34.1	33.3	20.8	22.0	24.9	26.9	58.6	3.2	35.7	48.4
中部农村	25.7	18.3	17.3	28.0	19.7	35.4	15.4	21.6	24.4	26.0	30.4	61.7	3.1	49.5	50.5
西部农村	20.0	14.6	13.4	21.5	18.8	34.0		19.5	23.4	24.0	30.0	62.8	2.8	52.2	46.3

表 2-22　慢性病疾病系统构成

单位：%

地区分类	传染病、寄生虫病	肿瘤	内分泌营养代谢	血液造血	精神病	神经系统	眼、耳	循环系统	呼吸系统	消化系统	泌尿生殖系统	皮肤皮下组织	运动系统	损伤中毒	其他	症状不明确
城乡合计	0.6	1.4	12.5	0.8	1.2	1.7	0.9	50.3	5.2	8.8	3.3	0.6	11.7	0.2	0.6	0.2
城市	0.5	1.5	15.6	0.7	1.1	1.7	0.9	51.7	5.0	7.5	3.0	0.6	9.3	0.2	0.6	0.1
农村	0.7	1.3	9.1	0.9	1.4	1.6	0.9	48.6	5.5	10.2	3.6	0.6	14.5	0.2	0.6	0.3
东部	0.4	1.6	15.2	0.5	1.2	1.6	0.9	54.9	4.1	7.1	2.7	0.6	8.6	0.1	0.5	0.0
中部	0.6	1.4	12.2	0.7	1.2	1.7	0.8	52.7	4.5	8.0	3.3	0.6	11.2	0.2	0.6	0.3
西部	0.9	1.3	10.1	1.1	1.4	1.7	1.1	43.1	7.1	11.3	3.8	0.6	15.5	0.2	0.8	0.0
东部城市	0.4	1.6	17.3	0.5	1.0	1.7	0.9	55.3	3.9	6.2	2.6	0.5	7.3	0.1	0.5	0.2
中部城市	0.4	1.4	15.4	0.6	1.1	1.8	0.8	54.9	4.2	6.6	2.9	0.5	8.6	0.2	0.6	0.0
西部城市	0.8	1.5	13.6	1.0	1.4	1.8	1.2	43.8	7.1	10.0	3.5	0.6	12.4	0.2	0.8	0.3
东部农村	0.4	1.6	11.8	0.5	1.4	1.5	0.8	54.2	4.5	8.5	2.8	0.6	10.6	0.2	0.4	0.2
中部农村	0.7	1.4	9.2	0.8	1.3	1.7	0.9	50.6	4.9	9.3	3.8	0.6	13.7	0.2	0.7	0.2
西部农村	0.9	1.1	6.9	1.2	1.4	1.6	1.0	42.5	7.0	12.5	4.0	0.6	18.4	0.2	0.7	0.0

单位：‰

表2-23　不同类型地区居民疾病别慢性病患病率

疾病分类	城乡合计	城市	农村	东部城市	中部城市	西部城市	东部农村	中部农村	西部农村
传染病	2.8	2.5	3.2	1.7	1.8	4.1	1.9	3.3	4.3
寄生虫病	0.2	0.1	0.2	0.0	0.4	0.0	0.0	0.5	0.1
恶性肿瘤	5.1	5.6	4.6	6.0	5.6	5.0	5.5	5.5	3.2
良性肿瘤	1.9	1.8	2.1	1.6	1.7	2.3	1.8	2.5	2.0
内分泌、营养、代谢	62.5	77.1	45.6	82.8	79.4	67.2	55.1	50.4	34.0
其中：糖尿病	53.1	65.6	38.8	70.0	68.9	56.3	48.2	43.0	27.8
血液、造血器官	3.9	3.4	4.4	2.4	3.0	5.2	2.5	4.5	5.7
精神病	6.2	5.6	6.8	4.9	5.5	6.8	6.4	7.3	6.8
神经系统疾病	8.4	8.6	8.1	8.0	9.2	8.7	7.1	9.4	7.8
眼及附器疾病	3.7	3.8	3.6	3.6	3.3	4.4	3.2	3.5	4.0
耳和乳突疾病	0.9	0.9	0.9	0.8	0.7	1.3	0.7	1.2	0.9
循环系统疾病	251.0	256.3	244.9	264.8	284.1	217.3	253.6	278.0	208.0
其中：心脏病	39.0	40.2	37.6	35.7	51.2	35.1	35.1	47.5	30.5
高血压	181.4	188.6	173.1	205.6	200.2	154.5	190.4	185.1	148.8
脑血管病	22.9	19.5	26.7	16.7	23.9	18.8	21.0	38.5	20.4
呼吸系统疾病	26.1	24.6	27.9	18.7	21.6	35.4	21.0	26.9	34.1
慢性阻塞性肺疾病	12.5	10.5	14.8	6.4	9.3	17.2	10.5	15.4	17.5
消化系统疾病	43.8	37.1	51.5	29.8	34.1	49.7	39.5	51.0	61.2

疾病分类	城乡合计	城市	农村	东部城市	中部城市	西部城市	东部农村	中部农村	西部农村
其中：胃炎	20.0	16.6	23.8	13.2	12.8	25.0	19.3	22.3	28.6
肝病硬化	3.2	2.9	3.5	2.6	2.8	3.4	3.0	4.7	2.9
胆囊疾病	7.8	6.7	9.1	4.5	7.6	8.7	4.5	8.2	13.6
泌尿生殖系病	16.3	14.7	18.1	12.4	15.0	17.4	13.3	20.6	19.5
妊娠、分娩及产褥期并发症	0.1	0.1	0.2	0.0	0.0	0.1	0.0	0.2	0.4
皮肤皮下组织	2.9	2.7	3.0	2.4	2.8	3.1	3.0	3.1	3.0
肌肉、骨骼结缔	58.6	45.9	73.3	35.0	44.7	61.4	49.4	75.3	89.9
其中：类关节炎	11.6	8.3	15.3	5.3	7.3	13.2	9.2	14.6	20.8
先天异常	0.5	0.4	0.5	0.4	0.5	0.5	0.4	0.7	0.5
围产期疾病	0.0	0.0	0.0	0.0			0.0		
损伤和中毒	1.0	0.7	1.2	0.5	0.9	1.0	1.0	1.4	1.2
其他	2.5	2.6	2.3	2.0	2.6	3.5	1.3	2.9	2.6
不详	1.0	0.8	1.2	0.5	0.6	1.3	1.1	1.7	0.8

单位：‰

表2-24　不同类型居民疾病别慢性病患病率

疾病分类	性别		年龄						民族别		社会医疗保险别				大病保险	商业医保
	男性	女性	15~24岁	25~34岁	35~44岁	45~54岁	55~64岁	≥65岁	汉族	其他	城镇职工医疗保险	城乡居民基本医保	其他社会医保	无社会医保		
传染病	3.6	2.1	0.8	2.7	3.3	3.6	2.9	2.5	2.7	4.4	2.1	3.2	2.6	2.6	2.8	2.8
寄生虫病	0.2	0.1			0.1	0.3	0.2	0.3	0.2	0.1	0.1	0.2			0.1	0.3
恶性肿瘤	4.9	5.4	0.3	0.5	2.1	4.9	7.5	9.3	5.3	3.8	6.6	4.6	11.7	1.9	5.2	3.3
良性肿瘤	0.9	3.0	0.5	0.7	1.9	2.9	2.4	1.7	1.9	1.9	1.6	2.1	2.6	1.5	2.0	1.7
内分泌、营养、代谢	58.9	65.8	2.8	8.0	19.8	47.2	98.5	123.2	65.6	34.0	93.5	50.9	67.4	29.4	59.8	48.7
其中：糖尿病	51.3	54.8	0.5	3.0	12.4	37.3	85.5	111.9	56.0	27.2	79.2	43.5	61.0	22.6	50.7	37.0
血液、造血器官	2.2	5.5	1.8	2.6	4.3	4.5	3.8	4.2	3.6	6.0	2.5	4.4	3.9	3.0	4.0	3.5
精神病	5.7	6.7	4.1	6.6	7.5	7.0	6.3	4.8	6.3	5.1	3.2	7.4	5.2	8.3	7.0	3.0
神经系统疾病	7.8	8.9	3.6	3.5	3.7	6.7	9.5	16.4	8.3	9.3	7.4	8.9	9.1	3.2	8.6	5.4
眼及附器疾病	3.1	4.2	0.6	0.3	0.9	1.9	4.6	9.5	3.7	3.2	3.9	3.7	2.6	2.6	3.8	2.9
耳和乳突疾病	0.9	1.0	0.8	0.3	0.4	0.9	1.3	1.4	0.9	0.9	0.9	1.0	1.3	0.2	0.9	1.1
循环系统疾病	241.9	259.6	2.0	9.1	50.3	171.9	361.3	580.2	258.0	186.9	291.2	238.4	216.6	140.8	240.5	174.8
其中：心脏病	33.3	44.3	1.2	1.3	5.8	21.3	51.2	101.2	39.8	31.3	47.0	36.2	37.6	22.8	37.0	25.0
高血压	176.6	186.0	0.3	7.1	40.2	133.2	267.7	401.6	186.8	132.6	215.0	170.5	149.2	100.9	173.2	127.5
脑血管病	24.5	21.3	0.2	0.1	2.1	11.2	32.0	60.3	23.6	15.9	19.6	24.6	19.5	11.3	23.0	15.9
呼吸系统疾病	31.4	21.2	7.8	10.5	12.3	19.9	31.6	51.4	26.6	22.0	24.2	27.1	38.9	17.0	28.3	23.9

续表

疾病分类	性别		年龄						民族别		社会医疗保险别				大病保险	商业医保
	男性	女性	15~24岁	25~34岁	35~44岁	45~54岁	55~64岁	≥65岁	汉族	其他	城镇职工医疗保险	城乡居民基本医保	其他社会医保	无社会医保		
其中：慢性阻塞性肺疾病	16.5	8.8	0.3	0.7	1.5	6.4	15.3	34.1	12.8	9.8	10.4	13.6	9.1	6.0	13.9	8.9
消化系统疾病	41.6	45.8	5.7	14.2	29.3	49.8	61.5	59.7	43.3	48.3	33.1	48.8	29.8	25.1	45.8	38.9
其中：胃炎	18.2	21.6	3.1	6.4	14.1	23.3	28.1	26.0	20.0	19.6	13.7	22.8	13.0	12.8	21.9	18.2
肝病硬化	4.1	2.3	0.2	2.1	2.8	4.4	4.0	3.1	3.2	3.0	2.8	3.4	5.2	1.5	3.5	3.2
胆囊疾病	5.2	10.3	0.2	1.9	4.5	8.5	10.2	13.0	7.3	12.3	6.0	8.7	1.3	3.4	7.1	5.8
泌尿生殖系疾病	19.6	13.1	1.7	5.3	10.5	16.3	18.4	28.8	16.4	14.9	15.8	16.7	14.3	9.6	16.8	13.6
妊娠、分娩及产褥期并发症		0.2		0.2	0.3	0.2	0.1	0.1	0.1	0.4	0.0	0.2			0.1	0.1
皮肤皮下组织	3.2	2.6	2.5	1.7	1.9	2.8	3.5	3.8	3.0	2.0	2.5	3.0	5.2	4.0	2.8	3.2
肌肉、骨骼结缔	49.6	67.1	2.3	10.6	29.7	65.8	85.5	90.7	57.8	65.9	38.4	67.5	36.3	40.7	63.2	53.3
其中：类关节炎	7.9	15.0	0.3	1.0	3.8	10.6	17.2	22.2	10.7	19.5	6.3	13.8	6.5	8.1	12.5	8.3
先天异常	0.6	0.4	1.2	0.7	0.8	0.4	0.4	0.1	0.5	0.7	0.2	0.6	1.3	0.2	0.5	0.4
围产期疾病	0.0	0.0	0.1	0.0					0.0			0.0				
损伤和中毒	1.1	0.9	0.1	0.2	0.5	1.0	1.2	1.6	1.0	1.0	0.6	1.1		0.9	1.0	0.7
其他	2.2	2.8	0.8	1.0	1.9	2.9	2.9	3.5	2.6	2.0	3.0	2.3	2.6	1.3	2.5	2.2
不详	0.8	1.1	0.1	0.1	0.9	0.9	1.1	1.8	1.0	0.8	1.1	0.9		1.5	1.1	0.9

单位：‰

表 2-25　不同婚姻状况、不同文化程度居民疾病别慢性病患病率

疾病分类	婚姻别					文化程度别						
	未婚	已婚	丧偶	离婚	其他	没上过学	小学	初中	高中/中技	中专	大专	本科及以上
传染病	1.5	3.0	2.2	5.6		2.9	3.6	3.2	2.0	2.2	1.8	1.6
寄生虫病		0.2	0.3			0.1	0.4	0.2	0.0	0.1	0.1	0.1
恶性肿瘤	0.7	5.4	7.3	7.4	5.8	4.7	6.5	5.3	4.4	5.7	3.6	2.9
良性肿瘤	0.4	2.1	2.4	2.8	5.8	2.5	2.4	2.1	1.5	1.2	1.5	0.5
内分泌、营养、代谢	9.0	64.9	105.7	72.5	66.3	77.0	70.7	62.0	58.9	64.4	43.2	33.6
其中：糖尿病	5.5	55.0	95.5	57.7	51.9	69.8	62.0	52.2	48.7	53.1	33.5	24.4
血液、造血器官	1.8	4.0	4.1	5.1	5.8	6.3	5.2	3.6	2.6	2.6	1.9	1.6
精神病	18.5	4.5	5.1	19.1	23.1	12.9	7.7	5.4	5.0	3.8	2.0	1.0
神经系统疾病	7.3	8.0	14.2	9.2	8.6	14.3	12.4	7.3	5.6	4.8	2.9	2.1
眼及附器疾病	1.0	3.5	9.5	3.1	2.9	7.3	4.9	2.7	2.7	3.9	1.3	2.0
耳和乳突疾病	0.8	0.9	1.4	0.8		1.2	1.3	0.9	0.8	0.6	0.3	0.4
循环系统疾病	26.9	252.7	551.5	199.9	265.1	417.3	327.3	223.0	198.8	197.2	118.5	90.0
其中：心脏病	4.7	38.1	96.1	34.5	51.9	70.7	49.3	33.3	30.1	36.4	18.5	13.0
高血压	18.7	183.8	387.6	138.4	196.0	291.2	233.8	163.9	147.9	140.7	89.7	68.4
脑血管病	2.4	22.7	53.0	21.2	14.4	43.6	34.0	19.2	14.6	12.6	5.6	4.8
呼吸系统疾病	11.3	26.2	46.1	24.5	31.7	37.7	36.5	22.2	18.9	19.0	16.2	16.7
其中：慢性阻塞性肺疾病	2.4	12.2	30.5	8.4	11.5	23.6	20.2	9.3	7.0	7.7	4.2	3.2

疾病分类	婚姻别					文化程度别							
	未婚	已婚	丧偶	离婚	其他	没上过学	小学	初中	高中/中技	中专	大专	本科及以上	
消化系统疾病	12.5	45.9	60.8	48.5	66.3	67.8	59.0	41.4	31.5	30.1	19.0	17.2	
其中：胃炎	5.6	21.1	25.8	23.2	14.4	31.1	27.2	19.1	13.8	13.1	7.9	7.9	
肝病硬化	1.3	3.5	2.4	5.1	2.9	2.4	4.0	3.9	2.6	2.7	1.5	1.9	
胆囊疾病	1.1	7.9	15.6	7.7	23.1	15.4	10.4	6.4	5.5	4.3	4.1	2.6	
泌尿生殖系病	4.3	17.2	20.5	20.2	23.1	17.6	23.6	15.6	12.2	14.9	9.3	6.9	
妊娠，分娩及产褥期并发症		0.1	0.1	0.3		0.2	0.2	0.1	0.0	0.1	0.1		
皮肤皮下组织	2.8	2.8	4.0	4.3		3.5	3.2	2.9	3.2	1.9	1.9	1.5	
肌肉，骨骼结缔	10.0	61.4	93.2	59.0	57.6	103.0	85.7	52.3	38.4	31.7	17.4	13.6	
其中：类关节炎	2.1	11.5	25.4	12.0	17.3	28.7	17.3	8.2	5.9	5.0	2.2	2.1	
先天异常	2.4	0.3	0.3	0.5		1.9	0.5	0.3	0.2	0.1	0.1	0.1	
围产期疾病	0.0	0.0				0.0					0.1		
损伤和中毒	0.5	0.9	2.0	2.0	2.9	1.9	1.5	0.7	0.6	0.6	0.1	0.4	
其他	1.0	2.6	4.0	1.5	2.9	2.9	3.0	2.3	1.8	2.7	2.6	1.9	
不详	0.2	0.9	2.3	1.3		1.9	1.3	0.8	0.6	0.6	0.8	0.2	

单位：‰

表 2-26　不同职业和就业状况人口疾病别慢性病患病率

疾病分类	在业人口										就业状况				
	国家公务员	技术人员	办事人员	企业管理人员	工人	农民	军人	自由职业者	个体经营者	其他	在业	离退休	在校学生	失业	无业
传染病	0.5	1.7	2.0	2.1	2.6	3.3		3.2	3.7	3.2	2.9	1.9	0.3	5.2	3.5
寄生虫病		0.1	0.1		0.1	0.3		0.1			0.2	0.1			0.3
恶性肿瘤	1.6	1.2	0.9	1.2	1.9	2.8	10.1	1.1	1.8	1.3	2.0	12.7	0.1	10.8	8.2
良性肿瘤		1.0	0.4		1.4	2.5		0.8	1.5	1.3	1.6	2.3	0.4	3.8	2.7
内分泌、营养、代谢	38.0	27.6	21.6	38.5	33.7	37.8	10.1	31.0	39.1	34.9	33.9	163.2	2.7	63.0	75.7
其中：糖尿病	27.9	17.9	16.7	28.2	27.0	31.3	10.1	23.7	30.1	27.9	26.9	143.0	1.2	52.2	66.8
血液、造血器官	2.7	1.7	1.4	2.1	2.6	4.6		2.6	2.4	3.4	3.2	3.3	1.4	4.0	6.1
精神病		0.9	0.7	0.4	2.3	4.1		2.2	1.0	1.9	2.5	4.7	1.0	15.0	16.1
神经系统疾病	1.1	1.4	1.4	1.7	3.0	6.9		2.7	3.5	2.6	4.2	14.4	1.2	9.9	15.5
眼及附器疾病		0.5	0.4	0.8	1.5	3.4		0.3	0.9	0.6	1.8	7.6	0.7	4.7	6.1
耳和乳突疾病	0.5	0.2	0.2	0.4	0.3	1.1		1.1	0.2	0.6	0.7	1.5	1.0	0.9	1.1
循环系统疾病	121.1	70.2	57.3	106.4	117.1	203.4	111.1	102.0	106.3	114.8	139.2	536.4	3.6	277.4	373.6
其中：心脏病	8.6	5.4	3.8	5.8	10.3	29.1	20.2	9.4	9.7	11.3	16.6	94.4	1.2	49.8	62.1
高血压	106.1	60.9	49.8	95.7	99.1	147.3	90.9	84.6	86.6	93.9	107.5	381.9	1.8	178.2	259.1
脑血管病	2.1	2.1	1.6	2.5	4.4	20.0		5.2	6.2	6.6	10.5	42.4	0.3	37.4	42.4
呼吸系统疾病	13.9	13.9	13.4	13.3	15.6	27.9		15.2	13.6	16.0	20.0	39.3	7.8	32.0	34.9

续表

疾病分类	在业人口										就业状况				
	国家公务员	技术人员	办事人员	企业管理人员	工人	农民	军人	自由职业者	个体经营者	其他	在业	离退休	在校学生	失业	无业
其中：慢性阻塞性肺疾病	1.6	1.3	1.4	1.2	3.7	14.4		4.1	2.3	3.8	7.5	21.5	0.7	15.5	20.5
消化系统疾病	21.4	17.8	19.9	20.3	29.2	59.0		33.1	29.7	35.4	39.9	50.2	4.8	58.3	54.0
其中：胃炎	12.3	7.8	9.1	10.4	15.2	28.3		15.5	15.7	15.1	19.2	19.6	2.6	26.3	24.2
肝病硬化	2.1	1.9	2.2	2.1	1.7	3.7		3.1	2.9	3.6	2.9	3.5	0.1	5.4	4.0
胆囊疾病	2.7	2.7	2.7	3.3	3.8	9.0		5.1	4.5	10.0	6.1	10.5	0.1	9.6	11.3
泌尿生殖系统疾病	5.9	6.5	4.6	6.6	11.1	19.8		8.2	9.0	10.0	12.8	26.8	0.8	18.8	20.0
妊娠、分娩及产褥期并发症		0.1	0.2		0.1	0.3			0.1	0.2	0.2				0.1
皮肤皮下组织	0.5	1.6	1.7	2.5	2.6	3.4		2.5	2.0	3.0	2.7	3.5	2.2	3.8	3.1
肌肉、骨骼结缔	22.0	16.6	13.9	16.6	30.5	85.1	20.2	39.4	35.1	32.4	50.9	64.9	1.8	75.2	80.7
其中：类关节炎	3.8	1.5	1.3	2.5	3.5	16.2		6.4	5.7	8.7	9.0	11.8	0.1	15.3	19.1
先天异常	0.5	0.2	0.1		0.1	0.4		0.1		0.2	0.2	0.3	0.1	0.7	1.4
围产期疾病									0.1		0.0				0.0
损伤和中毒					0.6	0.8		0.4	0.4	0.2	0.5	1.2		1.9	2.0
其他	3.8	1.1	1.4	3.7	1.8	2.3		1.4	1.5	1.7	1.9	4.1	0.9	4.5	3.0
不详	1.1	0.5	0.2	1.7	0.6	0.8		0.9	1.1	0.6	0.7	1.5		0.5	1.4

表 3-1　两周患病医治情况及两周就诊率

地区分类	调查人口数 / 人	两周患病例数 / 例	两周患病医治情况 /%					两周就诊人次数 / 人次	两周就诊人数 / 人	两周就诊率 /%		
			未治疗	纯自我医疗	两周前就诊	两周内就诊				合计	男性	女性
城乡合计	256 304	101 719	1.7	10.1	45.5	42.7	61 412	39 153	24.0	21.9	26.0
城市	134 080	54 341	1.6	10.6	47.2	40.6	31 103	19 621	23.2	21.5	24.9
农村	122 224	47 378	1.9	9.6	43.5	45.0	30 309	19 532	24.8	22.4	27.2
东部	87 501	35 495	1.2	8.5	45.0	45.3	21 981	14 196	25.1	23.4	26.8
中部	81 591	32 348	2.2	10.3	49.5	38.0	17 442	11 206	21.4	20.0	22.7
西部	87 212	33 876	1.9	11.7	42.2	44.2	21 989	13 751	25.2	22.2	28.2
东部城市	52 826	21 724	1.0	8.3	46.1	44.6	12 809	8 379	24.2	22.8	25.7
中部城市	40 099	16 277	2.2	10.7	54.4	32.7	7 698	4 809	19.2	18.3	20.0
西部城市	41 155	16 340	1.8	13.4	41.4	43.4	10 596	6 433	25.7	22.8	28.5
东部农村	34 675	13 771	1.6	8.8	43.3	46.3	9 172	5 817	26.5	24.3	28.6
中部农村	41 492	16 071	2.2	10.0	44.4	43.4	9 744	6 397	23.5	21.6	25.4
西部农村	46 057	17 536	2.0	10.0	42.9	45.1	11 393	7 318	24.7	21.7	27.9

单位：%

表 3-2 年龄别两周就诊率

地区分类	0~4 岁	5~14 岁	15~24 岁	25~34 岁	35~44 岁	45~54 岁	55~64 岁	≥65 岁
城乡合计	24.9	11.8	8.0	10.7	14.3	23.3	32.7	42.6
城市	23.9	11.5	7.5	9.6	12.5	21.5	31.2	43.6
农村	25.9	12.1	8.5	12.2	16.7	25.0	34.5	41.4
东部	24.2	12.3	8.6	10.2	12.8	22.7	34.9	47.0
中部	25.6	11.2	7.1	10.5	13.7	20.1	28.3	35.0
西部	25.0	12.0	8.3	11.6	16.4	26.9	35.0	45.8
东部城市	21.8	11.4	8.0	9.1	11.4	21.2	34.2	48.2
中部城市	22.9	9.5	5.6	8.6	10.9	17.0	25.6	34.3
西部城市	27.2	13.4	8.8	11.5	15.6	26.2	32.9	47.3
东部农村	27.5	13.4	9.8	12.4	15.7	24.5	35.9	45.2
中部农村	27.8	12.4	8.7	13.0	17.0	22.8	30.8	35.6
西部农村	23.0	11.0	7.9	11.6	17.2	27.5	37.0	44.3

表3-3　调查人口性别年龄别两周就诊率

单位:%

地区分类	男性								女性							
	0~4岁	5~14岁	15~24岁	25~34岁	35~44岁	45~54岁	55~64岁	≥65岁	0~4岁	5~14岁	15~24岁	25~34岁	35~44岁	45~54岁	55~64岁	≥65岁
城乡合计	25.3	12.7	7.4	9.6	13.1	19.6	29.4	39.3	24.4	10.9	8.7	11.7	15.4	26.7	36.0	45.8
城市	24.7	12.3	7.7	9.0	12.2	18.1	28.0	40.7	23.0	10.7	7.3	10.2	12.9	24.6	34.1	46.3
农村	25.9	13.1	7.1	10.5	14.4	21.1	30.9	37.6	25.8	11.0	10.1	13.8	19.0	28.7	38.1	45.2
东部	23.4	13.2	8.0	8.9	12.4	20.3	31.8	44.2	25.1	11.4	9.4	11.3	13.2	24.9	37.8	49.7
中部	26.1	12.3	5.9	10.1	13.0	17.7	26.1	32.1	25.0	10.0	8.2	10.8	14.3	22.3	30.2	37.8
西部	26.4	12.7	8.0	10.2	14.0	20.9	30.0	41.6	23.3	11.2	8.5	12.8	18.8	32.6	40.1	49.8
东部城市	21.2	12.3	8.6	7.8	11.4	19.3	31.5	45.3	22.6	10.4	7.3	10.2	11.3	22.8	36.6	50.9
中部城市	23.2	11.0	5.3	9.1	10.5	14.8	23.6	33.2	22.6	7.8	5.8	8.1	11.2	19.0	27.3	35.4
西部城市	30.4	13.4	8.9	10.9	14.8	19.9	27.5	42.6	23.9	13.4	8.7	12.1	16.4	31.9	38.0	51.5
东部农村	26.7	14.1	6.9	11.0	14.4	21.4	32.1	42.6	28.5	12.6	12.9	13.6	16.9	27.5	39.8	47.7
中部农村	28.4	13.2	6.7	11.4	16.0	20.2	28.4	31.1	27.2	11.5	10.6	14.3	18.0	25.2	33.1	40.4
西部农村	23.2	12.2	7.4	9.5	13.2	21.8	32.2	40.5	22.9	9.7	8.4	13.6	21.3	33.2	42.0	48.0

表 3-4　不同民族、不同医疗保险居民两周就诊率

地区分类	民族别		社会医疗保险别				大病保险	商业医保
	汉族	其他	城镇职工医疗保险	城乡居民基本医保	其他社会医保	无社会医保		
城乡合计	24.7	18.2	22.8	24.6	25.9	17.4	25.5	20.1
城市	23.2	23.8	22.9	23.9	25.1	13.9	25.4	18.9
农村	26.5	16.3	22.2	25.0	31.6	23.1	25.5	21.7
东部	25.3	21.2	24.6	25.8	27.9	16.7	27.1	21.4
中部	21.6	17.9	20.3	22.0	19.7	15.6	23.7	17.0
西部	27.4	17.9	22.6	25.9	27.0	20.6	25.5	21.4
东部城市	24.3	22.5	25.0	24.2	26.3	13.4	27.1	20.4
中部城市	19.3	15.9	20.4	18.9	19.1	12.9	21.4	14.3
西部城市	25.8	25.1	22.0	27.9	31.5	16.1	26.2	20.9
东部农村	26.9	20.8	21.9	27.2	40.0	22.4	27.1	23.1
中部农村	24.0	18.3	19.5	23.8	24.1	20.1	25.2	20.1
西部农村	29.1	15.0	27.6	24.6	14.8	28.3	24.9	22.1

表 3-5 不同婚姻状况、文化程度居民两周就诊率

单位：%

地区分类	婚姻别					文化程度别							
	未婚	已婚	丧偶	离婚	其他	没上过学	小学	初中	高中/中技	中专	大专	本科及以上
城乡合计	9.5	25.9	43.3	24.1	29.4	39.2	33.4	23.4	19.6	18.1	13.6	12.4
城市	9.2	24.7	45.5	23.7	27.2	42.8	36.0	24.6	20.2	19.1	13.9	12.6
农村	9.7	27.4	41.0	24.9	31.7	37.6	31.7	22.1	18.4	15.4	12.4	11.6
东部	9.9	26.8	48.4	28.4	33.0	41.5	37.1	25.0	23.1	18.9	15.1	13.0
中部	9.1	22.7	36.7	24.1	18.5	36.3	28.4	21.0	16.4	15.8	12.4	11.7
西部	9.4	28.2	44.7	20.9	38.3	39.9	34.7	24.0	18.7	19.6	12.9	12.2
东部城市	9.7	25.8	50.6	27.1	28.1	41.8	37.7	26.6	24.0	20.4	15.7	13.0
中部城市	8.4	20.2	34.3	21.1	15.3	35.1	28.3	21.2	16.4	16.2	12.3	11.2
西部城市	9.3	27.6	49.7	23.2	38.6	48.9	40.1	25.3	19.3	20.8	13.1	13.1
东部农村	10.3	28.3	45.1	32.0	42.4	41.4	36.5	22.8	21.0	14.6	12.5	13.1
中部农村	9.9	25.1	38.9	30.1	21.1	36.8	28.5	20.7	16.6	15.0	12.4	13.8
西部农村	9.4	28.8	40.2	17.3	38.1	36.0	31.3	22.9	17.6	16.9	12.4	7.6

表3-6 不同职业类型及就业状况人口两周就诊率

单位：%

地区分类	在业人口										就业状况				
	国家公务员	技术人员	办事人员	企业管理人员	工人	农民	军人	自由职业者	个体经营者	其他	在业	离退休	在校学生	失业	无业
城乡合计	10.2	10.6	10.4	14.2	15.9	26.7	7.1	16.9	15.7	16.4	19.3	37.1	7.2	30.9	35.6
城市	9.9	9.8	9.7	13.5	15.1	29.6	7.9	15.6	14.5	16.2	15.8	37.2	7.1	28.3	34.2
农村	11.5	13.5	13.7	19.1	17.2	26.0	5.6	18.6	17.4	16.8	22.6	36.1	7.4	35.1	36.8
东部	11.6	12.0	11.6	14.4	15.7	26.4	10.7	17.6	16.7	16.3	17.9	44.2	8.7	31.9	37.7
中部	9.1	9.2	8.5	13.5	13.9	22.4		13.9	14.1	9.7	16.3	28.6	6.8	23.9	33.2
西部	10.0	10.3	9.5	14.8	18.9	29.6	9.1	19.3	15.5	20.8	23.1	37.3	6.5	37.3	36.3
东部城市	10.6	11.0	10.8	14.9	14.8	21.3	6.3	16.9	15.7	15.6	14.4	45.1	8.1	26.8	35.1
中部城市	9.7	8.3	7.7	10.8	11.9	24.6		12.1	12.1	8.1	11.9	28.5	6.7	21.6	28.8
西部城市	9.5	9.6	9.2	14.3	19.6	35.3	12.1	18.1	14.9	22.1	20.8	36.2	6.4	36.9	38.9
东部农村	16.5	15.8	16.4	11.5	17.1	27.9	16.7	18.6	18.4	18.5	22.6	37.7	10.0	44.4	40.3
中部农村	6.9	11.8	11.5	32.3	17.2	22.1		16.4	16.9	12.7	19.8	29.1	6.9	26.7	36.1
西部农村	13.3	12.5	10.8	18.5	17.7	27.8		20.6	16.4	18.2	24.9	44.4	6.5	37.8	34.6

表3-7 就诊次数

地区分类	两周内平均就诊次数/次	患者两周就诊次数构成/%						
		1次	2次	3次	4次	5次	≥6次	
城乡合计	1.4	76.8	14.5	4.9	1.6	0.8	1.4	
城市	1.4	78.2	13.6	4.4	1.6	0.8	1.4	
农村	1.4	75.4	15.4	5.4	1.7	0.9	1.2	
东部	1.4	80.2	12.4	3.9	1.4	0.7	1.4	
中部	1.4	76.9	14.4	4.8	1.5	0.9	1.5	
西部	1.5	73.2	16.7	6.0	1.9	1.0	1.2	
东部城市	1.3	82.6	11.3	3.0	1.3	0.6	1.2	
中部城市	1.5	76.2	14.9	4.6	1.5	1.0	1.8	
西部城市	1.5	73.6	15.5	6.1	2.0	0.9	1.9	
东部农村	1.4	76.5	14.1	5.3	1.7	1.0	1.4	
中部农村	1.4	77.4	14.0	5.1	1.5	0.8	1.2	
西部农村	1.4	72.8	17.7	5.9	1.8	1.0	0.8	

表3-8 首诊地点构成

两周内首诊地点构成/%

地区分类	两周就诊病例数/例	诊所卫生室	门诊部	村卫生室	社区卫生服务站	社区中心	乡卫生院	县市区医院	地市医院	省医院	民营医院	其他
城乡合计	43 375	19.1	2.6	19.8	5.8	7.6	12.6	19.5	5.0	3.5	2.4	2.1
城市	22 098	18.0	3.9	9.8	9.6	13.4	7.1	19.9	8.2	5.8	2.6	1.7
农村	21 277	20.2	1.4	30.3	1.8	1.6	18.3	19.2	1.7	1.0	2.3	2.2
东部	16 085	12.4	2.7	17.4	11.5	13.5	11.3	19.2	5.7	3.4	1.5	1.4
中部	12 289	25.0	3.2	19.9	2.3	3.9	12.3	19.9	5.5	3.4	3.0	1.6
西部	15 001	21.4	2.1	22.5	2.4	4.5	14.2	19.6	4.0	3.5	3.0	2.8
东部城市	9 702	10.7	3.6	6.0	16.7	19.9	6.4	20.2	8.2	5.3	1.5	1.5
中部城市	5 307	23.0	5.5	10.4	4.7	7.9	4.8	21.9	10.5	6.3	3.8	1.2
西部城市	7 089	24.1	2.9	14.4	3.5	8.8	9.9	17.9	6.6	6.2	3.2	2.5
东部农村	6 383	14.9	1.2	34.5	3.6	3.7	18.8	17.7	1.9	0.6	1.4	1.7
中部农村	6 982	26.5	1.4	27.1	0.5	0.8	18.0	18.4	1.7	1.3	2.3	2.0
西部农村	7 912	18.9	1.4	29.8	1.5	0.7	18.1	21.2	1.6	1.1	2.9	2.8

单位：%

表 3-9 选择就诊医疗机构的原因构成

地区分类	距离近/方便	收费合理	技术水平高	设备条件好	药品丰富	服务态度好	定点单位	有熟人	有信赖医生	有签约家庭医生	其他
城乡合计	54.3	3.9	18.7	2.5	2.7	2.1	3.4	2.4	7.1	1.0	1.9
城市	52.9	4.0	18.4	2.1	3.0	1.8	5.0	2.2	7.5	1.0	2.1
农村	55.7	3.8	19.1	2.9	2.5	2.3	1.7	2.5	6.6	1.0	1.9
东部	57.6	3.0	16.5	2.2	3.7	2.0	3.3	2.0	6.7	1.3	1.7
中部	55.2	3.9	19.4	2.8	1.3	2.4	3.8	3.1	5.5	0.8	1.8
西部	50.0	4.9	20.6	2.6	2.8	1.8	3.1	2.2	8.7	0.9	2.4
东部城市	56.9	2.9	15.1	2.0	4.6	1.6	4.3	1.8	7.4	1.5	1.9
中部城市	51.3	3.6	20.9	2.6	1.1	2.1	6.4	3.2	6.0	0.8	2.0
西部城市	48.6	5.9	21.0	2.0	2.1	1.9	4.9	2.0	8.6	0.5	2.5
东部农村	58.5	3.2	18.6	2.6	2.4	2.7	1.8	2.2	5.6	0.9	1.5
中部农村	58.2	4.2	18.3	2.9	1.4	2.6	1.8	3.0	5.1	0.7	1.8
西部农村	51.2	4.0	20.2	3.1	3.5	1.8	1.5	2.4	8.8	1.4	2.1

单位: %

表3-10 转诊情况

地区分类	转诊情况构成		从哪里转过来的构成												转诊机构是否医联体		
	直接就诊	转诊	诊所卫生室	门诊部	村卫生室	社区卫生服务站	社区卫生服务中心	乡卫生院	县市区医院	地市医院	省医院	民营医院	其他	是	否	不知道
城乡合计	99.3	0.7	7.8	3.6	11.8	4.2	16.3	16.3	29.1	5.2	2.6	1.6	1.5	44.4	40.8	14.8
城市	99.3	0.7	9.9	6.2	8.0	7.4	30.9	8.6	17.9	6.2	2.5	1.2	1.2	45.1	42.0	12.9
农村	99.3	0.7	5.6	0.7	16.0	0.7	0.0	25.0	41.7	4.2	2.8	2.1	1.2	43.8	39.6	16.6
东部	99.3	0.7	6.0	0.9	6.0	8.5	38.5	6.0	23.1	4.3	3.4	0.9	2.4	46.2	38.5	15.3
中部	99.2	0.8	8.8	7.8	16.7	1.0	2.0	14.7	39.2	4.9	2.0	2.0	0.9	32.4	51.0	16.6
西部	99.4	0.6	9.2	2.3	13.8	2.3	3.4	32.2	25.3	6.9	2.3	2.3	0.0	56.3	32.2	11.5
东部城市	99.1	0.9	5.8	1.2	4.7	11.6	52.3	1.2	11.6	4.7	3.5	1.2	2.2	54.7	34.9	10.4
中部城市	99.2	0.8	9.3	16.3	14.0	2.3	4.6	9.3	34.9	9.3	0.0	0.0	0.0	25.6	55.8	18.6
西部城市	99.5	0.5	21.2	6.1	9.1	3.0	9.1	27.3	12.1	6.1	3.0	3.0	0.0	45.5	42.4	12.1
东部农村	99.5	0.5	6.5	0.0	9.7	0.0	0.0	19.4	54.8	3.2	3.2	0.0	3.2	22.6	48.4	29.0
中部农村	99.2	0.8	8.5	1.7	18.6	0.0	0.0	18.6	42.4	1.7	3.4	3.4	1.7	37.3	47.5	15.2
西部农村	99.3	0.7	1.9	0.0	16.7	1.9	0.0	35.2	33.3	7.4	1.8	1.8	0.0	63.0	25.9	11.1

表3-11 挂号情况

地区分类	挂号方式构成/%						此次就诊挂了几个号/%			平均挂号数/个	不同机构就诊平均挂号数/个			
	现场挂号	电话预约	网络预约	医务人员预约	转诊条	其他	1个	2个	≥3个		基层机构	县级机构	地市及以上	民营等其他机构
城乡合计	73.1	1.2	1.4	1.2	0.1	23.0	74.3	3.0	1.5	0.9	0.8	1.1	1.1	0.8
城市	78.0	1.2	2.2	1.2	0.1	17.3	79.2	3.5	1.8	0.9	0.8	1.1	1.1	0.9
农村	68.0	1.1	0.5	1.3	0.1	29.0	69.2	2.5	1.2	0.8	0.7	1.1	1.1	0.7
东部	82.0	1.3	2.3	1.0	0.1	13.3	82.6	3.2	1.6	1.0	0.9	1.1	1.1	0.9
中部	71.2	1.4	0.7	1.3	0.1	25.3	73.4	2.5	1.3	0.8	0.7	1.0	1.1	0.8
西部	65.1	0.8	0.9	1.4	0.1	31.7	66.0	3.1	1.7	0.8	0.7	1.1	1.1	0.7
东部城市	85.9	1.5	3.2	0.9	0.1	8.4	87.4	3.6	1.7	1.0	1.0	1.1	1.1	1.0
中部城市	76.8	1.1	1.3	1.8	0.2	18.8	77.6	3.1	1.7	0.9	0.8	1.1	1.1	0.8
西部城市	68.2	0.9	1.6	1.1	0.1	28.1	69.1	3.5	2.0	0.8	0.7	1.1	1.1	0.8
东部农村	76.1	1.0	1.0	1.3	0.2	20.4	75.3	2.5	1.4	0.9	0.8	1.1	1.1	0.8
中部农村	67.0	1.6	0.3	0.9	0.1	30.1	70.3	2.1	0.9	0.8	0.7	1.0	1.1	0.8
西部农村	62.4	0.7	0.3	1.6	0.1	34.9	63.2	2.8	1.3	0.7	0.6	1.1	1.1	0.7

单位：%

表 3-12 此次就诊接受服务情况

地区分类	疾病诊断 指导用药调整	检验检查	开药	输液	门诊手术	其他治疗
城乡合计	93.6	51.1	90.9	17.8	1.9	6.6
城市	92.4	50.5	90.4	15.7	2.0	7.1
农村	94.8	51.7	91.5	20.0	1.8	6.1
东部	92.7	50.1	91.4	12.6	1.8	6.5
中部	93.8	56.9	88.5	23.3	2.3	5.9
西部	94.3	47.3	92.4	18.9	1.8	7.3
东部城市	91.1	48.6	91.7	10.2	1.8	6.1
中部城市	92.7	58.1	85.6	22.6	2.7	6.9
西部城市	93.8	47.3	92.3	18.1	2.0	8.7
东部农村	95.2	52.3	90.9	16.2	1.9	7.1
中部农村	94.6	56.0	90.8	23.8	2.0	5.1
西部农村	94.8	47.3	92.5	19.6	1.6	6.0

单位：%

表 3-13 就诊买药情况

地区分类	此次就诊的买药机构构成					在非就诊机构买药的原因构成				
	就诊机构	实体药店	网络药店	未买药	其他	就诊机构无药房	就诊机构缺药	就诊机构药价高	不能使用医保卡	其他
城乡合计	88.6	5.7	0.1	5.2	0.4	4.7	20.4	23.4	4.0	47.5
城市	88.2	6.1	0.0	5.2	0.5	4.8	13.1	28.7	4.8	48.6
农村	89.0	5.2	0.1	5.3	0.4	4.7	29.2	17.1	2.9	46.1
东部	90.7	3.6	0.1	5.3	0.3	7.3	24.0	17.3	4.1	47.3
中部	83.4	9.8	0.1	6.2	0.5	3.4	18.9	30.3	4.7	42.7
西部	90.7	4.5	0.1	4.4	0.3	4.9	19.9	16.4	2.6	56.2
东部城市	91.4	3.4	0.1	4.9	0.2	8.1	16.4	18.8	3.3	53.4
中部城市	79.4	12.9	0.0	6.8	0.9	3.3	12.9	37.6	6.1	40.1
西部城市	90.6	4.6	0.0	4.3	0.5	4.5	10.1	20.2	3.9	61.3
东部农村	89.8	4.0	0.0	5.9	0.3	6.3	34.0	15.2	5.1	39.4
中部农村	86.3	7.4	0.1	5.8	0.4	3.4	26.7	20.8	2.8	46.3
西部农村	90.9	4.4	0.1	4.4	0.2	5.4	29.3	12.8	1.4	51.1

单位: %

表3-14 自我医疗情况

地区分类	采取自我医疗的比例	采取自我医疗的最主要的原因构成							
		自感病轻	经济困难	就诊麻烦	无时间	交通不便	无有效措施	知道治疗方法	其他
城乡合计	32.6	29.8	11.2	4.5	2.5	0.9	2.5	45.0	3.6
城市	33.2	30.0	9.9	4.7	2.0	0.8	2.4	46.6	3.6
农村	31.9	29.6	12.7	4.3	3.2	1.1	2.6	43.1	3.4
东部	27.8	32.4	5.9	4.2	1.5	0.7	2.3	49.6	3.4
中部	32.9	26.4	12.9	4.4	2.3	0.9	3.0	46.4	3.7
西部	37.4	30.6	13.8	5.0	3.6	1.2	2.2	40.2	3.4
东部城市	27.5	31.8	5.1	4.5	1.5	0.5	2.2	50.3	4.1
中部城市	36.1	27.1	11.7	4.7	2.0	0.8	3.0	47.3	3.4
西部城市	38.0	31.0	12.7	5.0	2.4	1.0	2.1	42.3	3.5
东部农村	28.2	33.4	7.0	3.7	1.6	0.8	2.3	48.4	2.8
中部农村	29.8	25.7	14.4	3.9	2.6	1.1	3.0	45.4	3.9
西部农村	36.8	30.2	15.0	4.9	4.7	1.4	2.4	38.1	3.3

单位：%

表 3-15 自行用药的情况

地区分类	自行用药比例	自行用药类型构成				是否使用抗生素构成		
		处方药	非处方药	两者都有	不知道	是	否	不知道
城乡合计	29.8	39.4	41.4	5.6	13.6	19.5	69.2	11.3
城市	30.2	41.7	42.1	5.7	10.5	16.3	73.8	9.9
农村	29.4	36.8	40.6	5.4	17.2	23.2	63.8	13.0
东部	25.2	45.4	39.1	4.4	11.1	15.2	74.5	10.3
中部	29.8	44.2	38.0	6.3	11.5	19.6	70.2	10.2
西部	34.8	30.9	45.9	5.9	17.3	22.6	64.4	13.0
东部城市	24.7	47.9	40.3	4.3	7.5	12.8	80.5	6.7
中部城市	32.4	46.2	38.5	5.8	9.5	16.8	72.0	11.2
西部城市	35.3	31.8	46.9	7.0	14.3	19.2	69.1	11.7
东部农村	25.9	41.7	37.3	4.5	16.5	18.9	65.4	15.7
中部农村	27.1	41.9	37.3	6.9	13.9	22.9	67.9	9.2
西部农村	34.3	30.1	45.0	4.9	20.0	25.8	59.9	14.3

表3-16 未治疗比例及原因构成

单位：%

地区分类	未治疗比例	未治疗原因构成						
		自感病轻	经济困难	就诊麻烦	无时间	交通不便	无有效措施	其他
城乡合计	1.7	27.2	33.5	6.4	4.3	1.6	13.6	13.4
城市	1.6	28.3	31.1	7.6	3.5	1.4	13.1	15.0
农村	1.9	26.2	35.8	5.3	5.0	1.8	14.0	11.9
东部	1.2	30.5	28.4	7.7	1.4	0.9	15.3	15.8
中部	2.2	26.8	33.9	6.3	5.0	2.2	14.9	10.9
西部	1.9	25.5	36.5	5.7	5.4	1.3	10.9	14.7
东部城市	1.0	31.0	21.6	8.9	1.4	0.9	16.9	19.3
中部城市	2.2	27.9	36.6	8.5	3.6	1.4	10.9	11.1
西部城市	1.8	26.9	31.1	5.6	4.9	1.7	12.9	16.9
东部农村	1.6	30.0	35.0	6.5	1.4	0.9	13.8	12.4
中部农村	2.2	25.6	31.1	4.0	6.6	3.2	19.0	10.5
西部农村	2.0	24.4	41.0	5.7	5.7	0.9	9.2	13.1

单位：‰

表3-17 不同类型地区居民疾病别两周就诊率

疾病分类	城乡合计	城市	农村	东部城市	中部城市	西部城市	东部农村	中部农村	西部农村
传染病	0.9	0.9	0.9	1.1	0.6	0.9	1.3	0.6	0.9
寄生虫病	0.0	0.0	0.0	0.1		0.1		0.0	0.0
恶性肿瘤	2.0	2.3	1.7	2.4	2.5	1.9	1.8	2.3	1.0
良性肿瘤	0.7	0.5	0.9	0.4	0.6	0.5	1.0	1.1	0.8
内分泌、营养、代谢	16.7	21.0	12.1	27.1	15.7	18.2	17.3	11.9	8.4
其中：糖尿病	13.9	17.4	10.1	23.2	12.9	14.4	14.4	10.5	6.5
血液、造血器官	1.4	1.3	1.6	0.9	0.9	2.1	1.2	1.9	1.6
精神病	1.4	1.6	1.1	1.9	1.1	1.7	1.4	0.9	1.1
神经系统疾病	4.5	4.6	4.4	4.5	5.0	4.4	5.1	3.1	5.1
眼及附器疾病	2.7	3.2	2.1	3.2	3.2	3.2	2.3	1.7	2.2
耳和乳突疾病	1.4	1.4	1.3	1.4	1.4	1.5	1.4	1.5	1.1
循环系统疾病	63.3	64.1	62.4	82.6	55.7	48.4	71.9	66.3	51.8
其中：心脏病	8.2	8.0	8.5	8.7	8.3	6.8	9.8	8.9	7.1
高血压	46.1	48.2	43.9	65.6	39.7	34.0	52.8	45.0	36.3
脑血管病	6.0	5.1	7.0	5.2	5.6	4.4	6.7	9.3	5.1
呼吸系统疾病	58.2	51.7	65.3	46.0	38.7	71.7	67.7	61.6	67.0
其中：急性上呼吸道感染	48.2	42.3	54.6	37.5	31.8	58.7	58.0	51.4	54.8
肺炎	1.3	1.2	1.4	1.2	0.9	1.4	1.1	1.7	1.2

续表

疾病分类	城乡合计	城市	农村	东部城市	中部城市	西部城市	东部农村	中部农村	西部农村
慢性阻塞性肺疾病	3.9	3.3	4.6	2.2	2.1	5.8	3.7	4.0	5.9
消化系统疾病	26.7	23.7	30.1	21.2	18.7	31.6	27.3	27.7	34.5
其中：急性胃炎	12.7	10.9	14.7	9.4	7.8	15.9	14.5	13.1	16.3
肝病硬化	0.5	0.5	0.5	0.6	0.3	0.6	0.3	0.7	0.6
胆囊疾病	1.6	1.3	1.9	0.8	1.3	1.8	0.9	1.2	3.4
泌尿生殖系病	9.6	9.4	10.0	8.5	9.0	10.9	9.5	10.8	9.6
妊娠、分娩及产褥期并发症	0.5	0.6	0.5	0.6	0.5	0.6	0.6	0.4	0.5
皮肤皮下组织	7.4	7.8	6.9	6.9	7.3	9.4	7.5	6.1	7.1
肌肉、骨骼结缔	27.9	24.8	31.3	21.0	21.0	33.4	32.3	22.3	38.6
其中：类关节炎	4.1	3.3	4.9	1.9	2.0	6.5	4.1	3.2	7.0
先天异常	0.1	0.1	0.1	0.1	0.0	0.2	0.2	0.1	0.0
围产期疾病	0.0	0.1	0.0	0.1	0.0	0.0	0.0		0.0
损伤和中毒	5.1	4.3	5.9	4.6	3.0	5.1	7.0	5.2	5.7
其他	6.3	6.2	6.4	5.8	4.6	8.2	5.0	6.5	7.3
不详	2.8	2.7	2.9	2.2	2.3	3.6	2.7	2.9	3.1

表3-18　不同类型地区居民分性别疾病别两周就诊率

单位：‰

疾病分类	男性									女性								
	城乡合计	城市	农村	东部城市	中部城市	西部城市	东部农村	中部农村	西部农村	城乡合计	城市	农村	东部城市	中部城市	西部城市	东部农村	中部农村	西部农村
传染病	1.0	1.0	1.0	1.1	0.7	1.0	1.4	0.8	1.0	0.8	0.8	0.8	1.0	0.5	0.8	1.1	0.4	0.8
寄生虫病	0.0	0.0	0.0	0.0					0.0	0.1	0.1	0.0	0.1		0.1		0.1	
恶性肿瘤	1.9	2.2	1.5	2.4	2.7	1.6	2.1	1.9	0.7	2.1	2.4	1.8	2.5	2.4	2.3	1.6	2.7	1.2
良性肿瘤	0.4	0.3	0.5	0.2	0.5	0.2	0.3	0.9	0.1	1.0	0.7	1.4	0.6	0.8	0.8	1.6	1.2	1.5
内分泌、营养、代谢	14.7	19.4	9.6	25.7	13.9	16.5	12.5	9.1	7.8	18.8	22.4	14.6	28.4	17.4	19.8	22.1	14.6	8.9
其中：糖尿病	12.7	17.0	8.0	23.2	11.7	14.2	10.4	7.6	6.5	15.2	17.8	12.2	23.2	14.0	14.6	18.4	13.3	6.5
血液、造血器官	0.7	0.9	0.6	0.8	0.7	1.0	0.5	1.0	0.3	2.1	1.7	2.6	1.0	1.1	3.1	2.0	2.8	3.0
精神病	1.3	1.5	1.0	1.7	1.2	1.7	1.8	0.5	0.8	1.5	1.6	1.3	2.0	1.0	1.6	1.0	1.4	1.5
神经系统疾病	4.0	3.9	4.0	3.5	4.5	4.0	4.6	2.8	4.7	5.1	5.3	4.8	5.5	5.5	4.8	5.6	3.4	5.5
眼及附器疾病	2.4	2.9	1.8	2.6	3.7	2.6	2.1	1.6	1.7	2.9	3.5	2.4	3.8	2.7	3.8	2.5	1.8	2.8
耳和乳突疾病	1.2	1.2	1.2	1.0	1.4	1.2	1.4	1.6	0.8	1.5	1.6	1.4	1.7	1.5	1.7	1.4	1.4	1.5
循环系统疾病	57.8	60.9	54.6	77.9	55.6	43.8	64.4	58.8	43.5	68.6	67.1	70.3	87.2	55.8	52.7	79.4	73.5	60.2
其中：心脏病	6.9	7.1	6.6	7.1	8.2	5.8	7.2	7.4	5.5	9.6	8.9	10.3	10.2	8.3	7.8	12.4	10.4	8.7
高血压	42.2	45.6	38.6	62.2	38.8	30.8	48.8	39.4	30.2	50.0	50.6	49.3	68.9	40.5	37.0	56.7	50.5	42.5
脑血管病	6.2	5.6	6.7	5.9	6.7	4.3	6.0	8.7	5.5	5.8	4.5	7.2	4.4	4.6	4.5	7.4	9.8	4.7
呼吸系统疾病	58.8	52.5	65.6	48.1	40.0	70.4	69.6	62.6	65.3	57.6	51.0	65.0	44.0	37.5	72.8	65.7	60.5	68.7
其中：急性上呼吸道感染	47.8	42.1	53.9	39.1	32.0	56.0	58.5	51.2	52.7	48.5	42.5	55.3	36.0	31.7	61.2	57.5	51.5	57.0

续表

疾病分类	男性 城乡合计	男性 城市	男性 农村	男性 东部城市	男性 中部城市	男性 西部城市	男性 东部农村	男性 中部农村	男性 西部农村	女性 城乡合计	女性 城市	女性 农村	女性 东部城市	女性 中部城市	女性 西部城市	女性 东部农村	女性 中部农村	女性 西部农村
肺炎	1.5	1.4	1.6	1.2	1.1	1.9	1.0	2.0	1.5	1.1	1.0	1.2	1.2	0.8	0.8	1.2	1.4	0.9
慢性阻塞性肺疾病	4.9	4.1	5.7	3.1	2.9	6.6	4.9	5.1	6.7	3.0	2.4	3.6	1.3	1.3	5.0	2.5	3.0	5.1
消化系统疾病	24.5	21.5	27.7	21.1	16.3	26.9	23.9	28.0	30.2	29.0	25.7	32.6	21.3	21.0	35.9	30.6	27.5	39.0
其中：急性胃炎	11.1	9.3	13.1	8.3	6.6	13.3	12.4	12.9	13.8	14.3	12.5	16.3	10.4	9.0	18.4	16.6	13.3	18.9
肝病硬化	0.7	0.6	0.8	0.8	0.3	0.6	0.5	1.0	0.8	0.4	0.5	0.3	0.4	0.3	0.6	0.1	0.3	0.5
胆囊疾病	0.9	0.8	1.0	0.4	1.0	1.1	0.6	0.7	1.7	2.3	1.7	2.8	1.2	1.7	2.4	1.2	1.7	5.2
泌尿生殖系统病	7.8	8.2	7.4	7.5	9.1	8.2	9.1	7.7	5.8	11.5	10.5	12.6	9.5	8.8	13.4	9.8	13.9	13.4
妊娠、分娩及产褥期并发症										1.0	1.1	1.0	1.2	0.9	1.2	1.2	0.8	0.9
皮肤皮下组织	7.1	7.4	6.7	5.6	7.0	10.0	7.0	5.8	7.2	7.6	8.2	7.0	8.2	7.6	8.7	7.9	6.5	6.9
肌肉、骨骼结缔	22.1	18.9	25.6	17.5	16.2	23.2	26.6	18.6	31.1	33.5	30.4	36.9	24.3	25.5	43.0	37.9	25.9	46.3
其中：类关节炎	2.8	2.4	3.2	1.9	1.0	4.2	2.5	2.0	4.8	5.3	4.3	6.6	1.9	2.9	8.6	5.8	4.3	9.2
先天异常	0.1	0.1	0.1	0.2	0.1	0.2	0.3	0.1	0.0	0.1	0.1	0.1	0.1	0.0	0.1	0.1	0.0	0.0
围产期疾病	0.1	0.1	0.0	0.2	0.1	0.1	0.1	0.0	0.0	0.0	0.0	0.1	0.1			0.1		
损伤和中毒	5.9	4.9	7.0	4.7	3.6	6.3	8.1	6.0	7.0	4.2	3.7	4.8	4.6	2.3	4.0	6.0	4.3	4.4
其他	5.4	5.0	5.8	4.2	3.9	7.0	5.1	6.2	6.0	7.1	7.3	7.0	7.3	5.3	9.2	5.0	6.8	8.7
不详	2.0	2.0	2.1	1.9	2.1	2.1	1.6	1.8	2.6	3.5	3.3	3.8	2.5	2.4	5.0	3.9	4.0	3.5

表3-19 不同年龄居民疾病别两周就诊率

单位：‰

疾病分类	0~4岁	5~14岁	15~24岁	25~34岁	35~44岁	45~54岁	55~64岁	≥65岁
传染病	4.1	0.3	0.8	0.4	1.2	0.8	0.6	0.7
寄生虫病	0.1	0.0				0.0	0.0	0.0
恶性肿瘤			0.1	0.1	0.9	2.2	3.5	4.6
良性肿瘤	0.1	0.2	0.2	0.3	1.0	1.3	0.7	0.8
内分泌、营养、代谢	1.3	1.1	1.6	3.5	6.3	14.2	31.7	39.4
其中：糖尿病		0.1	0.3	0.7	3.1	11.2	27.9	35.9
血液，造血器官	0.6	0.9	1.8	0.6	1.3	2.1	1.2	1.9
精神病	0.1	0.0	1.2	1.2	2.2	1.7	1.7	1.5
神经系统疾病	0.2	1.2	1.6	1.9	3.0	5.0	7.3	8.2
眼及附器疾病	1.7	2.0	1.4	1.2	1.4	2.4	3.5	4.9
耳和乳突疾病	1.1	1.5	0.9	0.7	1.2	1.5	2.2	1.2
循环系统疾病	0.4	0.2	0.3	4.6	15.3	50.3	104.5	182.4
其中：心脏病	0.1	0.1	0.2	0.8	2.2	5.5	12.5	25.5
高血压	0.1		0.1	2.6	10.3	37.2	77.9	132.1
脑血管病			0.1	0.2	1.1	4.2	9.4	18.6
呼吸系统疾病	192.5	79.7	33.9	39.2	38.6	46.4	48.5	54.5
其中：急性上呼吸道感染	179.9	74.9	32.0	35.9	32.8	37.9	35.6	34.0
肺炎	6.7	1.1		0.4	0.7	0.8	1.0	1.7

续表

疾病分类	0~4岁	5~14岁	15~24岁	25~34岁	35~44岁	45~54岁	55~64岁	≥65岁
慢性阻塞性肺疾病	0.1	0.0	0.1	0.3	0.7	2.0	5.9	13.0
消化系统疾病	25.4	14.0	10.1	13.0	21.6	29.7	37.7	38.3
其中：急性胃炎	11.5	6.3	5.1	6.7	10.0	14.4	18.5	17.7
肝病硬化	0.1	0.0	0.1	0.1	0.3	0.9	0.9	0.8
胆囊疾病			0.5	0.4	1.6	2.3	2.2	2.8
泌尿生殖系病	0.7	1.0	4.7	10.1	13.4	12.6	10.8	12.5
妊娠、分娩及产褥期并发症			1.4	3.4	0.6	0.0	0.0	0.0
皮肤皮下组织	8.9	6.1	7.4	6.8	4.8	6.8	8.5	9.2
肌肉、骨骼结缔	1.0	2.3	4.3	9.4	18.3	38.6	47.7	47.3
其中：类关节炎			0.2	0.3	1.1	5.4	7.2	9.0
先天异常	0.7		0.3	0.0		0.1	0.1	
围产期疾病	0.8							
损伤和中毒	3.2	3.0	2.9	3.8	4.2	5.5	6.4	7.1
其他	3.9	4.1	4.1	5.5	6.0	7.3	6.9	8.0
不详	2.0	0.8	1.3	1.4	1.9	4.4	3.8	3.5

表3-20 分性别年龄别疾病别两周就诊率

单位：‰

疾病分类	男性								女性							
	0~4岁	5~14岁	15~24岁	25~34岁	35~44岁	45~54岁	55~64岁	≥65岁	0~4岁	5~14岁	15~24岁	25~34岁	35~44岁	45~54岁	55~64岁	≥65岁
传染病	4.0	0.4	0.1	0.5	1.7	1.1	0.5	0.8	4.2	0.2	1.4	0.3	0.8	0.5	0.7	0.5
寄生虫病	0.1			0.1					0.1	0.1				0.1	0.0	0.1
恶性肿瘤			0.1	0.1	0.6	1.6	2.9	5.5				0.2	1.3	2.8	4.1	3.8
良性肿瘤	0.1	0.3	0.1	0.2	0.1	0.3	0.3	0.9		0.1	0.3	0.4	1.8	2.2	1.1	0.7
内分泌、营养、代谢	1.5	1.0	0.8	2.0	5.6	13.9	27.3	34.7	1.0	1.2	2.4	4.9	6.9	14.5	35.9	43.9
其中：糖尿病			0.3	0.6	3.7	12.6	24.1	31.4		0.1	0.4	0.8	2.4	10.0	31.4	40.3
血液、造血器官	0.2	0.7	1.3	0.1	0.4	0.8	0.7	1.2	1.0	1.1	2.2	1.1	2.1	3.3	1.8	2.7
精神病	0.1	0.1	1.1	1.4	2.4	1.4	1.3	1.5	0.1		1.4	1.1	2.0	1.9	2.1	1.5
神经系统疾病	0.2	0.7	2.6	2.1	2.6	3.5	6.7	7.9	0.1	1.8	0.7	1.8	3.5	6.5	8.0	8.5
眼及附器疾病	1.4	2.2	1.3	1.1	1.5	2.2	2.5	4.4	2.1	1.8	1.4	1.2	1.3	2.7	4.5	5.3
耳和乳突疾病	0.9	1.2	0.4	1.0	1.2	1.2	1.8	1.2	1.4	1.7	1.4	0.6	1.1	1.8	2.6	1.2
循环系统疾病	0.2	0.3	0.4	6.4	17.8	46.8	96.5	164.1	0.6	0.1	0.3	3.0	13.0	53.5	112.1	200.1
其中：心脏病		0.2	0.1	1.0	1.2	4.9	10.9	21.0	0.3	0.1	0.3	0.7	3.0	6.0	14.0	29.8
高血压			0.1	4.6	13.8	34.7	71.9	117.7	0.1			0.8	7.0	39.5	83.6	146.0
脑血管病		0.1	0.1	0.2	1.6	3.9	9.5	19.7				0.1	0.7	4.4	9.2	17.5
呼吸系统疾病	198.2	86.7	33.8	36.2	35.5	39.4	46.4	58.9	186.1	71.9	34.1	41.8	41.6	53.0	50.5	50.2
其中：急性上呼吸道感染	182.5	81.8	31.8	33.2	29.5	32.0	32.6	33.7	176.8	67.2	32.1	38.2	35.9	43.4	38.4	34.3

续表

疾病分类	男性								女性							
	0~4岁	5~14岁	15~24岁	25~34岁	35~44岁	45~54岁	55~64岁	≥65岁	0~4岁	5~14岁	15~24岁	25~34岁	35~44岁	45~54岁	55~64岁	≥65岁
肺炎	7.2	1.1		0.6	0.5	0.8	1.0	2.4	6.1	1.0		0.1	0.8	0.8	1.0	1.1
慢性阻塞性肺疾病	0.1	0.1	0.1	0.3	0.9	2.3	7.0	16.9		0.1		0.4	0.6	1.8	4.9	9.2
消化系统疾病	22.6	15.4	7.9	13.7	22.0	25.4	33.9	34.3	28.7	12.5	12.4	12.4	21.2	33.6	41.4	42.2
其中: 急性胃炎	10.2	7.5	4.2	6.7	10.5	11.9	15.8	14.0	13.0	5.0	6.1	6.7	9.5	16.8	21.1	21.3
肝病硬化		0.1	0.1	0.1	0.6	1.4	1.1	0.7	0.3			0.1	0.1	0.4	0.7	0.8
胆囊疾病				0.2	0.8	1.4	1.1	1.8			1.1	0.6	2.4	3.2	3.1	3.6
泌尿生殖系病	0.7	1.0	3.4	6.5	6.8	8.2	10.3	14.7	0.6	1.0	6.0	13.2	19.6	16.7	11.2	10.4
妊娠, 分娩及产褥期并发症											2.9	6.5	1.2	0.0	0.1	0.0
皮肤皮下组织	8.4	6.0	8.3	6.0	4.6	5.5	7.9	9.8	9.5	6.2	6.4	7.5	5.1	7.9	9.0	8.6
肌肉, 骨骼结缔	1.0	2.0	4.7	10.6	16.1	29.5	37.7	36.9	1.0	2.6	3.9	8.3	20.3	47.0	57.3	57.2
其中: 类关节炎			0.4	0.6	1.2	2.9	4.8	6.6				0.1	1.1	7.7	9.4	11.3
先天异常	1.1		0.3			0.0	0.0		0.3		0.4	0.1		0.1	0.1	
围产期疾病	1.1								0.4							
损伤和中毒	4.0	4.1	3.8	4.4	5.9	7.0	7.5	6.6	2.4	1.9	1.9	3.2	2.6	4.2	5.4	7.5
其他	4.6	4.1	2.8	3.6	4.8	5.5	6.8	7.2	3.1	4.0	5.4	7.2	7.1	8.9	6.9	8.8
不详	2.5	0.9	0.5	0.6	1.8	2.9	2.8	2.4	1.4	0.7	2.1	2.0	1.9	5.7	4.8	4.6

表3-21 不同民族、不同社会医疗保险居民疾病别两周就诊率

单位：‰

疾病分类	民族别		社会医疗保险别				大病保险	商业医保
	汉族	其他	城镇职工医疗保险	城乡居民基本医疗	其他社会医保	无社会医保		
传染病	0.8	1.4	0.7	0.8		3.7	0.8	0.9
寄生虫病	0.0	0.1		0.0			0.0	0.0
恶性肿瘤	2.1	1.1	2.9	1.7	2.9	2.6	1.9	0.7
良性肿瘤	0.7	0.5	0.8	0.7		0.4	0.8	0.5
内分泌、营养、代谢	17.9	7.2	29.0	13.2	24.9	6.1	16.3	11.4
其中：糖尿病	14.9	5.6	24.3	10.9	21.1	4.6	13.4	8.3
血液、造血器官	1.3	2.5	0.9	1.6		1.5	1.3	0.8
精神病	1.5	0.5	1.1	1.5		1.4	1.4	0.8
神经系统疾病	4.6	3.6	4.2	4.7	7.7	1.8	4.9	3.1
眼及附器疾病	2.7	2.6	3.3	2.5		1.2	2.6	2.3
耳和乳突疾病	1.4	1.1	1.3	1.4		0.4	1.4	1.9
循环系统疾病	66.2	38.7	81.1	59.1	66.0	23.7	60.8	33.5
其中：心脏病	8.5	6.1	10.6	7.7	4.8	3.4	7.6	4.2
高血压	48.4	27.0	61.7	42.2	56.5	17.3	43.5	24.4
脑血管病	6.3	3.0	5.4	6.3	3.8	2.2	6.3	2.7
呼吸系统疾病	59.9	44.3	27.8	67.6	57.4	65.9	68.9	72.6
其中：急性上呼吸道感染	49.5	37.0	20.2	56.7	45.9	59.1	57.6	63.0

续表

疾病分类	民族别		社会医疗保险别				大病保险	商业医保
	汉族	其他	城镇职工医疗保险	城乡居民基本医疗	其他社会医保	无社会医保		
肺炎	1.3	1.3	1.0	1.4	1.0	1.4	1.4	1.6
慢性阻塞性肺疾病	4.1	2.4	2.7	4.4	1.0	1.8	4.5	2.3
消化系统疾病	27.1	24.0	19.8	29.0	37.3	24.2	29.5	22.4
其中：急性胃炎	13.1	9.7	8.2	14.2	16.3	12.4	14.5	10.2
肝病硬化	0.6	0.3	0.5	0.6			0.7	0.3
胆囊疾病	1.4	3.3	1.0	1.8	1.0	0.4	1.5	0.9
泌尿生殖系病	9.7	9.4	10.7	9.4	9.6	6.2	9.8	6.2
妊娠，分娩及产褥期并发症	0.5	0.8	0.7	0.5			0.5	0.7
皮肤皮下组织	7.5	5.8	6.6	7.7	4.8	6.4	8.4	7.8
肌肉、骨骼结缔	28.0	26.6	24.2	29.6	32.5	14.2	30.9	19.9
其中：类关节炎	3.7	7.5	2.2	4.8	3.8	1.4	4.5	1.4
先天异常	0.1	0.1	0.0	0.1		0.4	0.1	0.1
围产期疾病	0.1			0.0		0.8	0.0	
损伤和中毒	5.2	3.8	3.7	5.5	4.8	3.8	5.8	5.7
其他	6.3	6.2	7.0	6.0	8.6	5.7	6.4	7.6
不详	2.9	2.1	2.6	2.8	2.9	3.4	2.5	2.4

单位: ‰

表3-22 不同婚姻状况、文化程度居民疾病别两周就诊率

疾病分类	婚姻别				文化程度别							
	未婚	已婚	丧偶	离婚	其他	没上过学	小学	初中	高中/中技	中专	大专	本科及以上
传染病	0.4	0.7	0.7	2.3		0.7	1.0	0.7	0.5	0.5	0.7	0.6
寄生虫病	0.2	0.0		0.3		0.2		0.0	0.0			
恶性肿瘤	0.2	2.6	3.6	3.1	2.9	1.9	3.0	2.3	3.2	1.8	1.5	1.6
良性肿瘤	0.1	0.9	0.7	1.0	2.9	1.4	1.1	0.7	0.6	0.2	0.8	0.3
内分泌、营养、代谢	3.5	20.5	37.2	17.1	23.1	26.3	23.5	18.5	18.9	20.6	12.8	11.6
其中: 糖尿病	1.8	17.2	33.8	12.3	17.3	23.9	20.5	15.5	15.4	16.3	9.4	7.6
血液、造血器官	1.1	1.5	3.0	2.3	2.9	3.3	2.0	1.2	1.1	0.5	1.2	0.6
精神病	3.8	1.4	1.4	3.3	5.8	1.9	2.1	1.7	1.8	1.2	0.5	0.6
神经系统疾病	1.9	5.4	7.9	7.1	23.1	7.6	8.0	4.4	3.9	3.1	2.7	2.3
眼及附器疾病	1.4	2.9	3.7	1.8		3.7	3.3	2.5	2.6	2.2	2.2	2.5
耳和乳突疾病	0.8	1.5	0.7	1.0		1.4	1.3	1.7	1.7	1.1	0.6	0.5
循环系统疾病	9.2	75.4	181.7	65.1	69.2	139.0	102.4	63.9	57.8	54.7	31.6	28.1
其中: 心脏病	1.3	9.4	27.2	8.9	14.4	19.9	12.7	7.8	7.5	8.3	3.7	4.7
高血压	6.3	55.1	133.3	42.9	43.2	97.7	74.6	47.6	43.1	39.1	23.3	21.7
脑血管病	1.4	7.1	15.9	8.2	8.6	15.9	10.5	5.4	4.6	4.6	1.9	0.5
呼吸系统疾病	31.6	46.6	57.3	37.0	40.3	58.7	61.4	45.3	32.5	34.9	24.6	23.4
其中: 急性上呼吸道感染	28.8	35.8	38.4	28.3	28.8	42.0	44.9	36.7	25.8	29.1	20.4	18.5

续表

疾病分类	婚姻别					文化程度别						
	未婚	已婚	丧偶	离婚	其他	没上过学	小学	初中	高中/中技	中专	大专	本科及以上
肺炎	0.4	1.0	1.2	0.3		1.1	1.9	0.5	0.5	0.4	0.3	0.9
慢性阻塞性肺疾病	0.9	4.5	12.3	3.8	8.6	10.0	8.0	3.1	2.6	2.2	1.2	1.1
消化系统疾病	12.7	29.4	41.5	27.3	20.2	46.0	37.0	27.4	20.9	16.0	13.8	12.3
其中：急性胃炎	6.1	14.1	19.4	13.8	8.6	23.6	18.3	13.4	7.9	8.4	5.5	4.7
肝病硬化	0.2	0.7	0.5	0.3		0.9	0.7	0.7	0.6	0.2	0.1	0.2
胆囊疾病	0.9	2.0	3.1	0.3		4.6	2.4	1.5	1.3	0.6	0.7	1.0
泌尿生殖系病	4.8	12.1	11.7	16.6	17.3	13.0	13.4	12.6	8.2	13.3	8.3	4.7
妊娠，分娩及产褥期并发症		0.8	0.1	0.3	5.8	0.2	0.1	0.8	0.2	0.3	2.0	2.5
皮肤皮下组织	7.2	7.4	9.1	4.6	5.8	8.8	9.4	6.6	6.1	5.3	6.5	6.4
肌肉，骨骼结缔	7.4	34.8	50.8	35.2	54.8	60.4	46.4	28.7	23.0	13.9	13.5	14.0
其中：类关节炎	0.4	4.9	10.5	5.6	11.5	14.0	8.1	2.3	2.5	1.5	0.9	1.1
先天异常	0.3	0.0	0.2	0.3		0.2		0.0	0.1		0.1	
围产期疾病												
损伤和中毒	2.5	5.6	7.8	6.1	11.5	6.4	7.5	5.6	3.8	4.8	3.6	1.4
其他	4.1	6.8	9.4	6.6	8.6	6.7	7.6	6.1	6.0	4.7	7.2	8.9
不详	1.3	3.2	4.8	2.8		4.5	3.7	2.8	2.8	1.9	2.3	1.8

表 3-23 不同职业类型和就业状况的人口疾病别两周就诊率

单位：‰

疾病分类	在业人口										就业状况				
	国家公务员	技术人员	办事人员	企业管理人员	工人	农民	军人	自由职业者	个体经营者	其他	在业	离退休	在校学生	失业	无业
传染病	0.5	0.3	0.9	1.7	0.8	0.4		0.4	1.2	0.4	0.6	0.5	0.7	1.6	1.2
寄生虫病						0.0				0.2	0.0				0.1
恶性肿瘤		0.7	0.5	0.8	0.9	0.9		1.0	0.7	0.6	0.8	6.0		5.2	4.1
良性肿瘤		0.1	0.5	1.7	0.5	0.7		0.8	1.0	0.4	0.6	1.0	0.1	0.2	1.4
内分泌、营养、代谢	12.3	6.7	6.9	12.0	11.4	11.0		9.3	12.5	7.9	10.1	51.3	1.7	17.2	26.7
其中：糖尿病	9.6	2.8	4.7	8.3	7.5	9.1		6.9	8.3	6.0	7.5	46.2	0.3	15.0	23.2
血液、造血器官	1.1	0.9	0.6		0.9	1.7		1.1	0.5	1.5	1.2	1.2	1.0	1.9	2.8
精神病		0.8	0.3	0.4	1.0	1.0		0.4	0.9	0.4	0.8	1.8	0.7	3.1	3.7
神经系统疾病	1.1	1.6	1.6	2.1	3.0	6.4		2.3	1.5	4.7	3.9	7.5	1.0	5.6	7.7
眼及附器疾病	2.1	2.0	1.2	1.2	2.4	2.5		1.7	1.7	2.8	2.1	4.9	1.6	4.7	3.2
耳和乳突疾病	2.7	0.7	0.5		1.8	1.6		1.2	1.5	0.6	1.3	1.4	0.8	1.6	1.6
循环系统疾病	22.5	16.7	18.0	32.3	30.7	58.9	10.1	33.7	28.5	32.2	39.8	158.5	0.5	76.6	123.4
其中：心脏病	1.6	1.3	0.9	1.7	3.0	7.0		3.1	2.6	1.5	4.1	21.6		9.9	17.9
高血压	20.9	14.0	15.1	28.6	23.4	41.6	10.1	26.5	19.7	27.7	29.5	119.0	0.4	52.0	87.2
脑血管病		0.2	0.7	0.4	1.6	6.5	10.1	2.4	2.5	1.3	3.5	11.6	0.1	10.8	14.1
呼吸系统疾病	13.4	25.7	24.8	38.5	35.3	60.9	10.1	42.2	41.9	35.6	44.9	35.6	33.2	52.2	55.5
其中：急性上呼吸道感染	12.3	21.8	21.2	33.5	28.8	48.7		34.9	36.8	29.8	36.8	21.2	31.5	36.0	40.8

疾病分类	在业人口											就业状况			
	国家公务员	技术人员	办事人员	企业管理人员	工人	农民	军人	自由职业者	个体经营者	其他	在业	离退休	在校学生	失业	无业
肺炎		0.8	0.3		0.8	1.2		0.7	0.1	1.5	0.8	1.5		1.4	1.0
慢性阻塞性肺疾病		0.3	0.5		1.4	5.7		1.8	1.0		2.9	6.3	0.1	7.3	8.6
消化系统疾病	8.0	14.8	13.6	15.7	18.7	37.8	10.1	23.2	20.0	24.9	26.2	28.4	10.4	40.7	36.1
其中:急性胃炎	4.3	5.8	5.4	6.2	9.8	19.8	10.1	11.5	10.2	10.2	13.2	11.8	5.9	17.2	17.1
肝硬化		0.1	0.2		0.6	0.6		0.2	0.1	0.4	0.4	0.8		3.3	0.9
胆囊疾病		0.7	0.7	1.2	0.4	2.5	10.1	1.0	1.2	3.2	1.6	1.8	0.4	2.4	3.0
泌尿生殖系病	5.4	4.3	6.7	5.4	9.2	10.9		7.8	10.9	10.4	9.1	14.4	3.4	14.8	16.2
妊娠、分娩及产褥期并发症	1.1	1.0	1.6	0.4	0.6	0.4		0.4	1.0	0.2	0.7	0.0		2.4	0.9
皮肤皮下组织	7.0	4.8	5.9	4.6	5.5	7.5	10.1	8.2	4.4	7.7	6.6	7.9	7.6	11.0	8.8
肌肉、骨骼结缔	10.7	14.0	10.2	17.8	21.1	46.8	10.1	22.4	18.8	22.6	29.6	34.4	3.1	51.0	44.7
其中:类关节炎	0.5	0.8	0.5	0.8	1.5	6.4		3.4	2.0	8.9	3.8	4.0		9.2	8.5
先天异常	0.1	0.1	0.2								0.0		0.1	0.2	0.2
围产期疾病						0.0									
损伤和中毒	4.8	2.6	2.6	2.1	6.8	7.2		5.6	2.8	3.8	5.5	4.9	1.6	4.9	6.5
其他	7.5	6.3	5.4	5.8	5.5	6.7		5.2	4.6	5.3	6.0	8.2	3.6	9.9	7.8
不详	1.6	2.1	1.8		3.1	3.8	10.1	2.2	2.1	1.3	2.8	3.1	1.0	4.5	4.0

表3-24 住院原因及住院率

地区分类	住院人次数/人次	住院原因构成/%							年住院率/%			年龄别住院率/%							
		疾病	损伤中毒	康复	计划生育	分娩	体检	其他	合计	男性	女性	0~4岁	5~14岁	15~24岁	25~34岁	35~44岁	45~54岁	55~64岁	≥65岁
城乡合计	35 223	82.6	4.1	1.0	0.4	8.3	1.0	2.6	13.7	12.5	15.0	13.0	3.8	6.2	11.1	8.0	11.0	17.4	27.2
城市	17 246	80.8	3.2	1.2	0.4	9.9	1.4	3.1	12.9	11.6	14.0	11.2	3.0	4.8	10.6	7.4	9.6	15.7	26.4
农村	17 977	84.3	4.9	0.8	0.5	6.7	0.5	2.3	14.7	13.4	16.0	14.8	4.4	7.5	11.9	8.8	12.4	19.3	28.1
东部	9 807	79.5	4.1	0.7	0.5	10.6	1.6	3.0	11.2	10.1	12.3	8.9	2.4	4.4	9.8	6.5	8.0	14.1	22.7
中部	12 041	84.4	4.2	0.9	0.3	6.5	0.8	2.9	14.8	13.7	15.8	15.2	3.8	5.5	10.6	8.1	12.2	18.8	28.7
西部	13 375	83.2	4.0	1.2	0.5	8.1	0.6	2.4	15.3	13.8	16.9	15.1	4.9	7.9	13.3	9.3	12.8	19.8	30.7
东部城市	5 834	78.5	3.2	1.0	0.5	11.6	2.3	2.9	11.0	10.0	12.0	8.7	2.4	3.7	9.4	6.4	7.3	13.3	23.2
中部城市	5 192	81.8	3.3	1.4	0.4	8.2	0.9	4.0	12.9	11.8	14.1	12.7	2.7	3.8	9.7	7.0	9.8	16.4	26.2
西部城市	6 220	82.1	3.2	1.2	0.3	9.8	1.1	2.3	15.1	13.5	16.6	12.9	4.0	7.0	13.4	9.0	12.0	18.6	30.8
东部农村	3 973	81.0	5.4	0.4	0.4	9.2	0.7	2.9	11.5	10.1	12.8	9.1	2.4	5.6	10.5	6.7	8.8	15.4	21.8
中部农村	6 849	86.3	4.8	0.5	0.3	5.2	0.6	2.3	16.5	15.5	17.5	17.2	4.5	7.1	11.8	9.3	14.3	21.1	31.2
西部农村	7 155	84.1	4.7	1.2	0.7	6.7	0.2	2.4	15.5	13.9	17.2	16.9	5.6	8.6	13.1	9.7	13.5	20.9	30.5

表 3-25　分性别的年龄别住院率

单位：%

地区分类	男性								女性							
	0~4岁	5~14岁	15~24岁	25~34岁	35~44岁	45~54岁	55~64岁	≥65岁	0~4岁	5~14岁	15~24岁	25~34岁	35~44岁	45~54岁	55~64岁	≥65岁
城乡合计	14.6	4.3	2.7	3.7	5.8	10.3	16.9	27.5	11.1	3.2	9.7	17.8	9.9	11.7	17.8	26.9
城市	12.0	3.2	2.0	3.0	5.4	9.6	15.4	27.0	10.2	2.8	7.8	17.2	9.2	9.6	15.9	25.8
农村	17.3	5.2	3.4	4.6	6.4	11.0	18.6	28.0	12.0	3.5	11.7	18.6	11.0	13.8	20.0	28.3
东部	9.4	2.5	1.5	2.7	4.0	7.5	14.4	23.7	8.2	2.3	7.6	16.1	8.8	8.4	13.7	21.7
中部	18.1	4.2	1.9	3.5	7.0	11.4	17.6	28.5	11.7	3.2	9.1	16.4	9.0	12.8	19.9	28.8
西部	16.8	5.9	4.2	4.9	6.7	11.8	19.1	30.7	13.2	3.8	11.7	21.0	11.9	13.8	20.4	30.7
东部城市	9.1	2.2	1.4	2.4	4.0	7.5	13.7	24.7	8.2	2.7	6.1	15.6	8.6	7.1	12.8	21.8
中部城市	14.6	2.9	1.1	2.7	5.9	9.4	15.0	26.6	10.6	2.4	6.7	15.6	8.0	10.1	17.6	25.8
西部城市	13.5	4.6	3.5	4.4	6.7	12.1	18.3	30.6	12.3	3.3	10.5	21.2	11.0	11.9	18.9	31.1
东部农村	9.8	2.8	1.6	3.4	3.9	7.5	15.5	22.1	8.3	2.0	10.0	17.0	9.3	10.1	15.2	21.5
中部农村	21.0	5.2	2.7	4.7	8.3	13.3	20.0	30.3	12.7	3.8	11.5	17.5	10.3	15.2	22.2	32.1
西部农村	19.5	6.9	4.7	5.3	6.7	11.5	19.9	30.8	14.1	4.2	12.6	20.8	12.8	15.4	21.9	30.2

表3-26　不同民族、不同社会医疗保险居民住院率

单位：%

地区分类	民族别		社会医疗保险险别				大病保险	商业医保
	汉族	其他	城镇职工医疗保险	城乡居民基本医保	其他社会医保	无社会医保		
城乡合计	13.8	13.1	14.8	13.7	12.2	7.4	14.9	11.7
城市	12.9	12.9	15.0	11.8	11.1	6.2	14.0	10.6
农村	15.0	13.2	13.8	14.9	19.1	9.3	15.6	13.1
东部	11.2	10.5	11.9	11.1	8.1	7.3	12.0	10.0
中部	14.6	17.5	17.0	14.4	23.1	6.8	16.4	12.2
西部	16.2	12.5	18.0	15.0	15.0	8.3	16.1	12.9
东部城市	11.1	8.5	12.0	10.6	7.2	7.0	12.0	9.4
中部城市	12.9	14.4	17.1	10.7	20.1	5.0	15.1	10.8
西部城市	15.4	13.2	18.1	14.1	19.2	6.8	15.6	11.8
东部农村	11.5	11.1	11.3	11.6	15.0	7.8	12.1	10.9
中部农村	16.3	18.1	16.6	16.7	44.8	9.8	17.1	13.9
西部农村	17.0	12.2	17.4	15.6	3.7	10.8	16.5	14.1

表3-27　不同婚姻状况、文化程度居民住院率

单位：%

地区分类	婚姻别					文化程度别						
	未婚	已婚	丧偶	离婚	其他	没上过学	小学	初中	高中/中技	中专	大专	本科及以上
城乡合计	4.3	15.6	24.9	14.1	16.1	22.4	19.1	13.4	11.1	14.2	10.5	10.1
城市	3.2	14.6	24.1	14.3	15.0	21.8	18.8	13.7	11.1	14.0	10.4	10.5
农村	5.7	16.7	25.8	13.6	17.4	22.7	19.2	13.1	11.2	14.7	10.7	7.3
东部	3.0	12.8	21.2	10.9	14.4	19.0	16.5	11.1	10.1	11.0	8.9	8.0
中部	4.7	16.6	26.6	16.6	20.0	24.6	20.9	14.3	11.9	14.8	10.2	11.1
西部	5.1	17.7	26.8	14.2	13.3	23.0	19.5	15.1	11.5	17.9	13.1	12.3
东部城市	2.5	12.6	22.0	10.1	3.1	19.6	18.1	11.6	9.9	10.8	8.7	8.0
中部城市	2.9	14.5	23.9	16.7	28.8	21.6	17.4	14.6	11.6	14.0	10.2	11.7
西部城市	4.3	17.4	26.7	15.7	14.0	23.8	20.6	15.7	12.2	18.8	13.3	13.5
东部农村	4.1	13.1	19.9	12.8	36.4	18.6	15.1	10.5	10.6	11.7	9.5	8.2
中部农村	6.8	18.7	29.0	16.3	12.7	25.7	22.7	13.9	12.3	16.8	10.3	7.8
西部农村	5.7	18.0	27.0	12.0	12.7	22.6	18.9	14.7	10.5	15.8	12.4	5.7

单位：%

表3-28 不同职业和就业状况人口住院率

地区分类	在业人口									就业状况				
	国家公务员	技术人员	办事人员	企业管理人员	工人	农民	军人	自由职业者	个体经营者	其他	在业	离退休	在校学生	失业	无业
城乡合计	8.1	8.0	7.5	7.7	7.4	13.7	10.1	7.0	8.8	7.7	10.2	22.7	2.2	22.9	23.7
城市	8.6	8.1	7.4	7.3	7.2	13.1	11.1	6.4	8.0	7.3	8.4	22.3	1.8	17.0	20.8
农村	6.0	7.8	8.0	9.9	7.8	13.9	8.3	7.8	10.0	8.7	11.8	25.8	2.6	32.3	25.9
东部	5.6	5.9	7.2	6.2	5.9	10.5	14.3	5.9	7.7	7.0	7.6	18.8	1.4	18.6	20.9
中部	8.5	8.6	7.2	8.2	8.7	14.4	3.7	7.0	8.8	8.4	10.6	23.7	1.5	23.3	24.3
西部	9.9	10.3	8.5	10.1	9.0	15.0	11.4	8.1	10.3	8.0	12.2	27.8	3.3	26.9	25.7
东部城市	5.3	5.6	7.3	5.4	5.5	9.5	12.5	5.6	7.4	7.3	6.7	18.8	1.3	15.4	20.1
中部城市	9.5	9.0	6.6	8.3	8.4	10.0	7.1	5.8	6.6	7.4	7.7	22.7	1.1	14.1	18.9
西部城市	10.4	10.7	8.6	10.0	8.7	15.8	12.1	8.0	10.0	7.3	11.0	27.4	2.9	21.9	23.8
东部农村	7.2	7.1	6.8	10.9	6.3	10.8	16.7	6.3	8.2	6.2	8.8	18.4	1.6	26.5	21.7
中部农村	4.9	7.6	9.7	7.5	9.1	15.0	9.1	8.7	11.8	10.3	12.9	29.6	1.9	34.4	28.0
西部农村	6.7	9.0	8.0	10.8	9.5	14.8	9.1	8.3	10.8	9.2	13.2	30.7	3.5	34.0	27.1

表3-29 入院方式及转院情况

单位：%

地区分类	入院方式构成			转院前的医疗机构构成							转院前后医院是否为医联体		
	门急诊收治	其他机构转入	直接入院	社区中心	乡卫生院	县级医院	市级医院	省级医院	民营医院	其他	是	否	不知道
城乡合计	43.0	3.7	53.3	10.3	25.2	44.0	8.3	4.7	4.0	3.5	46.9	33.6	19.5
城市	48.5	2.7	48.8	17.9	20.9	34.0	12.0	6.1	5.7	3.4	42.6	35.9	21.5
农村	37.6	4.6	57.8	5.9	27.6	49.6	6.3	3.8	3.0	3.8	49.3	32.3	18.4
东部	50.6	3.4	46.0	13.8	22.8	43.1	11.7	4.8	2.4	1.4	39.8	35.3	24.9
中部	35.6	3.6	60.8	11.1	20.6	43.2	9.0	3.9	5.8	6.4	42.3	39.7	18.0
西部	43.9	4.0	52.1	7.4	30.4	45.1	5.8	5.2	3.5	2.6	54.9	27.6	17.5
东部城市	55.7	2.7	41.6	20.0	21.9	30.6	16.2	6.3	3.1	1.9	38.8	37.5	23.7
中部城市	41.4	2.4	56.2	15.7	9.4	37.8	15.0	5.5	8.7	7.9	35.4	43.3	21.3
西部城市	47.8	3.0	49.2	17.7	27.8	34.2	6.4	6.4	5.9	1.6	50.8	29.4	19.8
东部农村	43.2	4.4	52.4	8.0	23.6	54.6	7.5	3.4	1.7	1.2	40.8	33.3	25.9
中部农村	31.2	4.5	64.3	9.1	25.2	45.4	6.5	3.3	4.6	5.9	45.1	38.2	16.7
西部农村	40.6	4.9	54.5	2.0	31.8	50.9	5.4	4.5	2.3	3.1	57.1	26.7	16.2

单位：%

表 3-30 本次住院机构类型构成及地点构成

地区分类	本次住院机构类型								本次住院地点构成			
	社区中心	乡卫生院	县级医院	市级医院	省级医院	民营医院	其他		本县	本市外县	本省外市	外省
城乡合计	2.2	15.6	51.0	14.9	8.6	7.1	0.6		86.0	8.2	4.1	1.7
城市	3.3	7.8	44.9	22.5	13.0	7.7	0.8		87.0	9.7	1.9	1.4
农村	1.1	23.1	56.8	7.7	4.3	6.5	0.5		85.0	6.8	6.2	2.0
东部	1.5	13.5	54.0	17.3	9.7	3.5	0.5		84.0	10.7	3.7	1.6
中部	2.3	17.5	47.8	15.9	7.6	8.5	0.4		87.3	6.7	4.5	1.5
西部	2.5	15.6	51.5	12.4	8.7	8.4	0.9		86.2	7.7	4.1	2.0
东部城市	2.0	9.2	48.7	22.4	13.8	3.5	0.4		84.5	12.4	1.2	1.9
中部城市	3.5	3.8	42.3	27.4	12.4	9.9	0.7		86.7	9.0	3.1	1.2
西部城市	4.3	10.0	43.4	18.4	12.9	9.8	1.2		89.5	7.6	1.6	1.3
东部农村	0.9	19.8	61.8	9.8	3.8	3.6	0.3		83.3	8.2	7.2	1.3
中部农村	1.3	27.8	52.0	7.1	3.9	7.5	0.4		87.8	4.9	5.6	1.7
西部农村	1.0	20.4	58.7	7.1	5.0	7.2	0.6		83.3	7.8	6.2	1.7

表 3-31　住院等候天数及构成

地区分类	住院平均等候时间/天	等候天数构成/%					
		1天	2天	3天	4天	≥5天
城乡合计	1.5	91.8	2.9	1.2	0.4	3.7
城市	1.6	89.7	3.7	1.5	0.5	4.6
农村	1.3	93.8	2.1	0.9	0.3	2.9
东部	1.7	88.7	3.6	1.7	0.7	5.3
中部	1.3	93.8	2.1	0.8	0.3	3.0
西部	1.4	92.3	3.1	1.1	0.4	3.1
东部城市	1.9	86.0	4.4	2.0	0.8	6.8
中部城市	1.4	92.3	2.7	1.0	0.4	3.6
西部城市	1.4	91.0	3.8	1.4	0.5	3.3
东部农村	1.4	92.7	2.4	1.2	0.5	3.2
中部农村	1.2	94.9	1.7	0.7	0.2	2.5
西部农村	1.4	93.4	2.4	0.8	0.3	3.1

单位：天

表3-32　住院天数

地区分类	次均住院天数	不同机构的次均住院天数					
		基层机构	县级机构	市级机构	省级机构	民营机构	其他机构
城乡合计	10.5	8.4	10.7	12.0	11.7	9.8	11.3
城市	10.7	8.9	10.7	11.9	11.0	9.8	11.2
农村	10.3	8.1	10.7	12.4	13.7	9.8	11.3
东部	9.9	8.2	9.9	11.0	10.9	9.1	15.2
中部	11.3	8.8	11.8	13.0	12.3	10.5	10.1
西部	10.2	8.1	10.3	11.9	11.8	9.4	10.6
东部城市	10.0	7.9	9.9	11.0	10.4	9.2	13.4
中部城市	12.1	10.9	12.2	12.9	12.2	10.4	10.8
西部城市	10.4	8.7	10.5	11.7	10.6	9.5	10.7
东部农村	9.9	8.5	9.9	10.8	14.0	8.9	19.3
中部农村	10.8	8.4	11.6	13.5	12.6	10.6	9.2
西部农村	10.0	7.7	10.3	12.4	14.4	9.3	10.4

表 3-33 出院原因构成及自动离院原因构成

单位: %

地区分类	出院原因构成					自动离院原因构成						
	遵医嘱离院	自动离院	遵医嘱转院	其他	久病不愈	病愈	经济困难	花费太多	医院设施差	服务态度不好	医生技术差	其他
城乡合计	86.3	11.6	1.1	1.0	12.5	23.3	24.2	9.3	1.3	0.5	2.0	26.9
城市	88.3	9.7	0.9	1.1	10.4	24.3	24.0	12.0	1.4	0.5	2.4	25.0
农村	84.3	13.4	1.4	0.9	13.9	22.6	24.4	7.5	1.2	0.5	1.7	28.2
东部	90.6	7.2	1.1	1.1	13.1	19.2	22.5	12.5	2.8	0.3	2.4	27.2
中部	85.4	12.4	1.1	1.1	10.9	18.8	28.6	10.2	0.8	0.3	1.5	28.9
西部	83.9	14.1	1.2	0.8	13.4	28.4	21.4	7.4	1.1	0.7	2.2	25.4
东部城市	92.9	5.0	0.9	1.2	11.9	19.1	21.5	13.0	2.7	0.7	3.8	27.3
中部城市	87.3	10.7	0.8	1.2	8.1	18.1	27.3	16.3	1.3	0.4	1.1	27.4
西部城市	84.8	13.4	0.9	0.9	11.4	30.3	22.6	8.8	1.0	0.6	2.8	22.5
东部农村	87.2	10.5	1.3	1.0	13.9	19.2	23.3	12.2	2.9		1.4	27.1
中部农村	84.0	13.7	1.4	0.9	12.6	19.1	29.4	6.6	0.5	0.3	1.7	29.8
西部农村	83.0	14.7	1.4	0.9	15.0	27.0	20.5	6.4	1.1	0.9	1.7	27.4

表 3-34 住院医疗费用及报销部分结算方式构成

地区分类	次均医疗费用/元	次均自付费用/元	次均其他费用/元	次均医院外费用/元	结算方式构成/%				
					直接减免	先自付后在医院	先自付医院外	其他	
城乡合计	10 023	4 466	905	189	54.9	30.6	6.9	7.6	
城市	11 987	5 120	908	267	60.9	24.7	7.0	7.4	
农村	8 143	3 840	903	115	49.2	36.3	6.7	7.8	
东部	12 938	5 836	1 014	226	63.3	21.7	6.6	8.4	
中部	9 167	4 173	841	159	49.1	36.9	7.2	6.8	
西部	8 654	3 724	884	190	54.0	31.4	6.8	7.8	
东部城市	14 363	6 030	1 004	275	68.5	17.9	6.0	7.6	
中部城市	11 254	5 027	908	252	53.1	31.4	8.4	7.1	
西部城市	10 367	4 344	819	271	60.3	25.5	6.8	7.4	
东部农村	10 855	5 554	1 030	154	55.8	27.4	7.4	9.4	
中部农村	7 581	3 524	790	88	46.1	41.1	6.3	6.5	
西部农村	7 170	3 188	940	119	48.6	36.6	6.8	8.0	

表 3-35 住院疾病系统构成

地区分类	住院例数/例	疾病系统构成/%																			
		传染病、寄生虫病	肿瘤	内分泌营养代谢	血液造血	精神病	神经系统	眼、耳	循环系统	呼吸系统	消化系统	泌尿生殖	妊娠分娩围产期	皮肤皮下	运动系统	损伤中毒	其他	不详
城乡合计	35 223	0.7	5.7	4.2	1.0	0.6	2.3	2.8	21.2	15.9	10.1	6.0	8.9	1.6	9.9	4.8	3.5	0.8
城市	17 246	0.4	6.1	5.4	1.0	0.5	2.7	3.0	20.6	14.3	10.1	5.6	10.5	1.5	9.7	3.7	4.1	0.8
农村	17 977	0.9	5.4	3.0	0.9	0.6	1.9	2.5	21.8	17.5	10.1	6.3	7.5	1.7	10.1	5.9	2.9	1.0
东部	9 807	0.5	7.9	4.6	0.9	0.5	2.2	3.1	21.9	13.2	9.5	5.6	11.3	1.3	7.7	4.8	4.3	0.7
中部	12 041	0.7	5.4	4.6	1.0	0.5	2.4	2.6	25.0	15.1	9.8	5.9	7.1	1.5	9.5	4.9	3.3	0.7
西部	13 375	0.7	4.4	3.6	1.0	0.7	2.2	2.7	17.3	18.7	10.9	6.3	8.9	1.9	12.0	4.8	3.1	0.8
东部城市	5 834	0.5	7.6	5.3	1.1	0.4	2.4	3.1	21.0	13.4	9.6	5.5	12.2	1.3	7.4	3.6	5.2	0.4
中部城市	5 192	0.5	5.6	6.4	1.0	0.5	3.3	3.0	24.1	12.2	10.2	5.0	8.8	1.4	9.5	3.8	3.9	0.8
西部城市	6 220	0.4	5.2	4.7	0.9	0.5	2.4	2.9	17.3	16.9	10.5	6.2	10.3	1.8	12.1	3.7	3.3	0.9
东部农村	3 973	0.5	8.4	3.5	0.7	0.7	1.9	3.1	23.1	12.9	9.4	5.7	10.0	1.4	8.1	6.6	3.0	1.0
中部农村	6 849	0.9	5.2	3.2	0.9	0.5	1.8	2.3	25.6	17.3	9.4	6.6	5.7	1.6	9.5	5.6	2.8	1.1
西部农村	7 155	1.0	3.8	2.6	1.1	0.8	2.0	2.5	17.4	20.2	11.2	6.4	7.7	2.0	11.9	5.7	2.9	0.8

单位：‰

表3-36 不同类型地区居民疾病别住院率

疾病分类	城乡合计	城市	农村	东部城市	中部城市	西部城市	东部农村	中部农村	西部农村
传染病	0.8	0.5	1.1	0.5	0.5	0.5	0.5	1.2	1.6
寄生虫病	0.1	0.1	0.2	0.0	0.1	0.0	0.1	0.4	0.1
恶性肿瘤	5.8	6.0	5.6	6.4	5.6	6.1	7.0	6.4	3.8
良性肿瘤	2.0	1.8	2.2	2.0	1.7	1.7	2.6	2.2	2.1
内分泌、营养、代谢	5.8	7.0	4.5	5.9	8.3	7.2	4.0	5.4	4.0
其中：糖尿病	4.4	5.4	3.3	4.1	6.6	5.8	2.6	4.4	2.9
血液、造血器官	1.3	1.3	1.4	1.2	1.3	1.4	0.8	1.5	1.7
精神病	0.8	0.6	0.9	0.4	0.6	0.8	0.7	0.9	1.2
神经系统疾病	3.1	3.4	2.8	2.6	4.3	3.6	2.2	3.0	3.1
眼及附器疾病	3.1	3.1	3.1	2.7	3.2	3.6	3.2	3.0	3.1
耳和乳突疾病	0.7	0.8	0.6	0.7	0.8	0.8	0.4	0.7	0.7
循环系统疾病	29.1	26.5	32.1	23.2	31.2	26.1	26.5	42.3	27.1
其中：心脏病	10.2	9.1	11.4	7.6	10.8	9.4	8.6	16.0	9.4
高血压	6.8	7.0	6.7	5.9	8.0	7.4	4.4	7.8	7.4
脑血管病	9.6	7.7	11.7	7.0	9.9	6.4	10.9	16.1	8.3
呼吸系统疾病	21.9	18.4	25.7	14.8	15.7	25.6	14.8	28.5	31.4
其中：急性上呼吸道感染	8.7	6.1	11.6	4.5	4.8	9.5	5.2	13.9	14.4
肺炎	5.0	5.0	4.9	5.2	4.2	5.6	3.3	5.1	6.0

续表

疾病分类	城乡合计	城市	农村	东部城市	中部城市	西部城市	东部农村	中部农村	西部农村
慢性阻塞性肺疾病	4.8	4.0	5.7	2.9	3.3	6.1	3.9	6.6	6.3
消化系统疾病	13.9	13.0	14.9	10.6	13.1	15.9	10.8	15.6	17.4
其中：急性胃炎	3.3	2.8	3.9	1.8	2.7	4.4	2.0	4.0	5.1
肝病硬化	0.7	0.5	0.9	0.4	0.5	0.8	1.2	0.9	0.8
胆囊疾病	2.3	2.1	2.4	1.7	2.3	2.4	1.5	2.5	3.0
泌尿生殖系病	8.2	7.3	9.3	6.1	6.5	9.4	6.5	10.9	9.9
妊娠、分娩及产褥期并发症	12.0	13.3	10.7	13.2	11.2	15.3	11.2	9.3	11.6
皮肤皮下组织	2.2	1.9	2.5	1.4	1.9	2.7	1.6	2.6	3.0
肌肉、骨骼结缔	13.7	12.5	14.9	8.2	12.3	18.3	9.3	15.7	18.4
其中：类关节炎	1.4	0.9	1.9	0.5	0.7	1.5	0.8	1.9	2.8
先天异常	0.2	0.1	0.2	0.0	0.1	0.2	0.2	0.2	0.2
围产期疾病	0.3	0.2	0.3	0.2	0.1	0.2	0.3	0.1	0.5
损伤和中毒	6.6	4.8	8.6	4.0	5.0	5.6	7.6	9.3	8.9
其他	4.6	5.2	4.0	5.7	5.0	4.7	3.3	4.3	4.4
不详	1.1	0.9	1.3	0.5	0.8	1.4	1.0	1.7	1.3

表3-37 不同类型地区分性别疾病别住院率

单位：‰

疾病分类	男性									女性								
	城乡合计	城市	农村	东部城市	中部城市	西部城市	东部农村	中部农村	西部农村	城乡合计	城市	农村	东部城市	中部城市	西部城市	东部农村	中部农村	西部农村
传染病	1.0	0.7	1.4	0.6	0.6	0.8	0.6	1.4	1.9	0.6	0.4	0.9	0.4	0.5	0.2	0.5	0.9	1.2
寄生虫病	0.1	0.1	0.1	0.0	0.3		0.1	0.1	0.0	0.1	0.0	0.3			0.0	0.1	0.7	0.1
恶性肿瘤	5.4	5.5	5.3	6.4	4.1	5.6	6.7	6.2	3.5	6.3	6.6	5.9	6.4	6.9	6.5	7.4	6.6	4.2
良性肿瘤	1.1	1.1	1.2	1.0	0.9	1.4	1.3	1.0	1.2	2.9	2.5	3.3	2.9	2.5	2.1	3.8	3.3	2.9
内分泌、营养、代谢	5.2	6.6	3.6	5.5	7.1	7.7	3.1	4.1	3.6	6.4	7.3	5.3	6.3	9.4	6.6	5.0	6.6	4.3
其中:糖尿病	4.1	5.3	2.8	4.2	5.6	6.4	2.2	3.2	2.9	4.7	5.4	3.8	4.0	7.4	5.3	3.0	5.5	2.9
血液、造血器官	0.9	0.9	0.9	1.1	1.0	0.6	0.6	1.4	0.8	1.8	1.7	1.8	1.4	1.7	2.3	1.0	1.6	2.6
精神病	0.7	0.7	0.7	0.5	0.5	1.0	0.5	0.5	1.0	0.8	0.5	1.2	0.3	0.8	0.6	1.0	1.2	1.3
神经系统疾病	2.9	3.2	2.6	2.9	3.5	3.4	2.1	2.6	3.0	3.3	3.6	3.0	2.3	5.1	3.8	2.3	3.3	3.2
眼及附器疾病	2.8	3.0	2.6	2.3	3.9	3.1	2.9	2.5	2.4	3.4	3.2	3.7	3.0	2.5	4.1	3.6	3.5	3.9
耳和乳突疾病	0.6	0.7	0.5	0.8	0.5	0.7	0.3	0.5	0.7	0.8	0.9	0.7	0.6	1.1	0.9	0.5	0.9	0.7
循环系统疾病	29.4	28.1	30.9	24.7	34.9	25.7	25.1	40.6	26.6	28.9	24.9	33.3	21.7	27.6	26.4	27.9	43.9	27.5
其中:心脏病	10.0	9.1	11.1	7.6	11.4	8.6	7.9	15.8	9.4	10.4	9.1	11.7	7.5	10.2	10.1	9.3	16.3	9.4
高血压	6.1	6.6	5.6	5.3	8.4	6.7	3.4	6.0	6.9	7.5	7.3	7.7	6.5	7.6	8.1	5.4	9.5	7.9
脑血管病	10.5	9.3	11.7	8.6	12.2	7.4	11.3	16.1	8.3	8.7	6.2	11.6	5.6	7.6	5.5	10.5	16.1	8.2
呼吸系统疾病	24.6	20.9	28.7	16.1	18.3	29.5	17.5	32.7	33.5	19.2	16.0	22.7	13.5	13.3	21.9	12.1	24.4	29.2
其中:急性上呼吸道感染	9.1	6.2	12.2	4.7	5.1	9.1	5.6	14.8	14.7	8.4	6.1	11.1	4.3	4.5	9.8	4.9	13.0	14.0

续表

疾病分类	男性									女性								
	城乡合计	城市	农村	东部城市	中部城市	西部城市	东部农村	中部农村	西部农村	城乡合计	城市	农村	东部城市	中部城市	西部城市	东部农村	中部农村	西部农村
肺炎	5.5	5.5	5.5	5.6	4.6	6.2	3.5	6.0	6.5	4.5	4.6	4.4	4.9	3.8	5.0	3.1	4.1	5.6
慢性阻塞性肺疾病	6.5	5.8	7.2	3.8	4.8	9.4	5.5	8.9	6.9	3.2	2.3	4.3	1.9	1.9	3.1	2.3	4.4	5.6
消化系统疾病	14.4	13.6	15.3	12.6	12.4	16.2	11.4	17.1	16.6	13.4	12.4	14.5	8.7	13.8	15.6	10.1	14.1	18.2
其中：急性胃炎	3.0	2.7	3.3	1.5	2.2	4.6	1.6	3.3	4.7	3.7	3.0	4.4	2.0	3.2	4.2	2.5	4.8	5.5
肝病硬化	1.0	0.7	1.2	0.6	0.6	1.1	2.0	1.3	0.7	0.5	0.4	0.7	0.2	0.4	0.5	0.5	0.6	0.8
胆囊疾病	1.7	1.6	1.7	1.9	1.5	1.5	1.1	2.0	1.9	2.8	2.5	3.1	1.6	3.0	3.2	1.9	3.0	4.2
泌尿生殖系疾病	7.8	7.2	8.5	6.1	6.3	9.6	6.1	10.2	8.8	8.6	7.3	10.0	6.2	6.8	9.2	6.9	11.5	11.1
妊娠、分娩及产褥期并发症										23.8	25.9	21.4	26.0	21.9	29.6	22.3	18.4	23.4
皮肤皮下组织	2.4	2.2	2.7	1.7	1.9	2.9	2.0	2.5	3.3	2.0	1.7	2.3	1.2	1.8	2.4	1.2	2.7	2.7
肌肉、骨髂结缔	11.7	10.5	13.0	7.2	10.6	14.8	8.0	14.1	15.6	15.6	14.4	16.9	9.1	13.9	21.7	10.6	17.2	21.3
其中：类关节炎	1.0	0.7	1.2	0.5	0.8	1.0	0.4	1.4	1.7	1.8	1.0	2.6	0.6	0.6	1.9	1.3	2.3	4.0
先天异常	0.2	0.1	0.2	0.0	0.1	0.3	0.3	0.2	0.1	0.2	0.1	0.2	0.0	0.2	0.1	0.1	0.2	0.3
围产期疾病	0.3	0.2	0.4	0.3	0.2	0.3	0.3	0.2	0.7	0.2	0.2	0.2	0.2	0.1	0.2	0.3	0.1	0.2
损伤和中毒	8.0	5.6	10.6	4.5	6.1	6.7	8.7	10.9	11.7	5.2	3.9	6.7	3.5	3.9	4.5	6.4	7.7	6.1
其他	3.9	4.3	3.6	5.1	3.9	3.7	2.9	4.2	3.4	5.3	6.0	4.5	6.2	6.0	5.7	3.6	4.4	5.4
不洋	1.1	0.9	1.2	0.7	0.7	1.6	0.9	1.6	1.1	1.1	0.9	1.5	0.4	0.9	1.3	1.1	1.7	1.5

单位：‰

表 3-38 不同年龄居民疾病别住院率

疾病分类	0~4岁	5~14岁	15~24岁	25~34岁	35~44岁	45~54岁	55~64岁	≥65岁
传染病	4.8	0.9	0.1	0.2	0.7	0.5	0.7	0.6
寄生虫病						0.3	0.2	0.1
恶性肿瘤			0.5	0.6	3.2	7.5	12.1	10.3
良性肿瘤	0.4	0.3	1.4	1.0	2.7	3.1	2.8	2.1
内分泌、营养、代谢	1.0	0.6	0.6	1.5	3.0	5.2	10.7	12.5
其中：糖尿病		0.1	0.2	0.7	1.4	3.6	9.0	10.4
血液、造血器官	1.0	0.8	0.5	0.4	1.0	1.5	1.5	2.6
精神病		0.3	0.7	1.1	1.0	0.8	1.1	0.5
神经系统疾病	0.9	0.8	1.5	0.8	1.0	2.6	4.7	7.6
眼及附器疾病	0.6	0.7	0.7	0.2	0.8	1.8	4.6	9.3
耳和乳突疾病	0.3	0.3	0.3	0.2	0.5	0.6	1.2	1.1
循环系统疾病	1.0	0.4	0.9	1.3	5.1	17.9	43.8	94.4
其中：心脏病	0.6	0.1	0.8	0.3	1.1	5.3	14.6	35.0
高血压				0.4	1.5	4.7	9.9	21.8
脑血管病	0.1		0.1	0.3	1.6	5.7	15.7	30.4
呼吸系统疾病	89.4	19.6	4.2	4.7	5.5	10.9	20.7	40.2
其中：急性上呼吸道感染	48.4	13.8	2.5	2.6	2.2	4.1	6.4	9.7

251

续表

疾病分类	0～4 岁	5～14 岁	15～24 岁	25～34 岁	35～44 岁	45～54 岁	55～64 岁	≥65 岁
肺炎	34.8	3.9	0.5	1.2	1.5	2.1	3.3	6.5
慢性阻塞性肺疾病	0.2	0.2	0.4	0.1	0.4	2.4	6.3	17.2
消化系统疾病	11.6	3.7	2.7	5.2	8.5	16.2	19.4	25.4
其中：急性胃炎	4.7	1.0	0.3	1.0	1.8	3.7	4.3	6.3
肝病硬化	0.1			0.3	0.5	1.5	1.3	0.8
胆囊疾病		0.0	0.3	0.8	1.5	3.1	3.4	4.4
泌尿生殖系病	1.7	1.6	2.5	5.7	8.9	10.4	9.6	13.6
妊娠、分娩及产褥期并发症		0.0	35.4	74.5	17.4	0.4	0.0	
皮肤皮下组织	2.6	1.8	1.3	1.3	1.3	1.9	2.7	3.6
肌肉、骨骼结缔	0.9	1.1	2.3	3.8	9.0	15.1	21.6	29.0
其中：类关节炎		0.1	0.3	0.2	0.3	1.5	2.3	3.2
先天异常	1.3	0.3	0.3	0.0		0.1	0.0	0.0
围产期疾病	4.1		0.1	0.0	0.1			
损伤和中毒	3.1	2.6	3.2	3.5	5.1	8.1	8.8	10.4
其他	4.2	1.5	2.4	5.1	4.2	4.3	5.9	6.6
不详	1.1	0.5	0.1	0.4	0.7	1.2	1.6	1.9

表3-39　分性别年龄别疾病别住院率

单位：‰

疾病分类	男性								女性							
	0~4岁	5~14岁	15~24岁	25~34岁	35~44岁	45~54岁	55~64岁	≥65岁	0~4岁	5~14岁	15~24岁	25~34岁	35~44岁	45~54岁	55~64岁	≥65岁
传染病	5.3	0.9		0.2	0.8	0.7	0.8	0.9	4.1	0.8	0.1	0.2	0.6	0.4	0.5	0.3
寄生虫病						0.3	0.1	0.1						0.4	0.3	0.1
恶性肿瘤			0.1	0.3	1.6	5.9	10.0	13.1			1.0	0.8	4.7	9.0	14.2	7.6
良性肿瘤	0.2	0.4	1.5	0.4	0.7	1.0	1.8	2.1	0.6	0.1	1.4	1.6	4.6	5.1	3.7	2.1
内分泌、营养、代谢	0.9	0.5	0.5	1.4	2.5	5.6	9.0	11.1	1.1	0.6	0.7	1.6	3.6	4.7	12.4	13.8
其中：糖尿病		0.1	0.1	0.7	1.8	4.7	7.6	9.0		0.1	0.3	0.7	1.1	2.6	10.3	11.7
血液、造血器官	0.7	0.5	0.4	0.1	0.7	1.0	0.9	2.1	1.3	1.2	0.6	0.7	1.3	1.9	2.2	3.1
精神病		0.7	0.7	1.5	0.9	0.5	0.8	0.5			0.7	0.8	1.1	1.1	1.5	0.6
神经系统疾病	0.7	0.9	1.5	0.8	1.4	2.4	3.3	7.9	1.0	0.7	1.5	0.8	0.6	2.7	6.2	7.3
眼及附器疾病	0.6	0.7	0.9	0.2	0.7	1.5	3.5	8.9	0.6	0.7	0.4	0.1	0.9	2.0	5.6	9.8
耳和乳突疾病	0.4	0.5	0.1	0.2	0.5	0.3	1.1	1.0	0.3	0.2	0.4	0.1	0.6	0.9	1.3	1.3
循环系统疾病	1.5	0.4	0.5	1.7	7.0	19.6	46.2	91.9	0.4	0.4	1.3	0.9	3.4	16.4	41.5	96.8
其中：心脏病	1.0	0.1	0.3	0.3	1.5	5.9	15.7	32.8	0.1	0.1	1.3	0.2	0.8	4.8	13.6	37.1
高血压				0.7	2.2	5.2	9.7	17.4				0.2	0.9	4.2	10.1	25.9
脑血管病	0.1		0.1	0.4	2.7	6.6	17.3	32.6	0.1			0.1	0.7	4.9	14.1	28.3
呼吸系统疾病	99.5	21.7	5.1	4.4	5.4	10.4	23.1	46.4	77.8	17.3	3.2	4.9	5.6	11.4	18.4	34.2
其中：急性上呼吸道感染	52.3	16.0	2.7	2.0	2.1	3.0	5.5	9.4	43.9	11.3	2.4	3.1	2.3	5.0	7.3	10.1

续表

疾病分类	男性								女性							
	0~4岁	5~14岁	15~24岁	25~34岁	35~44岁	45~54岁	55~64岁	≥65岁	0~4岁	5~14岁	15~24岁	25~34岁	35~44岁	45~54岁	55~64岁	≥65岁
肺炎	40.3	3.7	0.5	1.0	1.7	1.7	3.1	7.1	28.7	4.1	0.4	1.3	1.3	2.5	3.5	5.9
慢性阻塞性肺疾病	0.2		0.7		0.3	3.1	9.6	22.8	0.1	0.4	0.1	0.2	0.5	1.8	3.1	11.8
消化系统疾病	12.2	4.3	2.7	6.4	8.9	16.2	20.2	26.5	10.9	3.1	2.6	4.1	8.1	16.3	18.6	24.4
其中：急性胃炎	4.7	1.3	0.1	1.0	1.2	3.2	4.0	5.5	4.7	0.7	0.6	1.1	2.4	4.1	4.7	7.0
肝病硬化	0.1		0.1	0.6	0.9	2.1	1.5	0.9	0.1			0.1	0.1	0.9	1.1	0.6
胆囊疾病		0.1	0.1	0.9	0.7	2.0	2.9	3.5			0.6	0.8	2.2	4.0	3.9	5.2
泌尿生殖系病	2.6	2.4	1.9	4.3	5.2	7.3	9.9	17.4	0.7	0.7	3.2	7.0	12.3	13.2	9.2	9.9
妊娠、分娩及产褥期并发症										0.1	71.9	140.4	33.6	0.8	0.0	
皮肤皮下组织	3.5	1.8	1.3	1.8	1.5	1.9	2.7	4.0	1.7	1.8	1.3	0.8	1.1	2.0	2.6	3.2
肌肉、骨骼结缔	1.1	1.6	3.1	4.8	10.0	13.4	18.1	21.9	0.7	0.6	1.4	2.8	8.0	16.6	24.9	35.7
其中：类关节炎		0.1	0.3	0.1	0.4	1.1	1.2	2.6		0.1	0.3	0.4	0.2	2.0	3.4	3.8
先天异常	1.4	0.1	0.1	0.1		0.2	0.0		1.1	0.6	0.4			0.1		0.0
围产期疾病	5.1								3.0			0.1	0.1			
损伤和中毒	3.9	3.3	4.7	5.6	7.1	11.2	10.4	10.2	2.3	1.8	1.7	1.6	3.2	5.3	7.2	10.7
其他	4.8	1.8	1.6	2.1	2.9	3.2	5.6	6.7	3.4	1.1	3.2	7.7	5.4	5.3	6.2	6.5
不详	1.9	0.7	0.1	0.1	0.7	0.8	1.6	2.0	0.3	0.3	0.1	0.7	0.7	1.7	1.7	1.7

表 3-40　不同民族、不同社会医疗保险居民疾病别住院率

单位：‰

疾病分类	民族别		社会医疗保险别							
	汉族	其他	城镇职工医疗保险	城乡居民基本医保	其他社会医保	无社会医保	大病保险	商业医保
传染病	0.8	1.2	0.3	1.0	1.0	0.8	0.8	0.8
寄生虫病	0.1	0.1	0.1	0.1		0.1	0.1	0.2
恶性肿瘤	6.2	2.9	7.4	5.4	8.6	3.9	6.2	4.2
良性肿瘤	2.1	1.8	1.9	2.1	2.9	0.8	2.2	1.7
内分泌、营养、代谢	6.0	3.6	10.0	4.6	7.7	1.6	5.9	4.0
其中：糖尿病	4.6	2.8	7.7	3.4	5.7	1.1	4.4	2.3
血液、造血器官	1.3	1.4	1.2	1.4	1.9	1.2	1.5	0.8
精神病	0.8	0.7	0.5	0.9		0.5	0.8	0.3
神经系统疾病	3.2	2.8	4.1	2.9	1.9	0.7	3.4	2.5
眼及附器疾病	3.2	2.7	4.2	2.9	1.9	0.9	3.4	2.0
耳和乳突疾病	0.7	0.5	1.1	0.6	3.8	0.3	0.8	0.9
循环系统疾病	30.3	19.6	36.2	27.8	19.1	8.0	30.3	17.2
其中：心脏病	10.6	6.7	13.1	9.6	8.6	2.2	10.4	5.1
高血压	6.9	6.2	9.5	6.2	1.9	1.5	6.8	5.0
脑血管病	10.1	5.3	10.0	9.7	6.7	3.8	10.5	5.7
呼吸系统疾病	21.2	27.1	14.4	24.5	20.1	16.0	26.0	24.8
其中：急性上呼吸道感染	8.1	14.4	3.5	10.5	5.7	7.2	10.6	11.7

续表

疾病分类	民族别		社会医疗保险别				大病保险	商业医保
	汉族	其他	城镇职工医疗保险	城乡居民基本医保	其他社会医保	无社会医保		
肺炎	5.0	5.0	3.5	5.4	5.7	6.9	5.6	6.7
慢性阻塞性肺疾病	4.8	4.8	4.0	5.2	2.9	0.5	5.8	2.7
消化系统疾病	13.9	13.8	14.1	14.2	7.7	5.8	15.4	11.6
其中:急性胃炎	3.2	4.0	2.5	3.7	1.9	1.2	3.9	2.8
肝病硬化	0.7	0.8	0.6	0.8	1.0		0.9	0.3
胆囊疾病	2.2	2.4	2.5	2.2	1.9	0.1	2.3	1.7
泌尿生殖系病	8.0	9.9	8.8	8.2	5.7	4.1	8.8	6.4
妊娠,分娩及产褥期并发症	11.9	13.3	15.8	10.8	14.4	11.8	11.9	12.8
皮肤皮下组织	2.1	2.7	2.0	2.3	4.8	1.1	2.5	2.3
肌肉,骨骼结缔	13.5	14.7	14.5	13.7	9.6	6.1	14.9	10.5
其中:类风湿关节炎	1.2	2.9	0.9	1.6		0.3	1.3	0.8
先天异常	0.1	0.3	0.0	0.2	1.0	0.3	0.2	0.1
围产期疾病	0.3	0.3	0.0	0.3		1.9	0.2	0.1
损伤和中毒	6.6	6.4	4.2	7.5	5.7	3.2	7.6	7.2
其他	4.7	4.4	6.4	4.1	3.8	3.4	4.4	4.7
不详	1.1	1.0	1.1	1.1		1.1	1.2	1.5

表3-41 不同婚姻状况、文化程度居民疾病别住院率

单位：‰

疾病分类	婚姻别					文化程度别						
	未婚	已婚	丧偶	离婚	其他	没上过学	小学	初中	高中/中技	中专	大专	本科及以上
传染病	0.1	0.5	0.7	1.0		0.7	0.9	0.3	0.3	0.7	0.5	0.2
寄生虫病		0.2	0.1			0.3	0.1	0.2	0.1		0.1	
恶性肿瘤	0.9	7.5	8.8	12.3	2.9	6.8	9.4	6.6	7.0	7.6	4.4	3.5
良性肿瘤	1.1	2.5	3.0	1.0	2.9	2.0	3.1	2.6	1.9	1.9	1.8	1.2
内分泌、营养、代谢	1.5	7.2	10.1	8.7	5.8	8.6	8.1	6.6	6.4	7.5	4.7	3.2
其中：糖尿病	0.9	5.6	8.3	5.1	2.9	6.9	6.3	5.0	5.3	5.2	3.1	2.3
血液、造血器官	0.6	1.4	3.2	1.5	8.6	3.0	1.9	1.2	0.9	1.0	0.5	0.5
精神病	2.4	0.7	0.7	2.0		1.5	1.0	0.8	0.7	1.3	0.1	0.2
神经系统疾病	1.8	3.7	4.5	3.8	20.2	5.3	4.9	3.5	2.5	2.1	1.7	1.5
眼及附器疾病	0.9	3.6	8.0	1.8		5.9	4.6	2.9	3.3	4.7	2.0	1.2
耳和乳突疾病	0.4	0.8	1.3	0.5		0.7	0.8	0.8	0.7	0.7	0.7	0.6
循环系统疾病	5.2	34.1	87.5	29.4	54.8	69.0	48.0	28.3	23.8	26.9	12.7	11.4
其中：心脏病	1.2	11.6	35.0	9.7	8.6	25.5	16.4	9.8	7.7	9.2	4.5	4.5
高血压	1.2	7.9	21.5	8.2	20.2	15.4	11.0	6.5	6.0	7.7	3.2	3.9
脑血管病	2.2	11.5	25.1	8.4	25.9	22.9	16.8	9.3	7.8	7.2	3.3	2.1
呼吸系统疾病	6.2	17.0	36.6	17.4	11.5	32.1	26.2	13.7	9.9	11.3	7.5	6.0
其中：急性上呼吸道感染	2.7	5.1	9.9	6.1		10.0	7.8	3.9	3.2	2.8	2.3	2.3

续表

疾病分类	婚姻别					文化程度别						
	未婚	已婚	丧偶	离婚	其他	没上过学	小学	初中	高中/中技	中专	大专	本科及以上
肺炎	0.9	2.9	7.0	3.6		5.1	3.9	2.5	2.1	2.5	2.2	1.9
慢性阻塞性肺疾病	1.2	5.6	14.6	4.9		11.8	9.9	4.3	2.1	3.2	1.6	0.9
消化系统疾病	5.1	16.0	23.1	15.3	23.1	24.1	20.5	14.0	12.4	11.8	7.2	5.6
其中：急性胃炎	0.8	3.6	6.2	6.1	2.9	6.6	5.0	3.2	2.0	2.2	1.4	0.5
肝病硬化	1.0	0.9	0.3	2.3		1.0	1.0	1.3	0.4	0.7	0.1	0.3
胆囊疾病	0.5	2.9	4.7	1.0	2.9	5.2	3.3	2.2	2.2	2.5	1.4	1.2
泌尿生殖系病	3.2	10.2	11.1	11.0	8.6	10.7	14.1	8.7	7.0	6.8	7.4	4.4
妊娠、分娩及产褥期并发症	0.9	17.7	0.3	2.0	8.6	1.5	4.1	15.5	10.9	31.2	36.1	45.1
皮肤皮下组织	1.6	2.2	3.5	1.5		3.2	2.9	2.0	1.8	1.9	1.2	1.2
肌肉、骨骼结缔	4.7	16.5	29.7	15.6	2.9	29.9	22.7	13.1	10.8	11.8	7.3	7.5
其中：类关节炎	0.5	1.6	4.0	0.8		4.3	2.3	1.3	0.6	0.4	0.3	0.4
先天异常	0.2	0.0	0.1			0.1	0.1	0.1	0.0		0.1	
围产期疾病		0.0						0.0	0.0	0.1	0.1	
损伤和中毒	3.8	7.6	10.1	9.4	5.8	11.3	10.1	7.2	5.2	5.4	2.9	2.3
其他	2.1	5.4	5.4	5.9		5.0	5.3	5.0	4.9	6.0	5.2	4.3
不详	0.1	1.3	1.8	0.5	5.8	2.0	1.6	1.0	0.4	1.3	0.6	1.0

表3-42　不同职业和就业状况人口疾病别住院率

单位：‰

疾病分类	在业人口										就业状况				
	国家公务员	技术人员	办事人员	企业管理人员	工人	农民	军人	自由职业者	个体经营者	其他	在业	离退休	在校学生	失业	无业
传染病	0.5	0.2	0.2		0.7	0.7		0.1	0.2		0.4	0.1	0.1	0.9	1.0
寄生虫病	0.5				0.2	0.3			0.2	0.2	0.2	0.0			0.2
恶性肿瘤	1.6	2.8	0.3	4.1	2.6	4.8	10.1	1.4	3.7	1.5	3.2	13.1	1.0	13.6	12.9
良性肿瘤		0.9	1.8	2.1	2.2	2.4		2.0	2.4	1.3	2.1	2.4	1.8	2.8	3.2
内分泌、营养、代谢	6.4	3.2	2.9	5.4	3.1	4.2		2.6	3.9	1.9	3.6	16.6	0.4	8.5	9.3
其中：糖尿病	3.8	1.0	1.9	4.1	2.2	3.0		2.1	2.6	1.1	2.4	13.4	0.1	8.0	7.5
血液、造血器官	0.5	0.3	0.4		0.8	1.2		0.6	1.2	1.3	0.9	1.9	0.4	2.6	2.6
精神病	1.1	0.1	0.1		0.2	0.6		0.1	0.2		0.3	0.9	0.3	2.4	2.2
神经系统疾病	1.1	0.8	0.7	1.7	1.4	2.2	10.1	1.4	1.7	0.6	1.6	7.8	0.7	4.7	6.1
眼及附器疾病	1.1	0.7	0.7	0.4	1.2	3.4		1.5	1.0	1.5	2.0	8.0	0.3	4.2	5.1
耳和乳突疾病		0.7	0.5		0.5	0.7		0.3	0.7	0.2	0.6	1.8	0.3	0.2	0.8
循环系统疾病	10.7	5.7	4.5	8.3	8.1	26.3	10.1	7.7	10.2	8.9	15.1	71.5	0.8	52.9	63.6
其中：心脏病	2.7	1.6	1.2	1.2	2.5	9.5		1.9	3.7	1.5	5.1	26.6	0.5	17.4	21.7
高血压	3.8	1.3	2.4	4.1	2.4	5.4		2.6	2.2	3.8	3.7	17.6		10.1	14.3
脑血管病	4.3	1.9	0.5	1.2	2.3	9.3	10.1	2.1	2.7	2.8	5.0	20.5	0.1	22.8	22.6
呼吸系统疾病	3.8	4.4	3.7	3.7	7.3	18.0		6.4	8.0	5.8	10.8	26.6	4.6	23.5	28.8
其中：急性上呼吸道感染	2.7	2.3	1.8	2.1	2.6	6.8		1.4	3.5	1.5	4.1	6.0	2.2	6.1	7.9

续表

疾病分类	在业人口										就业状况				
	国家公务员	技术人员	办事人员	企业管理人员	工人	农民	军人	自由职业者	个体经营者	其他	在业	离退休	在校学生	失业	无业
肺炎	1.1	1.6	0.9	0.8	1.5	2.7		1.6	1.4	1.3	1.9	5.8	0.4	4.0	4.2
慢性阻塞性肺疾病		0.1	0.2		1.4	5.4		1.4	1.3	2.3	2.7	9.0	0.8	8.5	11.6
消化系统疾病	5.4	6.2	5.6	9.9	8.8	16.9		8.5	10.8	8.7	11.7	22.4	2.2	17.4	22.0
其中：急性胃炎		0.9	1.0	1.2	1.4	4.4		1.7	2.6	1.5	2.6	4.6	0.3	3.3	5.6
肝病硬化		0.3	0.2	0.4	0.4	1.0		0.1	0.3	0.2	0.6	0.9		2.4	1.7
胆囊疾病	1.6	1.1	0.7	3.3	1.4	3.0		1.3	2.5	1.9	2.1	3.8	0.3	3.1	3.9
泌尿生殖系统病	7.0	4.7	5.1	3.3	6.0	11.0		7.6	6.4	6.0	8.0	12.8	1.2	11.3	12.5
妊娠、分娩及产褥期并发症	20.9	34.8	33.1	24.4	7.4	7.9	10.1	10.8	15.9	21.1	14.7		0.1	40.0	23.5
皮肤皮下组织	1.6	1.3	1.5	0.8	1.7	2.6	10.1	1.7	1.5	1.5	2.0	3.0	1.7	2.4	2.4
肌肉、骨骼结缔	12.3	6.0	4.6	5.8	9.7	18.1	20.2	7.8	9.1	9.2	12.0	23.3	2.1	20.2	24.0
其中：类风关节炎	1.1	0.2	0.2		0.5	2.4	10.1	0.4	0.3	0.4	1.2	1.8	0.4	3.5	2.7
先天异常			0.1			0.1			0.1	0.2	0.0	0.1	0.1		0.1
围产期疾病						0.0		0.1			0.0				
损伤和中毒	2.7	3.1	2.8	2.1	7.6	10.3	10.1	6.6	5.7	3.6	7.2	5.2	2.3	14.1	9.6
其他	4.3	3.7	6.3	2.9	4.4	4.4	10.1	2.5	4.4	3.4	4.3	7.9	1.6	6.3	5.8
不详		0.5	0.6	1.7	0.5	1.3	10.1	0.8	1.0	0.4	0.9	1.8	0.1	0.9	1.6

表 3-43　门诊患者对就诊经历的感受

地区分类	两周就诊病例数/例	就诊等候时间/%			就诊机构环境/%				医务人员态度/%				就诊花费/%		
		很短	一般	长	很好	一般	差		很好	一般	差		不贵	一般	贵
城乡合计	43 375	63.8	28.1	8.1	68.9	30.1	1.0		85.2	14.2	0.6		39.3	38.9	21.8
城市	22 098	57.5	33.0	9.5	65.8	32.9	1.3		83.0	16.4	0.6		35.2	39.6	25.2
农村	21 277	70.3	23.1	6.6	72.0	27.3	0.7		87.4	12.1	0.5		43.6	38.1	18.3
东部	16 085	60.9	31.2	7.9	68.8	30.4	0.8		85.8	13.8	0.4		39.9	39.7	20.4
中部	12 289	65.5	27.9	6.6	67.6	31.3	1.1		83.7	15.7	0.6		38.8	39.5	21.7
西部	15 001	65.5	25.1	9.4	70.0	28.9	1.1		85.7	13.5	0.8		39.1	37.4	23.5
东部城市	9 702	55.0	35.9	9.1	66.9	32.1	1.0		83.5	16.0	0.5		36.7	40.2	23.1
中部城市	5 307	57.5	34.2	8.3	64.2	34.2	1.6		81.1	18.2	0.7		31.5	41.1	27.4
西部城市	7 089	60.9	28.1	11.0	65.5	33.1	1.4		83.7	15.5	0.8		35.9	37.6	26.5
东部农村	6 383	69.8	24.1	6.1	71.6	27.8	0.6		89.2	10.6	0.2		44.9	38.8	16.3
中部农村	6 982	71.6	23.1	5.3	70.3	28.9	0.8		85.7	13.8	0.5		44.4	38.3	17.3
西部农村	7 912	69.5	22.5	8.0	74.0	25.1	0.9		87.4	11.9	0.7		42.0	37.3	20.7

表 3-44　门诊患者满意状况及最不满意的内容和比例

单位：%

地区分类	满意状况			不满意的内容及患者比例									
	满意	一般	不满意	水平低	设备环境差	药品种类少	态度差	医疗费用高	手续繁琐	等候时间长	环境条件差	不必要服务	其他
城乡合计	80.0	18.2	1.8	24.6	1.9	3.6	12.6	39.5	1.5	3.9	0.8	2.2	9.4
城市	76.7	21.2	2.1	22.3	1.3	3.2	13.1	42.9	1.5	4.6	0.2	2.7	8.2
农村	83.5	15.1	1.4	28.1	2.9	4.2	11.9	34.2	1.6	2.9	1.6	1.3	11.3
东部	80.9	17.6	1.5	25.8	1.3	4.7	7.6	44.9	2.1	4.2	0.0	1.3	8.1
中部	77.8	20.2	2.0	21.6	0.8	2.4	15.1	40.0	0.8	2.9	0.4	4.5	11.5
西部	80.9	17.1	2.0	26.0	3.3	3.6	14.5	34.9	1.6	4.6	1.6	1.0	8.9
东部城市	78.0	20.3	1.7	22.6	1.2	4.9	9.8	47.6	2.4	4.9	0.0	1.8	4.8
中部城市	72.8	24.5	2.7	17.5	0.7	2.8	15.4	41.3	0.7	2.8	0.7	6.3	11.8
西部城市	77.7	19.9	2.4	26.2	1.8	1.8	14.3	39.9	1.2	6.0	0.0	0.6	8.2
东部农村	85.3	13.6	1.1	33.3	1.4	4.2	2.8	38.9	1.4	2.8	0.0	0.0	15.2
中部农村	81.6	16.9	1.5	27.5	1.0	2.0	14.7	38.2	1.0	2.9	0.0	2.0	10.7
西部农村	83.7	14.6	1.7	25.7	5.1	5.9	14.7	28.7	2.2	2.9	3.7	1.5	9.6

表 3-45　住院病人对住院经历的感受

地区分类	住院病例数 / 例	病房环境 /%			医护人员的态度 /%			医生解释治疗方案清晰 /%			倾听诉说病情认 /%			住院花费 /%		
		很好	一般	差	很好	一般	差	很好	一般	差	很好	一般	差	不贵	一般	贵
城乡合计	35 223	69.6	27.9	2.5	82.9	15.7	1.4	81.9	16.2	1.9	83.8	15.0	1.2	28.5	37.7	33.8
城市	17 246	65.9	30.8	3.3	81.5	16.9	1.6	80.5	17.3	2.2	82.7	15.9	1.4	20.8	37.9	41.3
农村	17 977	73.1	25.1	1.8	84.3	14.5	1.2	83.2	15.2	1.6	84.9	14.1	1.0	35.9	37.4	26.7
东部	9 807	69.6	28.0	2.4	83.6	15.2	1.2	82.7	15.6	1.7	84.5	14.5	1.0	22.5	42.7	34.8
中部	12 041	67.8	29.6	2.6	82.1	16.5	1.4	80.9	17.2	1.9	82.9	15.9	1.2	29.1	37.1	33.8
西部	13 375	71.2	26.3	2.5	83.1	15.3	1.6	82.1	16.0	1.9	84.3	14.4	1.3	32.4	34.4	33.2
东部城市	5 834	67.3	29.8	2.9	82.6	16.1	1.3	81.1	17.0	1.9	83.3	15.4	1.3	19.1	42.7	38.2
中部城市	5 192	65.4	31.2	3.4	81.5	16.8	1.7	80.3	17.3	2.4	82.3	16.1	1.6	19.1	36.5	44.4
西部城市	6 220	65.1	31.4	3.5	80.6	17.6	1.8	80.0	17.8	2.2	82.4	16.3	1.3	23.8	34.6	41.6
东部农村	3 973	73.1	25.1	1.8	85.2	13.9	0.9	85.1	13.6	1.3	86.2	13.1	0.7	27.4	42.8	29.8
中部农村	6 849	69.6	28.4	2.0	82.6	16.3	1.1	81.4	17.0	1.6	83.3	15.8	0.9	36.7	37.6	25.7
西部农村	7 155	76.5	21.8	1.7	85.3	13.2	1.5	83.9	14.4	1.7	85.8	13.0	1.2	39.8	34.4	25.8

表 3-46 住院患者的满意状况及最不满意的内容和比例

单位：%

地区分类	满意状况				不满意的内容及病人比例									
	满意	一般	不满意	水平低	设备环境差	药品种类少	态度差	医疗费用高	手续繁琐	等候时间长	环境条件差	不必要服务	其他
城乡合计	75.0	21.9	3.1	28.5	1.2	1.6	18.3	33.2	1.1	1.6	3.4	4.4	6.7
城市	70.3	25.7	4.0	26.9	1.2	1.2	16.7	36.4	1.5	1.0	3.2	5.5	6.4
农村	79.4	18.2	2.4	31.1	1.2	2.3	20.8	28.0	0.5	2.6	3.7	2.6	7.2
东部	74.7	22.5	2.8	31.2	1.4	2.2	15.9	30.4	0.7	2.5	3.3	3.6	8.8
中部	73.4	23.5	3.1	25.9	0.8	1.1	19.2	38.1	0.8	0.8	2.9	5.1	5.3
西部	76.5	20.1	3.4	29.1	1.3	1.7	19.0	30.8	1.5	1.7	3.9	4.3	6.7
东部城市	72.7	24.2	3.1	26.8	1.1	1.1	15.3	32.8	1.1	2.7	3.3	5.5	10.3
中部城市	66.7	28.9	4.4	25.0	0.4	0.9	18.0	41.2	1.3	0.0	1.8	7.0	4.4
西部城市	71.2	24.4	4.4	28.6	1.8	1.4	16.7	34.8	1.8	0.7	4.3	4.3	5.6
东部农村	77.7	20.0	2.3	39.8	2.2	4.3	17.2	25.8	0.0	2.2	3.2	0.0	5.3
中部农村	78.5	19.4	2.1	27.2	1.4	1.4	21.1	33.3	0.0	2.0	4.8	2.0	6.8
西部农村	81.2	16.2	2.6	29.8	0.5	2.1	22.3	25.0	1.1	3.2	3.2	4.3	8.5

表4-1 15岁及以上人口调查当天自感健康状况

地区分类	15岁及以上自己回答人口数/人	平均自感健康分数/分	行动方面/%			自我照顾方面/%			平常活动方面/%			疼痛或者不适方面/%			焦虑和沮丧方面/%		
			无困难	有些不便	卧病在床	无问题	有些问题	无法自理	无问题	有些问题	无法从事	无	中度	极度	无	中度	极度
城乡合计	175 472	77.3	90.1	9.6	0.3	95.9	3.6	0.5	93.1	5.5	1.4	78.3	20.2	1.5	91.1	8.3	0.6
城市	94 358	78.9	92.2	7.5	0.3	96.9	2.6	0.5	94.7	4.2	1.1	82.1	16.6	1.3	92.5	6.9	0.6
农村	81 114	75.6	87.6	12.0	0.4	94.8	4.6	0.6	91.3	7.0	1.7	74.0	24.3	1.7	89.5	10.0	0.5
东部	62 444	80.1	92.6	7.1	0.3	97.1	2.4	0.5	94.8	4.1	1.1	83.1	15.8	1.1	94.0	5.7	0.3
中部	56 170	76.6	89.1	10.5	0.4	95.5	3.9	0.6	92.4	6.0	1.6	76.8	21.7	1.5	90.8	8.6	0.6
西部	56 858	75.1	88.2	11.5	0.3	95.1	4.4	0.5	91.9	6.5	1.6	74.6	23.5	1.9	88.2	11.0	0.8
东部城市	37 931	80.6	93.7	6.0	0.3	97.5	2.0	0.5	95.6	3.4	1.0	85.5	13.5	1.0	94.9	4.8	0.3
中部城市	28 415	78.7	91.5	8.2	0.3	96.6	2.8	0.6	94.3	4.4	1.3	80.3	18.2	1.5	91.9	7.5	0.6
西部城市	28 012	76.8	90.9	8.9	0.2	96.3	3.3	0.4	93.8	5.1	1.1	79.1	19.4	1.5	89.8	9.3	0.9
东部农村	24 513	79.2	90.9	8.8	0.3	96.4	3.1	0.5	93.6	5.0	1.4	79.4	19.2	1.4	92.6	7.0	0.4
中部农村	27 755	74.4	86.7	12.8	0.5	94.4	4.9	0.7	90.5	7.7	1.8	73.1	25.4	1.5	89.7	9.8	0.5
西部农村	28 846	73.5	85.6	14.0	0.4	94.0	5.4	0.6	90.1	7.9	2.0	70.2	27.5	2.3	86.6	12.7	0.7

表 4-2　15 岁及以上人口吸烟情况

| 地区分类 | 吸烟人口数/人 | 吸烟率/% | | | 年龄别吸烟率/% | | | | | | | 开始吸烟年龄/岁 | 平均日吸烟量/支 | 吸烟量构成/% | | |
		合计	男性	女性	15~24岁	25~34岁	35~44岁	45~54岁	55~64岁	≥65岁			10支以内	10~19支	20支及以上
城乡合计	52 453	24.7	48.7	2.0	11.7	23.8	26.6	28.4	28.2	21.1	21.1	16.7	19.1	28.7	52.2
城市	26 108	23.0	46.1	1.8	11.0	22.4	24.6	27.2	27.1	18.2	20.8	16.1	20.8	30.8	48.4
农村	26 345	26.7	51.7	2.3	12.3	25.8	29.2	29.5	29.5	24.5	21.4	17.3	17.4	26.6	56.0
东部	16 731	22.7	45.1	1.5	10.6	20.9	23.1	25.8	27.0	19.8	21.3	17.2	17.7	28.7	53.6
中部	16 881	24.9	48.5	3.0	10.3	24.4	27.0	28.2	27.9	21.8	21.2	16.9	18.4	28.4	53.2
西部	18 841	26.6	52.6	1.6	13.3	26.6	29.8	30.8	29.9	21.6	20.8	16.1	20.9	28.9	50.2
东部城市	9 545	21.1	42.2	1.5	9.3	19.0	21.3	24.4	26.3	18.2	21.0	16.4	19.6	31.0	49.4
中部城市	7 969	23.3	45.8	2.7	9.8	23.6	26.1	28.4	26.8	17.2	21.2	15.9	21.1	31.8	47.1
西部城市	8 594	25.1	51.6	1.1	13.9	26.6	27.7	29.0	28.5	19.2	20.2	15.9	21.8	29.6	48.6
东部农村	7 186	25.2	49.6	1.5	12.9	24.9	26.6	27.4	28.2	22.4	21.8	18.2	15.1	25.6	59.3
中部农村	8 912	26.6	51.3	3.3	10.9	25.6	28.2	28.1	29.0	26.5	21.2	17.7	16.0	25.3	58.7
西部农村	10 247	27.9	53.5	2.1	13.0	26.6	31.8	32.4	31.2	24.2	21.3	16.3	20.3	28.4	51.3

表 4-3 15 岁及以上人口饮酒情况

地区分类	过去 12 个月饮酒情况 /%			30 天内平均醉酒次数 / 次	醉酒次数构成 /%							
	30 天内喝过酒	30 天前喝过酒	没喝过		0 次	1 次	2 次	3 次	4 次	5 次	6~10 次	>10 次
城乡合计	21.4	6.2	72.4	0.3	89.8	4.9	2.5	1.3	0.3	0.4	0.5	0.3
城市	21.5	6.0	72.5	0.3	90.2	4.8	2.5	1.2	0.2	0.4	0.4	0.3
农村	21.2	6.4	72.4	0.3	89.3	4.9	2.6	1.5	0.3	0.4	0.6	0.4
东部	22.9	5.6	71.5	0.2	92.2	3.9	1.8	0.9	0.2	0.3	0.3	0.3
中部	21.3	5.7	73.0	0.3	89.9	4.5	2.8	1.3	0.2	0.4	0.5	0.4
西部	19.9	7.3	72.8	0.4	86.7	6.4	3.0	1.7	0.4	0.5	0.7	0.4
东部城市	21.8	5.8	72.4	0.2	92.5	4.0	1.7	0.8	0.1	0.3	0.3	0.3
中部城市	21.5	5.5	73.0	0.3	89.3	4.8	2.9	1.5	0.2	0.4	0.5	0.4
西部城市	21.2	6.9	71.9	0.3	87.9	5.9	3.0	1.4	0.4	0.5	0.6	0.3
东部农村	24.6	5.3	70.1	0.2	91.8	3.8	2.0	1.1	0.3	0.3	0.4	0.3
中部农村	21.2	5.9	72.9	0.3	90.4	4.1	2.6	1.2	0.3	0.5	0.6	0.3
西部农村	18.6	7.6	73.8	0.4	85.5	6.8	3.1	2.1	0.4	0.6	0.9	0.6

表 4-4 15 岁及以上男性人口饮酒情况

地区分类	过去 12 个月饮酒情况 /%			30 天内平均醉酒次数 / 次	醉酒次数构成 /%								
	30 天内喝过酒	30 天前喝过酒	没喝过		0 次	1 次	2 次	3 次	4 次	5 次	6~10 次	> 10 次
城乡合计	39.1	10.4	50.5	0.3	89.1	5.1	2.7	1.4	0.3	0.5	0.6	0.4
城市	39.9	10.0	50.1	0.3	89.6	5.1	2.6	1.2	0.3	0.4	0.5	0.3
农村	38.3	10.9	50.8	0.3	88.7	5.2	2.7	1.5	0.3	0.5	0.7	0.4
东部	42.0	9.1	48.9	0.2	91.7	4.2	1.9	1.0	0.2	0.3	0.4	0.3
中部	39.1	9.7	51.2	0.3	89.2	4.8	3.0	1.4	0.3	0.5	0.6	0.4
西部	36.1	12.4	51.5	0.4	86.1	6.6	3.2	1.8	0.4	0.6	0.8	0.5
东部城市	40.0	9.3	50.7	0.2	92.0	4.3	1.8	0.8	0.2	0.3	0.3	0.3
中部城市	39.8	9.0	51.2	0.3	88.7	5.0	3.1	1.6	0.2	0.5	0.5	0.4
西部城市	39.7	11.9	48.4	0.3	87.2	6.1	3.2	1.4	0.5	0.6	0.6	0.3
东部农村	45.0	8.8	46.2	0.3	91.2	4.1	2.1	1.2	0.3	0.4	0.4	0.3
中部农村	38.5	10.4	51.1	0.3	89.7	4.4	2.8	1.2	0.3	0.5	0.6	0.4
西部农村	33.0	12.9	54.1	0.4	84.9	7.1	3.3	2.2	0.4	0.6	1.0	0.6

表 4-5 15 岁及以上女性人口饮酒情况

地区分类	过去 12 个月饮酒情况 /%			30 天内平均醉酒次数 / 次	醉酒次数构成 /%								
	30 天内喝过酒	30 天前喝过酒	没喝过		0 次	1 次	2 次	3 次	4 次	5 次	6~10 次	> 10 次	
城乡合计	4.6	2.2	93.2	0.1	94.7	2.8	1.3	0.6	0.1	0.1	0.2	0.2	
城市	4.7	2.4	92.9	0.1	95.1	2.9	1.1	0.4	0.0	0.1	0.2	0.2	
农村	4.6	2.0	93.4	0.1	94.4	2.8	1.6	0.7	0.1	0.1	0.2	0.1	
东部	4.9	2.3	92.8	0.1	96.6	1.9	1.0	0.2	0.1	0.1	0.1	0.0	
中部	4.7	2.0	93.3	0.1	95.2	2.4	1.4	0.5	0.0	0.1	0.2	0.2	
西部	4.3	2.3	93.4	0.2	92.1	4.4	1.6	1.1	0.2	0.1	0.2	0.3	
东部城市	4.9	2.6	92.5	0.1	96.8	2.0	0.8	0.2	0.0	0.1	0.1	0.0	
中部城市	4.6	2.3	93.1	0.2	94.3	2.8	1.6	0.5	0.0	0.1	0.2	0.5	
西部城市	4.4	2.4	93.2	0.2	93.2	4.2	1.1	0.8	0.1	0.0	0.3	0.3	
东部农村	4.8	1.8	93.4	0.1	96.6	1.7	1.4	0.1	0.1	0.0	0.1	0.0	
中部农村	4.9	1.7	93.4	0.1	95.8	2.0	1.3	0.6	0.0	0.1	0.2	0.0	
西部农村	4.1	2.3	93.6	0.2	90.7	4.7	2.0	1.5	0.3	0.3	0.1	0.4	

表4-6　15岁及以上人口体育锻炼情况

地区分类	体育锻炼人口数/人	体育锻炼率/%	每周体育锻炼次数/%					次均锻炼时间/分钟
			≥6次	3~5次	1~2次	不足1次	从不锻炼	
城乡合计	105 977	49.9	28.8	10.0	9.4	1.7	50.1	51.0
城市	68 611	60.4	36.0	11.6	10.9	1.9	39.6	54.9
农村	37 366	37.8	20.5	8.1	7.7	1.5	62.2	43.9
东部	38 650	52.5	29.0	11.3	10.4	1.8	47.5	49.7
中部	33 288	49.2	29.1	9.5	8.9	1.6	50.9	52.3
西部	34 039	48.0	28.3	9.1	8.9	1.7	52.0	51.1
东部城市	27 040	59.9	34.3	12.0	11.4	2.1	40.2	52.1
中部城市	21 187	62.0	38.6	10.8	10.7	1.9	38.0	57.1
西部城市	20 384	59.6	35.7	11.8	10.5	1.6	40.4	56.2
东部农村	11 610	40.7	20.5	10.1	8.7	1.4	59.3	44.3
中部农村	12 101	36.1	19.5	8.1	7.2	1.3	63.9	44.0
西部农村	13 655	37.2	21.5	6.5	7.4	1.8	62.8	43.5

表 4-7 15 岁及以上人口健康档案、体检和刷牙情况

单位：%

地区分类	是否建立健康档案			是否签约了家庭医生			年内做过健康体检	平均每天刷牙次数			
	有	没有	不知道	有	没有	不知道		≥ 2 次	1 次	不到 1 次	不刷牙
城乡合计	53.3	13.6	33.1	43.8	19.7	36.5	47.2	48.0	44.4	3.0	4.6
城市	47.3	18.0	34.7	35.2	25.0	39.8	49.0	61.0	34.9	1.5	2.6
农村	60.3	8.7	31.0	53.7	13.6	32.7	45.0	33.1	55.3	4.8	6.8
东部	51.3	15.2	33.5	36.8	24.7	38.5	48.8	54.9	39.4	2.3	3.4
中部	53.5	14.7	31.8	45.3	19.5	35.2	44.9	46.2	46.4	2.7	4.7
西部	55.2	11.0	33.8	49.8	14.6	35.6	47.7	42.6	47.7	4.2	5.5
东部城市	46.3	19.6	34.1	33.2	28.6	38.2	50.4	64.6	31.8	1.3	2.3
中部城市	47.7	18.6	33.7	35.3	24.6	40.1	47.4	59.0	38.1	1.1	1.8
西部城市	48.2	15.2	36.6	37.8	20.7	41.5	48.9	58.3	35.8	2.1	3.8
东部农村	59.3	8.1	32.6	42.4	18.6	39.0	46.2	39.6	51.5	3.8	5.1
中部农村	59.5	10.8	29.7	55.4	14.3	30.3	42.4	33.2	54.8	4.2	7.8
西部农村	61.7	7.1	31.2	61.0	8.9	30.1	46.6	28.1	58.7	6.1	7.1

表 4-8　15 岁及以上人口高血压患病及管理

地区分类	高血压患病人数/人	高血压患病率/%	最近一次量血压的时间构成/%						目前血压值是否正常/%			目前服用降压药频率/%			
			一周内	一个月内	三个月内	半年内	半年以前	1年以前	是	否	不知道	每天	必要时	间断服用药量不足	从不
城乡合计	38 514	18.1	47.5	31.1	9.8	7.0	2.6	2.0	59.3	38.8	1.9	74.5	16.9	5.7	2.9
城市	21 408	18.9	53.2	27.7	8.2	6.4	2.5	2.0	65.6	32.5	1.9	80.0	13.6	4.2	2.2
农村	17 106	17.3	40.4	35.4	11.9	7.9	2.8	1.6	51.5	46.6	1.9	67.7	21.1	7.6	3.6
东部	14 716	20.0	49.6	32.7	8.8	5.8	1.8	1.3	67.3	31.2	1.5	81.6	12.7	3.8	1.9
中部	13 044	19.3	46.0	30.1	10.2	8.0	3.4	2.3	56.5	41.3	2.2	74.1	16.9	5.8	3.2
西部	10 754	15.2	46.6	30.1	10.8	7.5	2.9	2.1	51.9	46.1	2.0	65.2	22.7	8.2	3.9
东部城市	9 283	20.6	52.8	30.2	7.8	5.6	1.9	1.7	71.4	27.0	1.6	86.1	9.5	2.7	1.7
中部城市	6 840	20.0	54.4	25.2	8.2	6.8	3.0	2.4	61.0	36.9	2.1	78.9	14.5	4.0	2.6
西部城市	5 285	15.5	52.3	26.4	8.9	7.0	3.1	2.3	61.3	36.7	2.0	70.5	19.7	6.9	2.9
东部农村	5 433	19.0	44.1	36.8	10.5	6.1	1.5	1.0	60.2	38.5	1.3	73.9	18.1	5.6	2.4
中部农村	6 204	18.5	36.6	35.6	12.4	9.4	3.9	2.1	51.5	46.1	2.4	68.9	19.7	7.7	3.7
西部农村	5 469	14.9	41.1	33.6	12.7	8.0	2.7	1.9	42.8	55.3	1.9	60.2	25.6	9.4	4.8

单位: %

表 4-9　高血压随访次数及形式构成

地区分类	1 年内高血压随访比例	1 年内高血压随访次数构成						最近一次高血压随访的形式构成					
		1 次	2 次	3 次	4 次	≥ 5 次	未随访	签约医生入户	其他医生入户	去医疗机构	电话随访	网络随访	其他
城乡合计	73.8	4.8	6.1	7.6	17.3	38.0	26.2	20.9	9.6	58.3	8.3	0.1	2.8
城市	65.1	5.7	6.4	7.2	14.7	31.2	34.8	14.2	8.6	59.6	14.5	0.1	3.0
农村	84.6	3.7	5.6	8.2	20.5	46.5	15.5	27.3	10.7	56.9	2.3	0.0	2.8
东部	77.0	4.3	5.2	6.2	18.2	43.1	23.0	12.1	10.3	67.8	7.0	0.1	2.7
中部	69.4	5.0	6.6	7.9	19.1	30.7	30.7	27.5	8.4	52.0	9.3	0.0	2.8
西部	74.8	5.3	6.6	9.3	13.8	39.8	25.2	25.8	10.0	51.9	9.1	0.1	3.1
东部城市	71.2	5.1	5.6	5.9	16.2	38.3	28.9	9.7	8.5	68.1	10.6	0.1	3.0
中部城市	56.9	5.9	6.9	7.9	14.6	21.6	43.1	21.6	8.0	49.5	18.2	0.0	2.7
西部城市	65.2	6.4	7.1	8.4	12.4	31.0	34.7	14.6	9.2	54.8	17.8	0.3	3.3
东部农村	86.8	2.8	4.4	6.7	21.7	51.2	13.2	15.6	12.9	67.3	1.9	0.0	2.3
中部农村	83.1	4.0	6.2	7.9	24.1	40.9	16.9	32.0	8.6	53.9	2.5	0.0	3.0
西部农村	84.1	4.4	6.2	10.2	15.1	48.2	15.9	34.2	10.6	49.8	2.5	0.0	2.9

单位：%

表 4-10　高血压随访机构及随访内容构成

地区分类	获得随访的机构构成					最近一次随访的内容比例				
	村卫生室/社区卫生服务站/诊所	乡卫生院/社区卫生服务中心	县及以上机构	健康管理机构	其他	血压测量	生活方式指导	询问病情	了解用药情况
城乡合计	62.9	28.6	6.0	0.2	2.3	97.2	89.9	91.0	92.8
城市	48.5	39.8	8.9	0.2	2.6	95.3	88.7	90.6	92.6
农村	76.8	17.9	3.1	0.2	2.0	99.1	91.0	91.3	93.0
东部	59.1	32.3	6.4	0.1	2.1	96.7	89.3	91.3	93.4
中部	65.9	25.7	5.6	0.4	2.4	97.7	90.2	90.8	92.8
西部	64.9	26.7	5.7	0.2	2.5	97.4	90.3	90.8	91.9
东部城市	48.9	40.0	8.8	0.1	2.2	94.9	87.8	90.8	92.9
中部城市	48.2	40.6	8.1	0.5	2.6	95.8	89.8	90.7	93.2
西部城市	48.2	38.5	10.0	0.2	3.1	95.3	89.1	90.1	91.3
东部农村	73.5	21.5	3.1	0.1	1.8	99.1	91.4	91.9	94.2
中部农村	79.3	14.4	3.8	0.3	2.2	99.2	90.4	90.8	92.6
西部农村	77.4	18.0	2.4	0.3	1.9	99.0	91.3	91.2	92.3

表4-11　15岁及以上人口糖尿病患病及管理

地区分类	糖尿病患病人数/人	糖尿病患病率/%	糖尿病患病种类/%				最近一次量血糖的时间构成/%						目前血糖值是否正常/%			目前服用降糖药频率/%			
			1型糖尿病	2型糖尿病	其他	不清楚	一周内	一个月内	三个月内	半年内	半年以前	1年以前	是	否	不知道	每天	必要时	间断服用药量不足	从不
城乡合计	11 280	5.3	3.0	81.9	0.4	14.7	43.4	31.8	10.8	8.2	3.2	2.6	39.4	57.5	3.1	81.8	11.3	4.1	2.8
城市	7 442	6.6	2.9	83.7	0.5	12.9	46.8	29.8	9.8	7.7	3.0	2.9	41.5	55.4	3.1	84.0	10.1	3.2	2.7
农村	3 838	3.9	3.4	78.4	0.2	18.0	36.8	35.5	12.7	9.2	3.5	2.3	35.4	61.6	3.0	77.5	13.6	5.7	3.2
东部	4 536	6.2	2.6	83.7	0.3	13.4	42.9	33.6	11.1	7.7	2.6	2.1	42.6	55.0	2.4	86.6	8.4	2.8	2.2
中部	3 795	5.6	3.4	80.7	0.5	15.4	42.9	31.3	10.2	9.0	3.5	3.1	35.4	61.3	3.3	80.4	11.7	4.5	3.4
西部	2 949	4.2	3.4	80.6	0.4	15.6	44.9	29.6	10.9	7.9	3.7	3.0	39.8	56.5	3.7	76.2	15.2	5.6	3.0
东部城市	3 162	7.0	2.3	85.2	0.4	12.1	44.8	31.8	10.8	7.4	2.7	2.5	44.2	53.1	2.7	88.6	7.2	2.0	2.2
中部城市	2 353	6.9	3.3	82.6	0.7	13.4	47.8	29.5	8.7	7.9	2.8	3.3	36.3	60.3	3.4	82.7	10.1	3.7	3.5
西部城市	1 927	5.6	3.3	82.7	0.5	13.5	48.8	27.1	9.3	7.8	3.9	3.1	43.5	53.3	3.2	78.0	14.7	4.7	2.6
东部农村	1 374	4.8	3.2	80.3	0.1	16.4	38.3	37.7	11.8	8.3	2.5	1.4	38.8	59.6	1.6	81.8	11.1	4.7	2.4
中部农村	1 442	4.3	3.5	77.7	0.3	18.5	34.9	34.3	12.7	10.8	4.6	2.7	33.8	62.9	3.3	76.8	14.3	5.6	3.3
西部农村	1 022	2.8	3.4	76.7	0.4	19.5	37.6	34.3	13.8	8.0	3.1	3.2	33.0	62.4	4.6	72.7	16.0	7.2	4.1

单位：%

表 4-12　糖尿病随访次数及形式构成

地区分类	1年内糖尿病随访比例	1年内随访次数构成						最近一次糖尿病随访的形式构成					
		1次	2次	3次	4次	≥5次	未随访	签约医生入户	其他医生入户	去医疗机构	电话随访	网络随访	其他
城乡合计	70.5	5.3	6.3	7.4	18.6	32.8	29.6	18.9	7.4	59.4	11.3	0.1	2.9
城市	64.5	6.1	6.9	7.1	16.5	27.9	35.5	14.5	6.6	59.4	16.4	0.1	2.9
农村	82.2	3.9	5.3	8.0	22.6	42.4	17.8	25.8	8.6	59.3	3.5	0.0	2.8
东部	74.9	4.6	5.8	6.4	20.1	38.0	25.1	13.0	7.7	68.3	8.4	0.1	2.5
中部	66.6	6.0	7.2	8.2	19.0	26.1	33.5	24.9	6.6	52.1	13.5	0.0	2.8
西部	68.7	5.7	5.9	8.0	15.7	33.4	31.3	21.4	7.9	53.4	13.4	0.2	3.7
东部城市	70.4	5.1	6.3	6.4	18.1	34.5	29.6	10.4	6.6	69.1	11.2	0.0	2.7
中部城市	57.8	7.4	7.5	7.5	16.3	19.0	42.3	21.4	6.3	47.1	22.4	0.1	2.7
西部城市	63.0	6.1	7.0	7.9	14.3	27.8	36.9	14.1	7.2	55.5	19.4	0.3	3.5
东部农村	85.4	3.3	4.8	6.4	24.8	46.1	14.6	17.9	10.0	66.9	3.2	0.1	2.0
中部农村	80.9	3.6	6.8	9.4	23.4	37.6	19.2	29.1	6.9	58.1	3.1		2.9
西部农村	79.5	4.9	4.0	8.1	18.4	44.1	20.5	32.3	9.1	50.3	4.4		3.8

单位：%

表 4-13　糖尿病随访机构构成及随访内容比例

地区分类	获得随访的机构构成					最近一次随访的内容比例				
	村卫生室／社区卫生服务站／诊所	乡卫生院／社区卫生服务中心	县及以上机构	健康管理机构	其他	空腹血糖测量	生活方式指导	询问病情	了解用药情况
城乡合计	52.8	33.4	11.2	0.3	2.3	93.7	92.9	92.7	94.2
城市	41.9	42.3	13.1	0.3	2.4	91.2	91.5	92.4	94.1
农村	69.5	19.9	8.3	0.2	2.1	97.4	94.9	93.3	94.4
东部	52.4	34.2	11.4	0.3	1.7	91.6	92.3	93.0	94.8
中部	54.4	31.6	11.0	0.2	2.8	95.8	93.6	92.4	93.9
西部	51.6	34.5	11.0	0.3	2.6	94.5	92.9	92.8	93.7
东部城市	44.2	39.9	13.6	0.3	2.0	88.9	90.7	92.5	94.2
中部城市	41.4	44.3	11.2	0.4	2.7	93.9	92.9	92.7	94.5
西部城市	38.3	44.5	14.3	0.3	2.6	92.5	91.5	91.7	93.5
东部农村	68.0	23.3	7.4	0.3	1.0	96.8	95.3	93.8	95.8
中部农村	69.6	16.8	10.9	0.1	2.6	97.9	94.4	92.0	93.2
西部农村	71.5	19.4	6.0	0.4	2.7	97.5	95.1	94.5	94.1

单位：%

表 4-14 身体质量指数

18 岁及以上人口 BMI 指数构成

地区分类	低体重指数 ＜18.5kg/m²	正常体重 18.5kg/m²≤指数＜24kg/m²	超重 24kg/m²≤指数＜28kg/m²	肥胖 ≥28kg/m²	肥胖 ≥35kg/m²	肥胖 ≥40kg/m²
城乡合计	7.9	54.8	28.9	8.4	0.7	0.3
城市	6.9	54.1	30.2	8.8	0.7	0.3
农村	9.0	55.4	27.5	8.1	0.7	0.4
东部	6.8	53.2	30.7	9.3	0.8	0.4
中部	7.7	54.8	29.2	8.3	0.6	0.3
西部	9.3	56.1	26.9	7.7	0.6	0.3
东部城市	6.5	53.3	30.8	9.4	0.8	0.4
中部城市	6.3	54.3	30.8	8.6	0.6	0.3
西部城市	8.2	54.9	28.8	8.1	0.5	0.2
东部农村	7.2	53.1	30.6	9.1	0.7	0.4
中部农村	9.0	55.6	27.4	8.0	0.7	0.4
西部农村	10.3	57.3	25.1	7.3	0.7	0.3

表5-1　20~64岁妇女妇科体检情况

地区分类	调查20~64岁妇女人数/人	年内做过妇科检查/%	年内做过宫颈涂片/%	年内做过乳腺检查/%
城乡合计	79 334	38.7	26.8	28.3
城市	42 921	40.7	27.9	31.8
农村	36 413	36.2	25.6	24.2
东部	27 651	41.7	30.3	34.1
中部	25 200	35.6	23.6	25.1
西部	26 483	38.4	26.3	25.3
东部城市	17 092	43.8	32.4	36.9
中部城市	12 790	37.1	23.2	27.6
西部城市	13 039	40.2	26.6	29.2
东部农村	10 559	38.2	26.9	29.5
中部农村	12 410	34.0	24.0	22.4
西部农村	13 444	36.7	26.0	21.5

表5-2 15~49岁中的已婚育龄妇女怀孕及分娩情况

地区分类	15~49岁中的已婚育龄妇女数/人	怀孕次数构成/%						平均怀孕次数/次	妇女分娩次数构成/%						平均分娩次数
		0次	1次	2次	3次	4次	≥5次		0次	1次	2次	3次	4次	≥5次	
城乡合计	42 062	3.5	29.5	38.8	17.7	6.8	3.7	2.1	5.0	46.2	40.9	6.3	1.2	0.4	1.5
城市	22 823	4.5	36.7	34.8	15.3	5.8	2.9	1.9	6.4	57.7	32.3	3.2	0.4	0.0	1.3
农村	19 239	2.3	20.9	43.6	20.5	8.0	4.7	2.3	3.3	32.7	51.1	10.1	2.1	0.7	1.8
东部	14 336	4.6	36.0	37.6	15.0	5.0	1.8	1.9	6.2	52.2	37.1	4.0	0.4	0.1	1.4
中部	13 060	2.7	27.8	38.4	19.4	7.5	4.2	2.2	3.9	48.0	40.1	6.8	1.0	0.2	1.5
西部	14 666	3.2	24.7	40.3	18.7	8.0	5.1	2.2	4.8	38.8	45.3	8.2	2.0	0.9	1.7
东部城市	8 910	5.8	41.9	33.5	12.8	4.3	1.7	1.7	7.8	59.3	30.7	2.0	0.2	0.0	1.3
中部城市	6 760	3.2	35.1	35.6	16.8	6.3	3.0	2.0	4.9	60.4	30.8	3.5	0.4	0.0	1.3
西部城市	7 153	4.2	31.9	35.7	16.8	7.2	4.2	2.1	6.2	53.0	35.7	4.4	0.6	0.1	1.4
东部农村	5 426	2.5	26.3	44.4	18.6	6.0	2.2	2.1	3.5	40.5	47.6	7.2	0.9	0.3	1.6
中部农村	6 300	2.1	20.0	41.4	22.3	8.7	5.5	2.4	2.9	34.7	50.1	10.4	1.6	0.3	1.7
西部农村	7 513	2.2	17.9	44.7	20.5	8.9	5.8	2.4	3.5	25.3	54.4	11.8	3.4	1.6	1.9

表5-3　5年内婴儿出生性别构成及孕产妇产前检查次数

地区分类	5年内分娩产妇数/人	出生性别构成/%		产前检查率/%	产前检查次数构成/%									平均产前检查次数/次
		男	女		0次	1次	2次	3次	4次	5次	6次	7次	≥8次	
城乡合计	11 509	53.7	46.3	99.2	0.8	0.7	1.9	3.7	4.7	10.5	9.7	5.2	62.8	9.1
城市	6 425	53.7	46.3	99.3	0.7	0.6	1.0	1.8	2.6	7.3	6.8	3.8	75.4	10.1
农村	5 084	53.7	46.3	98.9	1.1	0.9	3.0	6.1	7.4	14.6	13.4	6.9	46.6	7.7
东部	4 244	54.7	45.3	99.4	0.6	0.6	0.8	1.6	2.2	8.9	8.0	4.5	72.8	10.0
中部	3 188	53.8	46.2	99.1	0.9	0.6	2.4	4.4	6.7	14.0	13.0	5.3	52.7	8.1
西部	4 077	52.7	47.3	98.9	1.1	0.9	2.6	5.3	5.8	9.5	8.9	5.7	60.2	8.8
东部城市	2 671	54.7	45.3	99.5	0.5	0.5	0.5	0.6	1.4	6.0	5.9	3.8	80.8	10.7
中部城市	1 723	54.0	46.0	99.0	1.0	0.6	2.0	3.9	4.7	11.9	9.5	4.4	62.0	8.9
西部城市	2 031	52.2	47.8	99.4	0.6	0.7	0.6	1.5	2.4	5.2	5.6	3.1	80.3	10.4
东部农村	1 573	54.6	45.4	99.2	0.8	0.8	1.3	3.2	3.7	13.7	11.5	5.5	59.5	8.9
中部农村	1 465	53.4	46.6	99.2	0.8	0.6	2.9	4.9	8.9	16.5	17.1	6.4	41.9	7.2
西部农村	2 046	53.1	46.9	98.5	1.5	1.1	4.4	9.1	9.1	13.8	12.1	8.3	40.6	7.2

表 5-4 孕产妇产前检查费用、检查内容、比例、分娩方式及剖宫产提议者

地区分类	产前检查人数 / 人	产前检查平均费用 / 元	产前畸形和出生缺陷筛查 /%			分娩方式构成 /%		剖宫产产由谁提议 /%				
			做过	没做过	不清楚	顺产	剖腹产	自己	丈夫	父母	医生	其他人
城乡合计	11 397	3 987	87.6	10.7	1.7	55.1	44.9	29.5	1.6	0.7	67.9	0.3
城市	6 369	5 219	92.0	6.8	1.2	52.1	47.9	28.2	1.5	0.6	69.4	0.3
农村	5 028	2 427	81.9	15.6	2.5	58.9	41.1	31.3	1.7	0.8	65.6	0.6
东部	4 211	4 520	91.4	7.3	1.3	51.8	48.2	30.5	1.3	0.5	67.1	0.6
中部	3 158	3 297	88.8	9.7	1.5	49.5	50.5	31.4	1.9	0.6	65.8	0.3
西部	4 028	3 971	82.6	15.0	2.4	63.0	37.0	25.9	1.7	0.9	71.2	0.3
东部城市	2 651	5 468	93.1	5.6	1.3	52.9	47.1	27.3	1.2	0.6	70.7	0.2
中部城市	1 705	4 159	92.8	6.3	0.9	47.0	53.0	33.4	2.2	0.5	63.5	0.4
西部城市	2 013	5 789	90.0	8.8	1.2	55.3	44.7	24.3	1.3	0.6	73.5	0.3
东部农村	1 560	2 909	88.7	10.2	1.1	49.8	50.2	35.7	1.5	0.4	61.3	1.1
中部农村	1 453	2 286	84.0	13.6	2.4	52.4	47.6	28.8	1.4	0.7	68.8	0.3
西部农村	2 015	2 155	75.3	21.1	3.6	70.7	29.3	28.3	2.2	1.3	67.7	0.5

表 5-5 孕产妇分娩地点、新生儿出生体重

| 地区分类 | 住院分娩率 /% | 分娩地点构成 /% | | | | | | | 平均出生体重 / 克 | <2 500 克活产儿 /% | ≥4 000 克活产儿 /% |
		医院	妇幼机构	卫生院	社区	卫生室	民营医院	其他			
城乡合计	98.6	63.0	23.1	5.8	0.7	0.1	6.0	1.3	3 402	3.8	11.7
城市	98.7	60.3	27.6	4.2	0.7	0.0	6.0	1.2	3 411	3.6	11.5
农村	98.5	66.4	17.3	7.9	0.7	0.1	6.1	1.5	3 390	4.1	11.9
东部	99.3	65.7	21.9	7.2	0.6	0.0	3.8	0.8	3 405	3.9	11.6
中部	98.8	61.3	23.6	4.4	0.6	0.1	8.9	1.1	3 467	3.1	13.8
西部	97.7	61.5	23.8	5.5	0.8	0.1	6.1	2.2	3 349	4.3	10.3
东部城市	99.3	64.7	23.6	7.2	0.4	0.0	3.4	0.7	3 413	4.1	11.5
中部城市	98.7	55.6	30.5	1.9	0.4	0.0	10.3	1.3	3 444	3.4	13.2
西部城市	98.1	58.5	30.4	2.1	1.2	0.0	5.8	2.0	3 382	3.1	10.2
东部农村	99.5	67.5	19.1	7.2	1.0	0.1	4.6	0.5	3 392	3.7	11.7
中部农村	99.0	67.9	15.5	7.4	0.9	0.1	7.3	0.9	3 493	2.6	14.4
西部农村	97.3	64.5	17.3	8.9	0.3	0.1	6.4	2.5	3 314	5.5	10.3

表5-6 孕产妇分娩费用及产后访视

地区分类	住院分娩/元	住院分娩自付/元	产后访视率/%	产后访视次数构成/%				产后访视的形式构成/%			
				0次	1次	2次	≥3次	家访	电话访	家访及电话访	其他
城乡合计	6 920	4 249	74.6	25.4	40.0	23.3	11.3	52.3	28.6	17.5	1.6
城市	8 007	4 812	77.0	22.9	43.3	24.1	9.7	51.2	28.7	18.8	1.3
农村	5 541	3 534	71.4	28.5	35.9	22.2	13.4	53.8	28.5	15.6	2.1
东部	7 956	4 810	83.4	16.4	43.6	29.3	10.7	59.7	20.3	19.3	0.7
中部	6 322	4 234	65.1	34.9	36.6	20.1	8.4	43.5	39.0	14.5	3.0
西部	6 258	3 653	72.7	27.3	38.9	19.5	14.3	49.7	31.2	17.3	1.8
东部城市	8 646	4 925	84.6	15.2	43.6	30.8	10.4	59.9	18.4	21.1	0.6
中部城市	7 271	4 847	66.9	33.0	38.2	20.9	7.9	42.5	39.3	15.9	2.3
西部城市	7 735	4 632	75.6	24.3	47.2	17.9	10.6	44.8	35.9	17.8	1.5
东部农村	6 774	4 614	81.4	18.5	43.8	26.7	11.0	59.3	23.6	16.1	1.0
中部农村	5 242	3 537	63.0	37.0	34.8	19.0	9.2	44.6	38.8	12.9	3.7
西部农村	4 771	2 669	69.8	30.2	30.6	21.1	18.1	54.9	26.1	16.9	2.1

表 5-7　调查的 5 岁以下儿童性别构成

地区分类	5 岁以下儿童数/人	性别构成/%		年龄构成/%					
		男	女	0 岁~	1 岁~	2 岁~	3 岁~	≥4 岁
城乡合计	15 129	53.2	46.8	17.6	21.8	20.1	19.6	20.9
城市	7 557	53.2	46.8	20.1	22.9	19.4	18.2	19.4
农村	7 572	53.2	46.8	15.2	20.7	20.7	21.1	22.3
东部	5 152	53.9	46.1	18.1	24.0	20.2	18.9	18.8
中部	4 495	53.5	46.5	16.9	20.2	20.6	20.2	22.1
西部	5 482	52.3	47.7	17.9	21.1	19.6	19.9	21.5
东部城市	3 008	54.6	45.4	19.5	24.3	19.8	17.9	18.5
中部城市	2 046	53.0	47.0	19.1	21.2	20.6	18.6	20.5
西部城市	2 503	51.8	48.2	21.7	22.6	18.0	18.3	19.4
东部农村	2 144	52.8	47.2	16.0	23.5	20.6	20.3	19.6
中部农村	2 449	54.0	46.0	15.0	19.4	20.5	21.5	23.6
西部农村	2 979	52.7	47.3	14.7	19.8	20.9	21.3	23.3

表 5-8　开奶时间及母乳喂养

地区分类	母乳喂养儿比例 /%	开奶时间构成 /%				母乳喂养平均月份 / 月
		出生后半小时内	出生后 0.5～1 小时内	出生后 1～24 小时内	出生后 24 小时以后	
城乡合计	89.2	28.7	16.3	24.9	30.1	10.2
城市	90.5	33.1	15.5	24.3	27.1	9.9
农村	88.0	24.2	17.2	25.4	33.2	10.5
东部	91.3	28.8	17.0	26.5	27.7	10.4
中部	84.8	26.7	14.1	24.8	34.4	10.5
西部	90.9	30.2	17.4	23.4	29.0	9.9
东部城市	91.5	35.0	16.6	25.1	23.3	10.1
中部城市	87.6	31.6	14.9	24.7	28.8	10.5
西部城市	91.7	32.1	14.7	22.9	30.3	9.2
东部农村	91.1	20.0	17.5	28.4	34.1	10.8
中部农村	82.6	22.3	13.4	24.8	39.5	10.4
西部农村	90.1	28.7	19.8	23.8	27.7	10.4

表 5-9　辅食添加平均月份及开始添加辅食的月份构成

地区分类	辅食添加平均月份 / 月	辅食添加月份构成 /%						
		0 月	1 月	2 月	3 月	4 月	≥ 5 月
城乡合计	6.5	0.8	2.3	1.7	3.4	9.0	82.8
城市	6.3	0.2	1.5	1.1	2.3	9.9	85.0
农村	6.7	1.4	3.1	2.4	4.4	8.2	80.5
东部	6.4	0.3	1.8	1.1	3.0	10.4	83.4
中部	7.0	0.4	1.1	0.6	1.8	6.2	89.9
西部	6.3	1.6	3.7	3.1	4.8	9.8	77.0
东部城市	6.2	0.0	1.6	0.8	2.5	11.0	84.1
中部城市	6.6	0.3	0.9	0.4	1.4	8.8	88.2
西部城市	6.2	0.4	1.8	1.9	2.6	9.4	83.9
东部农村	6.5	0.6	2.2	1.6	3.7	9.7	82.2
中部农村	7.3	0.5	1.2	0.8	2.2	4.1	91.2
西部农村	6.3	2.5	5.2	4.1	6.6	10.1	71.5

表 5-10 5 岁以下儿童年内体检率、体检内容及比例

地区分类	年内做过体检人数 / 人	年内体检率 /%	体检率 /%					平均体检次数 / 次	检查牙齿比例 /%	检查视力比例 /%	测量血红蛋白比例 /%	诊断为贫血比例 /%
			0 岁	1 岁	2 岁	3 岁	4 岁					
城乡合计	11 201	74.0	81.0	78.4	70.3	72.3	68.8	2.4	77.9	61.2	82.5	11.5
城市	5 934	78.5	85.5	83.7	73.6	76.5	72.1	2.5	77.9	63.5	83.1	11.4
农村	5 267	69.6	75.0	72.7	67.2	68.7	65.9	2.3	77.8	58.6	81.8	11.6
东部	3 937	76.4	82.0	81.0	74.0	74.0	70.3	2.4	79.0	59.6	85.1	12.3
中部	2 941	65.4	75.8	69.0	61.4	63.4	59.9	2.3	75.0	59.4	80.5	11.4
西部	4 323	78.9	84.1	83.1	74.5	78.2	74.9	2.5	78.7	64.0	81.4	10.9
东部城市	2 442	81.2	87.2	86.2	76.4	78.6	75.8	2.5	80.2	61.8	86.5	11.6
中部城市	1 501	73.4	82.9	76.2	69.4	70.9	67.9	2.4	75.5	64.9	79.6	11.0
西部城市	1 991	79.5	85.4	86.0	74.0	78.6	71.5	2.6	76.9	64.5	81.5	11.4
东部农村	1 495	69.7	73.0	73.4	70.8	68.3	63.0	2.4	77.1	55.9	82.8	13.2
中部农村	1 440	58.8	68.2	62.4	54.7	58.0	54.2	2.3	74.6	53.6	81.4	11.7
西部农村	2 332	78.3	82.4	80.4	74.8	77.9	77.3	2.4	80.3	63.5	81.3	10.4

表5-11　60岁及以上老年人性别、婚姻、文化程度构成及医疗保险参加情况

地区分类	60岁及以上人口数/人	性别构成/%		文化程度构成/%								社会医疗保险/%				大病保险/%	商业医保/%
		男性	女性	没上过学	小学	初中	高中/中技	中专	大专	本科	研究生	职工医保	居民医保	其他社会医保	无医保		
城乡合计	69 342	49.2	50.8	25.1	35.4	23.5	8.4	3.3	2.8	1.4	0.1	30.3	68.2	0.3	1.2	51.4	5.9
城市	37 506	48.3	51.7	16.6	30.9	28.9	11.3	5.0	4.7	2.5	0.1	49.6	48.8	0.4	1.2	45.4	4.9
农村	31 836	50.3	49.7	35.1	40.6	17.2	5.0	1.2	0.7	0.2	0.0	7.5	91.2	0.1	1.2	58.5	7.1
东部	24 713	49.1	50.9	20.9	35.2	26.3	9.8	3.1	3.1	1.6	0.0	35.0	63.3	0.5	1.2	48.7	5.7
中部	23 109	49.2	50.8	24.9	34.4	23.7	9.0	3.6	2.9	1.4	0.1	31.3	67.2	0.2	1.3	47.4	4.6
西部	21 520	49.3	50.7	30.1	36.7	20.2	6.1	3.1	2.4	1.3	0.1	23.9	75.1	0.1	0.9	58.9	7.5
东部城市	15 169	48.6	51.4	14.5	31.2	30.7	12.2	4.3	4.5	2.5	0.1	49.9	48.3	0.7	1.1	47.1	4.1
中部城市	11 469	48.1	51.9	15.1	28.4	30.1	12.7	5.9	5.2	2.6	0.0	55.8	42.6	0.4	1.2	39.4	3.9
西部城市	10 868	48.0	52.0	21.0	33.3	25.1	8.5	5.1	4.3	2.4	0.3	42.9	56.0	0.1	1.0	49.3	7.1
东部农村	9 544	50.0	50.0	30.9	41.5	19.2	6.1	1.1	0.8	0.2	0.2	11.3	87.2	0.2	1.3	51.0	8.3
中部农村	11 640	50.2	49.8	34.5	40.4	17.3	5.4	1.4	0.7	0.2	0.1	7.2	91.4	0.1	1.3	55.2	5.3
西部农村	10 652	50.6	49.4	39.5	40.1	15.2	3.6	1.1	0.4	0.1	0.0	4.4	94.5	0.1	1.0	68.8	7.9

表 5-12　老年人口经济来源和参与的社会活动

单位：%

地区分类	经济来源						参与的主要社会活动								
	劳动收入	离退休养老金	最低生活保障金	财产性收入	家庭其他成员供养	其他	社区治安巡逻	照料其他老人	环境卫生保护	调节纠纷	陪同聊天	专业技术志愿服务	照看孩子	其他	无
城乡合计	22.8	40.5	11.4	1.0	21.9	2.4	2.0	1.6	3.7	1.5	8.1	0.7	9.7	4.6	76.2
城市	11.7	61.6	8.1	0.7	15.3	2.6	3.0	1.8	3.9	1.5	6.8	1.1	8.8	4.9	76.5
农村	35.9	15.5	15.2	1.5	29.6	2.3	0.9	1.5	3.4	1.5	9.6	0.2	10.9	4.2	75.8
东部	20.7	45.3	10.5	0.6	20.2	2.7	2.9	1.8	3.6	1.7	7.4	0.9	9.6	4.9	75.6
中部	24.4	39.7	10.8	1.6	21.4	2.1	1.2	1.2	3.3	1.2	6.6	0.6	7.8	4.0	79.7
西部	23.4	35.9	13.0	0.9	24.3	2.5	1.9	1.8	4.1	1.6	10.7	0.4	12.0	4.9	73.2
东部城市	10.4	63.0	9.4	0.5	13.6	3.1	4.2	1.9	4.2	1.6	6.3	1.3	9.3	5.7	74.9
中部城市	10.3	66.7	7.0	0.7	13.4	1.9	1.7	1.1	3.1	1.3	5.9	1.1	6.7	3.9	80.7
西部城市	14.9	54.5	7.5	0.9	19.6	2.6	2.8	2.2	4.2	1.7	8.6	0.7	10.2	5.1	74.4
东部农村	37.2	17.0	12.3	0.9	30.6	2.0	1.0	1.6	2.7	1.9	9.1	0.3	10.1	3.7	76.7
中部农村	38.3	13.1	14.6	2.5	29.3	2.2	0.7	1.3	3.4	1.1	7.2	0.1	8.8	4.1	78.7
西部农村	32.1	16.9	18.6	0.8	29.0	2.6	1.0	1.5	4.1	1.6	12.8	0.2	13.9	4.8	71.9

单位：%

表5-13　老年人口日常生活起居照护

地区分类	生活起居需要照顾	生活起居主要由谁提供照顾								
		配偶	子女及其他亲属	亲戚	邻居	保姆	社区工作人员	养老机构	医务人员	其他	无
城乡合计	11.8	52.5	42.9	0.7	0.3	0.5	0.2	0.3	0.1	2.0	0.5
城市	10.9	54.7	40.0	0.7	0.2	0.8	0.2	0.4	0.1	2.2	0.7
农村	12.8	50.0	46.3	0.7	0.3	0.2	0.1	0.1	0.1	1.8	0.4
东部	10.1	54.6	41.1	0.7	0.2	0.6	0.2	0.2	0.1	1.7	0.6
中部	12.4	54.8	40.7	0.7	0.3	0.5	0.1	0.3	0.1	1.9	0.6
西部	13.2	47.8	47.3	0.7	0.4	0.4	0.2	0.3	0.1	2.3	0.5
东部城市	9.8	56.1	38.6	0.8	0.2	0.9	0.3	0.3	0.1	2.0	0.7
中部城市	11.1	55.5	39.5	0.7	0.2	0.8	0.2	0.4	0.1	1.9	0.7
西部城市	12.4	52.0	42.5	0.7	0.3	0.7	0.2	0.4	0.1	2.6	0.5
东部农村	10.5	52.0	45.2	0.6	0.2	0.2	0.0	0.1	0.1	1.3	0.3
中部农村	13.6	54.1	41.9	0.7	0.3	0.2	0.1	0.2	0.1	1.9	0.5
西部农村	14.0	43.6	52.2	0.7	0.5	0.2	0.1	0.2	0.2	2.0	0.3

单位：%

表 5-14　老年人口患病照顾人员构成

	无人照顾	配偶	子女及其他亲属	亲戚	邻居	保姆	社区工作人员	雇佣的陪护	其他
城乡合计	1.7	50.2	46.0	0.7	0.2	0.4	0.2	0.2	0.4
城市	1.8	53.1	42.5	0.7	0.2	0.6	0.2	0.4	0.5
农村	1.5	46.8	50.0	0.6	0.2	0.1	0.1	0.1	0.6
东部	1.6	52.5	43.8	0.6	0.1	0.5	0.2	0.2	0.5
中部	1.5	52.2	44.0	0.7	0.2	0.4	0.2	0.3	0.5
西部	1.9	45.5	50.5	0.7	0.3	0.3	0.1	0.2	0.5
东部城市	1.8	54.8	40.7	0.7	0.1	0.7	0.2	0.3	0.7
中部城市	1.4	53.5	42.4	0.7	0.1	0.6	0.2	0.5	0.6
西部城市	2.0	50.2	45.2	0.6	0.2	0.5	0.2	0.4	0.7
东部农村	1.2	48.8	48.8	0.4	0.1	0.2	0.1	0.1	0.3
中部农村	1.6	50.9	45.6	0.7	0.2	0.2	0.2	0.1	0.5
西部农村	1.7	40.7	55.9	0.7	0.3	0.1	0.1	0.0	0.5

表5-15 享受过的老龄服务及最希望的养老方式构成

单位: %

地区分类	享受过的老龄服务								最希望的养老方式构成			
	预防保健	医疗协助	康复护理	精神慰藉	生活照料	文体活动	辅助用品租赁	老年教育	其他	无	居家养老	社区养老	机构养老
城乡合计	30.4	14.1	1.9	1.8	2.5	4.6	0.1	8.6	2.9	56.8	90.7	4.1	5.2
城市	26.6	13.0	1.6	1.2	1.4	6.2	0.1	7.2	2.7	60.1	87.9	5.4	6.7
农村	34.8	15.4	2.3	2.6	3.8	2.7	0.1	10.3	3.2	52.9	93.9	2.5	3.6
东部	33.3	13.6	2.0	1.9	1.8	5.3	0.1	7.9	2.9	55.1	90.1	3.9	6.0
中部	26.5	12.5	1.6	1.2	2.6	3.5	0.1	7.2	2.0	61.9	89.6	4.8	5.6
西部	31.1	16.3	2.2	2.5	3.2	4.9	0.1	10.9	3.8	53.4	92.4	3.4	4.2
东部城市	31.5	14.8	2.4	1.6	1.5	7.0	0.2	7.2	3.0	54.8	88.3	4.4	7.3
中部城市	19.4	10.5	1.1	0.7	0.8	4.5	0.1	5.4	1.9	69.5	86.0	6.8	7.2
西部城市	27.3	13.1	1.1	1.2	1.7	6.8	0.1	9.0	3.0	57.7	89.4	5.3	5.3
东部农村	36.1	11.7	1.4	2.3	2.4	2.6	0.1	8.9	2.8	55.6	92.9	3.1	4.0
中部农村	33.5	14.6	2.1	1.8	4.3	2.4	0.1	9.1	2.2	54.4	93.2	2.9	3.9
西部农村	35.0	19.6	3.4	3.8	4.6	3.0	0.1	12.9	4.6	49.0	95.5	1.5	3.0

单位：%

表5-16　老年人口日常生活能力情况

地区分类	自己穿衣服				吃饭				洗澡			
	没有困难	有困难但可独立完成	有困难需要帮助	无法完成	没有困难	有困难但可独立完成	有困难需要帮助	无法完成	没有困难	有困难但可独立完成	有困难需要帮助	无法完成
城乡合计	92.6	4.3	1.9	1.2	94.9	3.3	1.1	0.7	90.0	4.3	3.9	1.8
城市	93.9	3.2	1.7	1.2	95.9	2.5	0.9	0.7	91.5	3.4	3.6	1.5
农村	90.9	5.8	2.1	1.2	93.9	4.1	1.3	0.7	88.3	5.3	4.3	2.1
东部	94.0	3.2	1.7	1.1	95.8	2.6	0.9	0.7	91.9	3.4	3.2	1.5
中部	91.7	4.8	2.2	1.3	94.4	3.5	1.3	0.8	89.3	4.5	4.4	1.8
西部	91.9	5.2	1.8	1.1	94.6	3.7	1.1	0.6	88.6	5.1	4.2	2.1
东部城市	94.8	2.6	1.5	1.1	96.3	2.1	0.8	0.8	92.7	2.7	3.1	1.5
中部城市	93.3	3.5	1.9	1.3	95.4	2.6	1.2	0.8	90.8	3.4	4.2	1.6
西部城市	93.4	3.9	1.7	1.0	95.7	2.8	0.8	0.7	90.7	3.9	3.8	1.6
东部农村	92.6	4.3	1.9	1.2	94.9	3.2	1.2	0.7	90.7	4.2	3.5	1.6
中部农村	90.1	6.1	2.5	1.3	93.4	4.3	1.5	0.8	87.8	5.7	4.6	1.9
西部农村	90.4	6.6	1.9	1.1	93.4	4.7	1.3	0.6	86.6	6.2	4.6	2.6

单位：%

续表 5-16 老年人口日常生活能力情况

地区分类	上下床				上厕所				控制大小便			
	没有困难	有困难但可独立完成	有困难需要帮助	无法完成	没有困难	有困难可独立完成	有困难需要帮助	无法完成	没有困难	有困难但可独立完成	有困难需要帮助	无法完成
城乡合计	91.7	5.4	1.8	1.1	90.9	6.0	2.0	1.1	93.9	3.8	1.4	0.9
城市	93.4	4.0	1.5	1.1	92.7	4.5	1.7	1.1	94.9	3.0	1.2	0.9
农村	89.6	7.2	2.0	1.2	88.8	7.7	2.4	1.1	92.6	4.8	1.7	0.9
东部	93.4	4.1	1.4	1.1	93.1	4.3	1.6	1.0	95.4	2.6	1.2	0.8
中部	91.1	5.6	2.1	1.2	90.2	6.2	2.4	1.2	92.8	4.4	1.8	1.0
西部	90.2	6.9	1.8	1.1	89.3	7.5	2.1	1.1	93.2	4.6	1.3	0.9
东部城市	94.3	3.3	1.3	1.1	94.0	3.4	1.5	1.1	96.2	2.0	1.0	0.8
中部城市	93.2	3.8	1.9	1.1	92.4	4.4	2.1	1.1	94.1	3.4	1.5	1.0
西部城市	92.4	5.2	1.4	1.0	91.1	6.2	1.7	1.0	94.1	3.9	1.1	0.9
东部农村	92.1	5.3	1.6	1.0	91.5	5.7	1.8	1.0	94.2	3.5	1.6	0.7
中部农村	89.1	7.4	2.2	1.3	88.0	8.1	2.7	1.2	91.6	5.3	2.0	1.1
西部农村	88.0	8.6	2.2	1.2	87.3	9.2	2.4	1.1	92.3	5.4	1.4	0.9

续表 5-16　老年人口日常生活能力情况

单位：%

地区分类	做家务				管理钱及财务			
	没有困难	有困难但可独立完成	有困难需要帮助	无法完成	没有困难	有困难可独立完成	有困难需要帮助	无法完成
城乡合计	83.6	7.3	3.1	6.0	89.4	3.5	2.4	4.7
城市	86.3	5.8	2.7	5.2	91.5	2.6	1.9	4.0
农村	80.4	9.1	3.5	7.0	87.0	4.4	3.0	5.6
东部	86.8	5.3	2.9	5.0	91.8	2.5	2.0	3.7
中部	82.8	7.9	3.2	6.1	88.5	3.8	2.6	5.1
西部	80.6	9.0	3.3	7.1	87.7	4.1	2.7	5.5
东部城市	88.1	4.7	2.6	4.6	92.9	2.0	1.7	3.4
中部城市	85.9	5.9	2.8	5.4	90.6	2.9	2.1	4.4
西部城市	84.1	7.1	2.8	6.0	90.4	3.1	2.0	4.5
东部农村	84.8	6.3	3.3	5.6	90.1	3.3	2.4	4.2
中部农村	79.7	9.8	3.6	6.9	86.3	4.8	3.1	5.8
西部农村	77.1	10.9	3.7	8.3	84.9	5.2	3.4	6.5

表 5-17 老年人口失能情况

单位：%

地区分类	听力			认出 20 米外熟人的困难程度			失智老人比例
	很难听清	需要别人提高声音	能听清楚	自觉极度困难	自觉中度困难	没有或轻度困难	
城乡合计	8.1	24.4	67.5	6.2	25.2	68.6	2.9
城市	7.5	21.1	71.4	5.6	21.3	73.1	2.4
农村	8.8	28.2	63.0	6.9	29.8	63.3	3.6
东部	6.9	20.2	72.9	5.2	20.7	74.1	2.6
中部	7.9	27.2	64.9	6.3	26.8	66.9	3.4
西部	9.6	26.1	64.3	7.3	28.5	64.2	2.8
东部城市	6.6	17.7	75.7	4.6	17.2	78.2	2.1
中部城市	7.3	23.2	69.5	6.2	22.9	70.9	2.5
西部城市	8.9	23.5	67.6	6.5	25.3	68.2	2.6
东部农村	7.4	24.2	68.4	6.1	26.4	67.5	3.3
中部农村	8.4	31.2	60.4	6.4	30.7	62.9	4.3
西部农村	10.4	28.7	60.9	8.3	31.6	60.1	3.0

附件二
调 查 方 案

全国卫生服务调查是全面了解居民健康、卫生服务需求及利用等方面情况的综合性调查，是国家卫生健康统计调查的重要组成部分。根据工作计划，2018年9月开展全国第六次卫生服务调查，具体调查方案如下：

一、调查目的

以习近平新时代中国特色社会主义思想为指导，认真贯彻落实党的十九大精神，紧密围绕国家卫生健康委员会党组工作重点，通过了解群众健康状况、卫生服务需求及利用水平特征、医疗保障制度的覆盖人群和保障水平、群众就医费用、经济负担及就医感受等，为推动实施健康中国战略、深化医药卫生体制改革提供数据支持。

二、调查对象及时间

1. **调查对象** 本次调查是全国性的抽样调查，抽样方法是多阶段分层整群随机抽样。调查样本覆盖全国31个省（区、市），涉及156个县（市、区）、752个乡镇（街道）、1 561个村（居委会）。家庭健康调查抽样单位是户，在每个样本村（居委会）中随机抽取60户，全国共抽取93 600户（约30万人口）。调查对象为被抽中住户的实际成员。

2. **调查时间** 2018年9月。

三、调查内容

本次调查以家庭健康调查为主，以医务人员和医疗卫生机构调查为辅。调查内容主要包括：

1. 城乡居民人口与社会经济学特征；

2. 城乡居民卫生服务需要，主要包括健康状况的自我评价、居民2周内患病、慢性病患病情况；

3. 城乡居民卫生服务需求与利用，主要包括疾病治疗、需求未满足程度及原因，居民利用基本公共卫生服务情况，门诊和住院服务利用类型、水平及费用，居民的就医满意度；

4. 城乡居民医疗保障，主要包括不同医疗保险制度的覆盖程度、补偿水平、居民对医疗保障制度的利用；

5. 妇女、儿童、老年人重点人群卫生健康服务利用情况等；

6. 医务人员工作特征、工作感受、执业环境等。

四、调查方式

本次调查是利用平板电脑开展面对面调查。调查员按照电子调查表项目，对调查户的所有成员逐一进行询问，离线填报电子调查表，调查指导员对每一户调查数据审核后，在线上报。

五、组织和实施

本次调查由国家卫生健康委员会组织领导，规划发展与信息化司负责协调，国家卫生健康委统计信息中心负责组织实施，实施工作内容包括调查设计、抽样、指标体系和问卷设计、师资培训、现场督导、数据上报、数据清理和数据汇总分析等。

各省（区、市）按照"统一领导、分级负责、共同参与"的原则，负责做好宣传动员和组织实施工作。由省级卫生健康委统计信息中心（或负责调查工作的单位）组织调查员统一培训，组织和指导基层入户调查、数据录入、质量审核、督导等工作。样本县（市、区）卫生健康行政部门负责组织实施、动员宣传、现场调查等工作。

六、调查质控要求

调查数据质量控制要贯穿于调查工作的全过程，在调查设计、调查数据采集、数据整理分析等各个环节均要落实相应的质量控制措施。全体调查人员要树立数据质量第一的意识，每个工作环节都要有专人负责，杜绝人为干扰调查数据真实性问题。

调查员和调查指导员原则上由县（区）卫生机构及乡镇卫生院或社区卫生服务中心工作人员组成，并按照以下要求开展工作：

（一）核查要求

1. 现场调查中，在每户询问录入完毕后，调查员都要对填写内容进行全面检查，如有疑问应重新询问核实，如有错误或遗漏要及时改正或补填。

2. 每个乡镇（街道）的调查指导员要对每户的调查表进行逐项审核，从正式调查开始后的当晚就应逐日检查每份调查表的准确性和完整性，发现错（漏）项时，要求调查员在第二天重新询问予以补充更正；查看调查员行走路线，对调查过程进行核查；检查关键问题的录音，检验调查员对问题理解的准确性和询问技巧的掌握情况，判断调查结果的真实性。

3. 每个县（市、区）设立质量考核小组，全程监控调查质量，调查完成后进行复查考核。家庭健康调查的复查考核应在已完成户数中随机抽取 5%，通过电话或再入户的方式对复核调查表的内容进行询问，复核调查结果与原调查结果进行比较，计算符合率。

4. 在现场调查过程中，各省（区、市）要组织专人进行现场督导。

5. 国家卫生健康委员会将组织国家卫生服务调查质量督导组，分赴各地进行质量考核。

（二）质量要求

1. **调查技术一致性**　通过培训，确保调查人员调查技术达到一致。

2. **调查完成率**　在三次上门未调查成功而放弃该户时，应从候选户中按顺序递补，调查完成率应控制在 95% 以上。

3. **本人回答率**　原则上调查内容应全部由本人回答，如调查期间内本人确实外出不在家或者本人无应答能力，可由熟悉其情况的人代替回答，但育龄妇女的问题必须由本人回答，要求成年人的本人回答率不低于 80%，婴幼儿由抚养者回答。

4. **复查符合率**　复查考核中，同户复查项目与原调查结果的符合率要求在 95% 以上，符合率达不到 95% 的地区应对全部调查户进行回访，重新调查。

家庭健康调查表

表　　号：国卫调 01 表
制定机关：国家卫生健康委员会
批准机关：国家统计局
批准文号：国统制〔2018〕87 号
有效期至：2018 年 12 月

住户信息

县（市、区）名称：_____

乡镇 / 街道名称：_____

村 / 居委会名称：_____

县（市、区）代码：□□□□□□

乡镇 / 街道代码：□□□

村 / 居委会代码：□□□

住户代码：□□□

户主姓名：_____

联系电话：_____

详细地址：_____

调查员（签名）：_____　　指导员（签名）：_____

表1 家庭一般情况调查表

表　　号：国卫调 02 表
制定机关：国家卫生健康委员会
批准机关：国家统计局
批准文号：国统制〔2018〕87 号
有效期至：2018 年 12 月

序号	问题及选项	回答
1	您家户籍人口数？	
2	户籍人口中，近 6 个月内有几口人在家里居住？	
3	近 6 个月内住在您家里，但户口不在您家的人口数？（包括新生婴儿、新结婚配偶和轮流供养的老人等，不包括保姆等）	
4	离您家**最近**的医疗卫生机构是？ （1）诊所（卫生所、医务室） （2）门诊部（综合、中医、中西医结合、民族医、专科）　（3）村卫生室 （4）社区卫生服务站　　　（5）社区卫生服务中心　　　（6）乡镇卫生院 （7）县/县级市/地（州、盟）辖市/省辖市区属医院 （8）省辖市/地区/州/盟/直辖市区属医院 （9）省/自治区/直辖市属及以上医院　（10）民营医院　（11）其他	
5	离您家**最近**的医疗卫生机构有多少公里？ （1）不足 1 公里　　　　（2）1 公里—　　　　　（3）2 公里— （4）3 公里—　　　　　（5）4 公里—　　　　　（6）5 公里及以上	
6	从您家到最近医疗卫生机构**最快**需要多少分钟？（"最快"是指采用易获得的方式而不是仅限于步行）	
7	您家**最主要**的饮用水类型是？ （1）经过集中净化处理的自来水　　　　（2）受保护的井水或泉水 （3）不受保护的井水或泉水　　　　　　（4）收集雨水 （5）江河湖泊沟塘水　　　　　　　　　（6）其他水源	
8	您家厕所类型是？ （1）水冲式卫生厕所　　（2）水冲式非卫生厕所　　（3）卫生旱厕 （4）非卫生旱厕　　　　（5）公厕　　　　　　　　（6）无厕所 （7）其他	
9	您家前一年（2017 年）总收入约为多少元？（包括来自工资、经营、财产以及各种途径的转移收入，应扣减个人所得税、社会保障支出、赡养支出、利息支出等，不包括出售财物和借贷收入，也不包括遗产或一次性馈赠所得款项等）	

序号	问题及选项	回答
10	您家前一年（2017年）总消费支出约为多少元？（包括用于食品烟酒、衣着、居住、生活用品及服务、交通通信、教育文化娱乐、医疗保健和其他项目的消费支出，**不包括**社会保障支出、购买商业保险支出、婚丧嫁娶礼金支出以及购建房屋支出等非消费性支出）	
	其中： A. 用于食品（包括购买食品和饮食服务）的支出多少元？	
	B. 用于医疗（包括医疗器具、药品及医疗服务）的支出多少元？	
	C. 用于保健（包括保健器具、用品及服务）的支出多少元？	
11	您家是否被列为贫困户？ （1）是 （2）否	
12	您家是否被列为低保户？ （1）是 （2）否	
13	若是贫困户或低保户，您认为导致经济困难的**最直接**原因是什么？ （1）因疾病损伤影响劳动能力　　（2）劳动力人口少 （3）因治疗疾病的花费　　　　　（4）其他	

表 2　家庭成员个人情况调查表

表　　号：国卫调 03 表
制定机关：国家卫生健康委员会
批准机关：国家统计局
批准文号：国统制〔2018〕87 号
有效期至：2018 年 12 月

被调查成员代码		01 户主	02	03	04	05	06
14	成员姓名：						
15	身份证号：						
16	成员与户主的关系： （1）户主本人　　（2）配偶　　　（3）子女 （4）女婿 / 儿媳　　（5）父母　　　（6）岳父母 / 公婆 （7）（外）祖父母　　（8）（外）孙子女 （9）兄弟 / 姐妹　　（10）其他						
17	下列调查问题由谁回答（**调查员判断**）： （1）自己回答　　（2）他人代答						
18	性别：（1）男（2）女						
19	出生年（4 位数，如 1998）						
20	月（2 位数，如 07）						
21	您的户口性质是？（**单选**） （1）农业　（2）非农业　（3）现统一为居民，之前为农业 （4）现统一为居民，之前为非农业 （5）直接登记为居民户口　（6）无户口						
22	您的户口登记地是？ （1）本县 / 区　（2）本省外县 / 区　（3）外省　（4）户口待定						
23	您的民族： （1）汉族　　　（2）壮族　　　（3）回族　　　（4）维吾尔族 （5）蒙古族　　（6）藏族　　　（7）满族　　　（8）苗族 （9）彝族　　　（10）布依族　　（11）白族　　　（12）朝鲜族 （13）侗族　　　（14）哈尼族　　（15）哈萨克族（16）土家族 （17）瑶族　　　（18）达斡尔族　（19）东乡族　　（20）高山族 （21）景颇族　　（22）柯尔克孜族（23）拉祜族　　（24）纳西族 （25）畲族　　　（26）傣族　　　（27）黎族　　　（28）傈僳族 （29）仫佬族　　（30）羌族　　　（31）水族　　　（32）土族 （33）佤族　　　（34）阿昌族　　（35）布朗族　　（36）毛南族 （37）普米族　　（38）撒拉族　　（39）塔吉克族（40）锡伯族 （41）仡佬族　　（42）保安族　　（43）德昂族　　（44）俄罗斯族 （45）鄂温克族（46）京族　　　（47）怒族　　　（48）乌孜别克族 （49）裕固族　　（50）独龙族　　（51）鄂伦春族（52）赫哲族 （53）基诺族　　（54）珞巴族　　（55）门巴族　　（56）塔塔尔族 （57）其他						
被调查成员代码		01	02	03	04	05	06
24	您的文化程度：（在校学生回答在读情况，2012 年 9 月及以后出生、不满 6 周岁的儿童不需回答）： （1）没上过学　　（2）小学　　　　（3）初中　（4）高中 （5）技工学校　　（6）中专（中技）（7）大专　（8）本科 （9）研究生						

续表

25	您的身高是多少（厘米）？						
26	您的体重是多少（千克）？						
27	您是否参加了以下医疗保险？ 　　A. 城镇职工基本医疗保险（1）是 （2）否 　　B. 城镇居民基本医疗保险（1）是 （2）否 　　C. 新型农村合作医疗　　（1）是 （2）否 　　D. 城乡居民基本医疗保险（1）是 （2）否 　　E. 三保合一　　　　　　（1）是 （2）否						
28	您是否参加了其他社会医疗保障？（含公费医疗保险等） 　　　　　　　　　　　　（1）是 （2）否						
29	您是否参加了大病保险？　　（1）是 （2）否						
30	您是否购买了商业医疗保险？ （1）是 （2）否 （如答否，则跳问32）						
31	您一年缴纳的商业医疗保费是多少元？						
32	您是否在卫生院／社区卫生服务机构建立过健康档案？ （1）是　（2）否，但知道有此服务　（3）不知道						
33	您是否签约了家庭医生服务？ （1）是　（2）否，但知道有此服务　（3）不知道						
34~49 题由 10 岁及以上人口回答（2008 年 9 月及以前出生）							
34	您的婚姻状况:（1）未婚　　（2）已婚　（3）丧偶 （4）离婚　　（5）其他						
35	您的就业状况:（1）在业（包括灵活就业）　（2）离退休 （3）在校学生　（4）失业　（5）无业						
36	您的职业类型（询问在业和离退休人员）: （1）国家公务员　（2）专业技术人员　（3）职员 （4）企业管理人员　（5）工人　（6）农民 （7）现役军人　（8）自由职业者　（9）个体经营者 （10）其他						
被调查成员代码		01	02	03	04	05	06
身体功能							
37	今天您在行动方面: （1）四处走动，无任何困难　　（2）行动有些不便 （3）不能下床活动						
38	今天您在自我照顾（盥洗穿衣上厕所等）方面: （1）无任何问题　（2）有些问题　（3）无法自己盥洗或穿衣服						
39	今天您从事平常活动（工作、读书或做家务）方面: （1）从事日常活动无任何问题　（2）有些问题 （3）无法从事日常活动						

40	今天您身体疼痛或不舒服方面： （1）无任何疼痛或不舒服　　　　（2）自觉有中度疼痛或不舒服 （3）自觉极度疼痛或不舒服						
41	今天您在焦虑或抑郁方面： （1）不觉得焦虑或抑郁　　　　（2）自觉中度焦虑或抑郁 （3）自觉极度焦虑或抑郁						
42	如果 0 分是最差，100 分是最好，您给自己今天健康状况打几分？ |----|---|---|---|---|---|---|---|---|---| 0　10　20　30　40　50　60　70　80　90　100 最差健康状况　　　　　　　　　　　　　　最好健康状况						
健康行为							
43	您现在吸烟吗？ （1）吸烟　（2）已戒烟（*跳问 45*）　（3）从不吸烟（*跳问 46*）						
44	近 30 天内，您平均每天吸多少支烟？						
45	您开始吸烟的年龄（岁）？（以第一次抽完一支烟的年龄计算）						
46	过去 12 个月，您喝过酒吗？ （1）喝过，在 30 天内（2）喝过，在过去 30 天以前（*跳问 48*） （3）没喝过（*跳问 48*）						
47	近 30 天内，您曾有几次因喝酒太多而感到头晕 / 头疼 / 嗜睡等醉酒症状？（*次，没有该情况填 0*）						
48	近 30 天内，您平均每周有意识的体育锻炼有多少次（包括早操、课间操、体育课、课外体育班、工间操、广场舞、步行锻炼、散步、跑步等）？ （1）6 次及以上　（2）3~5 次　　　（3）1~2 次 （4）不到 1 次　　（5）从不锻炼（*跳问 50*）						
49	您平均每次锻炼多长时间（分钟）？						
50	您平均每天刷几次牙？ （1）2 次及以上　（2）1 次　（3）不到 1 次　（4）不刷牙						
被调查成员代码	01	02	03	04	05	06
51	近 12 月内，您是否接受过健康体检？（不包括因病做的检查） （1）是　（2）否						
慢性疾病（高血压）由 15 岁及以上人口回答（2003 年 9 月及以前出生）							
52	您是否患有确诊的高血压？ （1）是　（2）否（*如答否，则跳问 60*）						
53	您**最近一次**测血压时间是？ （1）1 周及以内　（2）1 个月内　　（3）1 个月— （4）3 个月—　　（5）6 个月—　　（6）12 个月及以上						
54	您目前（最近一次测量）血压是否正常？ （1）是　　　　（2）否　　　（3）不知道						

55	您服用降血压药物的情况是？ （1）规律服用（按照医嘱）　　　　（2）偶尔或必要时服用 （3）间断服用（药量不足）　　　　（4）从不服用					
56	**近12个月内**，医务人员对您进行高血压随访服务的次数是？（包括主动就医，但是不包括到医疗卫生机构后仅仅买药，未接受其他服务） （1）1次　　　（2）2次　　　（3）3次　　　（4）4次 （5）5次及以上　（6）未随访（**如果未随访，直接跳问60**）					
57	您**最近一次**获得过哪种形式的高血压随访服务？（包括主动就医，但是不包括到医疗卫生机构后仅仅买药，未接受其他服务） （1）签约家庭医生入户随访　　（2）其他医护人员入户随访 （3）去医疗卫生机构就医或随访　（4）电话随访 （5）网络随访（手机App等）　　（6）其他					
58	您**最主要**从下列哪类机构获得高血压随访服务？ （1）村卫生室/社区卫生服务站/诊所 （2）乡镇卫生院/社区卫生服务中心 （3）县及以上医疗卫生机构 （4）健康管理机构 （5）其他					
59	您**最近一次**高血压随访服务的主要内容有哪些？ A. 血压测量　　　　（1）是　　（2）否					
	B. 生活方式指导　　（1）是　　（2）否					
	C. 询问疾病情况　　（1）是　　（2）否					
	D. 了解用药情况　　（1）是　　（2）否					
被调查成员代码		01	02	03	04	05	06
慢性疾病（糖尿病） 由15岁及以上人口回答（2003年9月及以前出生）							
60	您是否患有确诊的糖尿病？ （1）是　　　　（2）否（**如答否，则跳问69**）					
61	您所患糖尿病的类型是？ （1）1型糖尿病　（2）2型糖尿病　（3）其他　（4）不清楚					
62	您**最近一次**空腹血糖检测时间是？ （1）1周及以内　（2）1个月内　（3）1个月— （4）3个月—　　（5）6个月—　（6）12个月及以上					
63	您目前（最近一次测量）空腹血糖是否正常？ （1）是　　　　（2）否　　　（3）不知道					
64	您使用降糖药物的频率为： （1）规律服用（按照医嘱）　　　　（2）偶尔或必要时服用 （3）间断服用（药量不足）　　　　（4）从不服用					
65	**近12个月内**，医务人员对您进行随访服务的次数是？（包括主动就医，但是不包括到医疗卫生机构后仅仅买药，未接受其他服务） （1）1次　　　（2）2次　　　（3）3次　　　（4）4次 （5）5次及以上　（6）未随访（**如果未随访，直接跳问69**）					

66	您**最近一次**获得过以下哪种形式的糖尿病随访服务？（包括主动就医，但是不包括到医疗卫生机构后仅仅买药，未接受其他服务） （1）签约家庭医生入户随访　　（2）其他医护人员入户随访 （3）去医疗卫生机构就医或随访　（4）电话随访 （5）网络随访（手机 App 等）　　（6）其他						
67	您**最主要**从下列哪类机构获得糖尿病随访服务？ （1）村卫生室 / 社区卫生服务站 / 诊所 （2）乡镇卫生院 / 社区卫生服务中心 （3）县及以上医疗卫生机构 （4）健康管理机构 （5）其他						
68	您**最近一次**糖尿病随访服务的主要内容有哪些？ 　　A. 空腹血糖测量　　（1）是　　（2）否						
	B. 生活方式指导　　（1）是　　（2）否						
	C. 询问疾病情况　　（1）是　　（2）否						
	D. 了解用药情况　　（1）是　　（2）否						
被调查成员代码		01	02	03	04	05	06
其他慢性疾病（除高血压及糖尿病以外）* 　　*说明：慢性病指符合下列情况之一者： 　　　　①调查前半年内，经过医务人员明确诊断的慢性病； 　　　　②调查半年以前患有医生诊断的慢性病，在调查前半年内 　　　　　时有发作并采取了治疗措施如用药、理疗，或者一直在 　　　　　治疗以控制慢性病的发作等。							
69	您是否患有确诊的其他慢性疾病 *？ （1）是　　　　　（2）否（**如答否，则跳问 76**）						
70	第一种慢性疾病（疾病名称）						
71	第一种疾病代码						
72	第二种慢性疾病（疾病名称）						
73	第二种疾病代码						
74	第三种慢性疾病（疾病名称）						
75	第三种疾病代码						
调查前两周内病伤情况							
76	调查前两周内，您是否因为不舒服看过医生？ （1）是　　　　　（2）否						
77	调查前两周内，您是否因为不舒服通过网络（包括医院网站、App 等）咨询过医生？ （必须咨询的是具有执业资格的正规医生，不包括个人通过各类搜索引擎，直接搜索得到、未经正规医生审核的疾病诊治信息） （1）是　　　　　（2）否						

78	调查前两周内，您是否因为不舒服用过药或采取了自我医疗的措施？ （1）是　　　　（2）否					
79	调查前两周内，您是否因为不舒服休工、休学或者卧床休息 1 天及以上（包括老年人明显精神不振、食欲减退或婴幼儿异常哭闹、食欲减退等）？ （如填否，则不询问下表中的卧床天数、休工天数、休学天数等问题） （1）是　　　　（2）否					

问题 76 ~ 79 有一个选"是"，则填写以下内容；问题 76 ~ 79 都选"否"，则跳问 118

被调查成员代码						
80	您患的是什么病或伤？　　　（填疾病名称）					
81	（查填疾病编码）					
82	您这次病伤是什么时候开始发生的? （1）两周内新发　　　　　（2）急性病两周前开始发病 （3）慢性病持续到两周内					
83	您自己感觉病伤严重程度： （1）严重　　　（2）一般　　　　（3）不严重					
84	该病伤在调查前两周内持续了多少天（最长不超过 14 天）？					
85	调查前两周内，您因该病伤卧床休息了几天（最长不超过 14 天）？ （无卧床，填 0）					
86	调查前两周内，您因该病伤休工 / 休学了几天（最长不超过 14 天）？ （无休工 / 休学，填 0）					
87	调查前两周内，您是否因该种病伤治疗（包括遵医嘱持续治疗）过? （1）是（*如答是，则跳问 89*）　　（2）否					
88	您未治疗的原因（单选）： （1）自感病轻　（2）经济困难　（3）就诊麻烦　（4）无时间 （5）交通不便　（6）无有效措施　（7）其他					
89	调查前两周内，您是否因该病伤进行自我治疗？（无医务人员指导） （1）是　　　　（2）否（*如答否，则跳问 95*）					
90	调查前两周内，您因该病伤选择自我治疗的**最主要原因**： （1）自感病轻　（2）经济困难　（3）就诊麻烦　（4）无时间 （5）交通不便　（6）无有效措施　（7）自己知道治疗方法 （8）其他					
91	调查前两周内，您是否因该病伤自行用药？（无医务人员指导） （1）是　　　　（2）否（*如答否，则跳问 95*）					
92	如您自我医疗服用药物，药物类型： （1）处方药　　（2）非处方药　　（3）两者都有　　（4）不知道					
93	如您自我医疗服用药物，是否有抗生素： （1）是　　　（2）否　　　　（3）不知道					

94	调查前两周内，您购药自己负担了多少元？（不包括报销及个人医疗账户中支出的部分）					
95	调查前两周内，您是否因该病伤（去看病）到各类医疗卫生机构就诊？ （1）是　　　　　（2）否（**如答否，则跳问117**）					
96	调查前两周内，您为该病伤就诊过几次？					
以下问题询问调查前两周内第一次就诊的情况						
97	调查前两周内，您**第一次**就诊是在哪里： （1）诊所（卫生所、医务室） （2）门诊部（综合、中医、中西医结合、民族医、专科） （3）村卫生室　　　　　　　（4）社区卫生服务站 （5）社区卫生服务中心　　　（6）乡镇卫生院 （7）县/县级市/地（州、盟）辖市/省辖市区属医院 （8）省辖市/地区/州/盟/直辖市区属医院 （9）省/自治区/直辖市属及以上医院　　　（10）民营医院 （11）其他					
98	您选择上述单位就诊的**最主要**原因是： （1）距离近/方便　　（2）收费合理　　　（3）技术水平高 （4）设备条件好　　　（5）药品丰富　　　（6）服务态度好 （7）定点单位　　　　（8）有熟人　　　　（9）有信赖医生 （10）有签约家庭医生（11）其他					
99	此次就诊，您是否利用了中医（其他民族医）服务： （1）是　　　　　　　（2）否（**如答否，则跳问101**）					
100	此次就诊，您就诊机构的类型： （1）中医类（含民族医）机构　　　（2）非中医类机构					
101	此次就诊，您是转诊还是直接就诊？ （1）直接就诊（**跳问104**）　　　　（2）转诊					
102	您是从哪里转过来的？ （1）诊所（卫生所、医务室） （2）门诊部（综合、中医、中西医结合、民族医、专科） （3）村卫生室　　　　　　　（4）社区卫生服务站 （5）社区卫生服务中心　　　（6）乡镇卫生院 （7）县/县级市/地（州、盟）辖市/省辖市区属医院 （8）省辖市/地区/州/盟/直辖市区属医院 （9）省/自治区/直辖市属及以上医院　　　（10）民营医院 （11）其他					
103	转诊机构与本次就诊机构是否为医联体（**调查员协助判断**）？ （1）是　　（2）否　　（3）不知道					
104	此次就诊，您是以哪种方式挂号的？ （1）现场挂号　　　　　　（2）电话预约 （3）网络预约（包括微信公众号、手机App等方式） （4）通过医务人员预约　　（5）凭转诊条取号　　　（6）其他					
105	此次就诊，您挂了几个号？					

106	您此次就诊接受服务情况 　　A．疾病诊断、疾病指导与用药调整等（1）是　　（2）否						
	B．检验、检查　　　　　　　　　（1）是　　（2）否						
	C．开药　　　　　　　　　　　　（1）是　　（2）否						
	D．输液　　　　　　　　　　　　（1）是　　（2）否						
	E．门诊手术　　　　　　　　　　（1）是　　（2）否						
	F．其他治疗　　　　　　　　　　（1）是　　（2）否						
107	此次就诊，您在哪里买药？ （1）就诊机构（**跳问109**）（2）实体药店　　（3）网络药店 （4）未买药（**跳问109**）（5）其他						
108	您选择在非就诊机构买药的**最主要**原因： （1）就诊机构无药房　　　（2）就诊机构缺药（3）就诊机构药价高 （4）在所就诊的医疗机构不能使用医保卡　　（5）其他						
109	您此次就诊花费中自己负担了多少元？（不包括报销及个人医疗账户中支出的部分）						
110	此次就诊，您为该病就诊总共花费了多少交通等其他相关费用（元）？						
111	您认为此次就诊的**候诊时间**长短如何？ （1）短　　（2）一般　　（3）长						
112	您认为此次就诊机构的环境如何？ （1）好　　（2）一般　　（3）差						
113	您认为此次就诊医护人员的态度如何？ （1）好　　（2）一般　　（3）差						
114	您认为此次就诊的花费如何？ （1）不贵　（2）一般　　（3）贵						
115	您对此次就诊的总体满意度如何？ （1）满意（**跳问118**）（2）一般（**跳问118**）　　（3）不满意						
116	您**最不满意**的是： （1）技术水平　（2）设备条件　（3）药品种类　（4）服务态度 （5）医疗费用　（6）看病手续　（7）等候时间　（8）环境条件 （9）提供不必要服务（包括药品和检查）　　（10）其他						
117	您是否在调查前两周因本病未就诊，现按照医嘱持续治疗（用药）？（如前两周内因该病就诊，则不询问本问题） （1）是　　　　（2）否						
调查前一年内住院情况（2017年9月—2018年8月）							
118	调查前一年内，您是否有医生诊断需住院而您未住院的情况？ （1）是　　　　　　　（2）否（**跳问121**）						
119	医生诊断需住院而您未住院的情况共有几次？ （同一种疾病医生多次诊断，计为1次）						

120	您最近一次需住院而未住院的原因： （1）自认为不需要　　（2）自认为无有效治疗措施 （3）经济困难　　　　（4）自认为医院服务差 （5）自己无时间　　　（6）医院无床位 （7）医疗保险限制　　（8）其他						
被调查成员代码		01	02	03	04	05	06
121	调查前一年内，您是否因病伤、体检、分娩等原因住过医院？ （1）是　　　　　　　（2）否（如答否，则转问表3）						
122	如有住院，您住了几次？						

下列内容询问调查前一年内有住院经历的成员

被调查成员代码							
123	您本次住院的原因： （1）疾病　　（2）损伤中毒　　（3）康复　　（4）计划生育服务 （5）分娩　　（6）健康体检　　（7）其他						
124	您本次住院的出院诊断名称？　（填疾病名称）						
125	（查填疾病编码）						
126	您本次住院的入院时间（年）（4位，如：1998）						
127	（月）（2位，如：09）						
128	您本次入院是： （1）门、急诊收治住院（跳问131）（2）其他医疗卫生机构转入 （3）直接入院（跳问131）						
129	您从哪一类医疗卫生机构转过来的？ （1）社区卫生服务中心　　　　　　　（2）乡镇卫生院 （3）县／县级市／省辖市区属医院 （4）省辖市／地区／直辖市区属医院 （5）省／自治区／直辖市属及以上医院　　（6）民营医院 （7）其他						
130	您本次转院机构与本次住院机构是否为医联体（调查员协助判断）？ （1）是　　（2）否　　（3）不知道						
131	您本次是在下列的哪类医疗卫生机构住院的： （1）社区卫生服务中心　　　　　　　（2）乡镇卫生院 （3）县／县级市／省辖市区属医院 （4）省辖市／地区／直辖市区属医院 （5）省／自治区／直辖市属及以上医院　　（6）民营医院 （7）其他						
132	您本次住院是在： （1）本县（市、区）　　　（2）本市外县（市、区） （3）本省外市　　　　　　（4）外省						
133	您等候入院的时间（天）？（当天入院填一天）						

编号	问题					
134	本次住院，您是否做过手术？　　　　　　　　　（1）是　（2）否					
135	本次住院，您中途是否办理过出院手续？（指办理出院手续后，马上办理入院手续，住院患者没有离开医院）（1）是　（2）否					
136	您本次住院的天数？					
137	您本次出院是由于： （1）遵医嘱离院（**跳问139**） （2）未遵医嘱离院（患者未按照医嘱要求而自动离院） （3）遵医嘱转院（**跳问139**） （4）其他（**跳问139**）					
138	如您自动离院，自认为原因是： （1）久病不愈　　（2）病愈　　（3）经济困难 （4）花费太多　　（5）医院设施差　（6）服务态度不好 （7）医生技术差　（8）其他					
139	您本次住院医药费用总共是多少元？					
140	其中：自己负担了多少元？（不包括报销及个人医疗账户中支出的部分）					
141	您本次住院的医疗费用中，报销部分是如何结算的？ （1）直接减免 （2）先自己垫付，在同一医院医保窗口报销 （3）先自己垫付全部费用，回医保管理机构或单位报销 （4）其他（包括不能/不需报销等情况）					
142	您本次住院，所花费的交通、住宿、伙食、陪护等其他费用合计是多少元？（**没有填0**）					
143	您本次住院，在医院外接受检查、手术，购买药品、耗材等的费用是多少元？（**没有填0**）					
144	您认为此次住院的病房环境如何？ （1）好　　（2）一般　　（3）差					
145	您认为此次住院医护人员的态度如何？ （1）好　　（2）一般　　（3）差					
146	您认为此次住院医护人员向您解释治疗方案的清晰程度如何？ （1）好　　（2）一般　　（3）差					
147	您认为此次住院医护人员倾听您述说病情的认真程度如何？ （1）好　　（2）一般　　（3）差					
148	您认为此次住院的医疗花费如何？ （1）不贵　（2）一般　（3）贵					
149	您对此次住院总体满意程度如何？ （1）满意（**转问表3**）　（2）一般（**转问表3**）　（3）不满意					
150	您对于此次住院中您所接受的服务，您**最不满意**的是什么？（选一项） （1）技术水平　（2）设备条件　（3）药品种类　（4）服务态度 （5）医疗费用　（6）看病手续　（7）等候时间　（8）环境条件 （9）提供不必要服务（包括药品和检查）　　（10）其他					

表3 15~64岁女性调查表（1954年8月—2003年8月出生的女性回答）

表　　号：国卫调 04 表
制定机关：国家卫生健康委员会
批准机关：国家统计局
批准文号：国统制〔2018〕87 号
有效期至：2018 年 12 月

被调查成员代码						
151	近 12 个月内，您是否做过妇科检查？（1）是　　（2）否					
152	近 12 个月内，您是否做过宫颈癌筛查？（包括宫颈涂片、TCT、HPV 检查等）（1）是　　（2）否					
153	近 12 个月内，您是否做过乳腺检查？（包括 B 超、钼靶等）（1）是　　（2）否					
154	您曾经怀孕过几次（次）？（*未曾怀孕填 0，结束该成员调查*）					
155	您曾经生过几个孩子（人）？（*未曾分娩填 0，结束该成员调查*）					
156	您最后一次分娩的时间（年）（4 位，如：1998）					
157	（月）（2 位，如：09）					
下面问题询问 2013 年 8 月及以后有分娩的妇女的最后一个出生孩子的情况						
158	您这个孩子性别是：（1）男　　（2）女					
159	您怀这个孩子期间，做过几次产前检查？（*从未做过填 0，跳问 162*）					
160	您本次怀孕产前检查费用总共是多少元？					
161	您此次怀孕，是否做过产前筛查、产前诊断，排除孩子畸形和出生缺陷？（包括血清学筛查、B 超筛查、羊水穿刺或"无创产前基因检测（NIPT）"）（1）是　　（2）否　　（3）不清楚					
162	您孩子是如何出生的？（1）阴道分娩（*跳问 164 题*）（2）剖宫产					
163	如为剖宫产，**最主要**是谁提议的：（1）自己（2）丈夫（3）父母（4）医生（5）其他人					
164	您是在哪里分娩的？（1）县及以上医院　　（2）妇幼保健机构（3）乡镇街道卫生院　　（4）社区卫生服务中心（5）卫生室/所/站　　（6）民营医院　　（7）其他					
165	您这孩子出生时体重为多少克？					
166	您分娩费用总共是多少元？					
167	其中：自己负担了多少元（没有填 0）？（不包括报销及个人医疗账户中支出的部分）					
168	您产后 28 天内，接受产后访视（包括家访和电话访）的次数？（*没有填写 0，结束本表询问*）					
169	您产后访视的形式？（1）家访（2）电话访（3）家访及电话访（4）其他					

表4　6岁及以下儿童调查表（2012年8月及以后出生的儿童）

表　　号：国卫调 05 表
制定机关：国家卫生健康委员会
批准机关：国家统计局
批准文号：国统制〔2018〕87 号
有效期至：2018 年 12 月

被调查成员代码					
170	该儿童母亲在家庭成员表中的编码（**不在家庭成员表中的填 99**）				
171	该儿童父亲在家庭成员表中的编码（**不在家庭成员表中的填 99**）				
172	下列调查问题由谁回答（调查员判断）： （1）母亲　　　（2）父亲　　　（3）家庭其他成员				
母乳喂养、辅食添加及喂养					
173	您孩子是否吃过母乳？ （1）是　　　（2）否（**如答否，则跳问 178**）				
174	您孩子第一次吃母乳的时间：（让孩子试喂也算） （1）出生后半小时内　　　（2）出生后半小时到 1 小时内 （3）出生后 1 小时到 24 小时内　　　（4）出生 24 小时以后				
175	您孩子**纯母乳喂养**（指过去 24 小时内，孩子没有吃母乳以外的其他液体和食物）到几个月？（**开始就不是纯母乳喂养填 0，目前仍是纯母乳填 999**）				
176	您孩子在几个月大时开始有规律添加辅食？（**还没有添加辅食的填 999**）				
177	您孩子母乳喂养到几个月大？（**目前仍是母乳填 999**）				
健康体检					
178	近 12 个月内，您孩子接受了几次健康体检？（不包括为治疗疾病而做的检查）（**没做过填 0，并跳问 182**）				
179	健康检查时，是否检查过小孩牙齿？　　　（1）是　（2）否				
180	健康检查时，是否检查过小孩视力？　　　（1）是　（2）否				
181	健康检查时，是否抽血检查过血红蛋白（检测是否贫血）？　　　（1）是　（2）否				
儿童患病情况					
182	您孩子是否曾被诊断为贫血？　　　（1）是　（2）否				
计划免疫					
183	您孩子有预防接种证/卡吗？　　（1）有　（2）没有　（3）不知道				

表 5 60 岁及以上老年人口调查表（1958 年 8 月及以前出生）

表　　号：国卫调 06 表
制定机关：国家卫生健康委员会
批准机关：国家统计局
批准文号：国统制〔2018〕87 号
有效期至：2018 年 12 月

被调查成员代码								
日常生活能力（ADL）情况								
184	自己穿衣服：（1）没有困难 （2）有困难，但仍可以独立完成 （3）有困难，需要帮助 （4）无法完成							
185	吃饭：（1）没有困难 （2）有困难，但仍可以独立完成 （3）有困难，需要帮助 （4）无法完成							
186	洗澡：（1）没有困难 （2）有困难，但仍可以独立完成 （3）有困难，需要帮助 （4）无法完成							
187	上、下床：（1）没有困难 （2）有困难，但仍可以独立完成 （3）有困难，需要帮助 （4）无法完成							
188	上厕所：（1）没有困难 （2）有困难，但仍可以独立完成 （3）有困难，需要帮助 （4）无法完成							
189	控制大小便：（1）没有困难 （2）有困难，但仍可以独立完成 （3）有困难，需要帮助 （4）无法完成							
190	做家务：（1）没有困难 （2）有困难，但仍可以独立完成 （3）有困难，需要帮助 （4）无法完成							
191	管理钱及财物：（1）没有困难 （2）有困难，但仍可以独立完成 （3）有困难，需要帮助 （4）无法完成							
身体与功能情况								
192	近 6 个月内，您在听力方面属于下列的哪种情况？（戴助听器者，回答戴助听器时情况） （1）很难听清楚　（2）需要别人提高声音　（3）能听清楚							

193	近 6 个月内，您辨认出 20 米外熟人的困难程度是？（戴眼镜者，回答戴眼镜时的情况） （1）自觉极度困难　（2）自觉中度困难　（3）没有或轻度困难					
194	（家人回答）该老人有没有被确诊为失智（痴呆）？ （1）有　　　　　　（2）没有					
经济来源、社会参与和照护						
195	您**最主要**的经济来源是什么？ （1）劳动收入　　　（2）离退休养老金　　（3）最低生活保障金 （4）财产性收入　　（5）家庭其他成员供养 （6）其他（事业保险金、下岗生活费等）					
196	您参与了哪些社会活动（多选）？ （1）社区治安巡逻 （2）照料其他老人（如帮忙购物、起居照料等） （3）环境卫生保护　（4）调解纠纷　　　（5）陪同聊天 （6）需要专业技术的志愿服务（如义诊） （7）帮助照看小孩（8）其他　　　　　（9）无					
197	近 1 个月内，您的生活起居是否需要别人照顾？ （1）是　　　　　　（2）否					
198	您需要照顾时，**最主要**由谁来提供帮助？ （1）配偶　　　　　（2）子女及其他亲属（3）亲戚 （4）邻居　　　　　（5）保姆　　　　　（6）社区工作人员 （7）养老机构（护理员）　　　　　　　（8）医务人员 （9）其他　　　　　（10）无					
199	您患病时，**最主要**由谁照顾？ （1）无人照顾　　　（2）配偶　　　　　（3）子女及其他亲属（4）亲戚 （5）邻居　　　　　（6）保姆 （7）社区工作人员（8）雇佣的陪护人员（9）其他					
200	您享受过哪些老龄服务项目（多选）？ （1）预防保健　　　（2）医疗协助　　　（3）康复护理 （4）精神慰藉　　　（5）生活照料　　　（6）文体活动 （7）老年辅具用品租赁　　　　（8）老年教育　　（9）其他 （10）无					
201	您**最希望**的养老方式是？ （1）居家养老　　　（2）社区养老　　　（3）机构养老					

附件三
家庭健康调查表填写说明及
有关指标解释

一、调查对象

调查对象是被抽中样本住户中的常住人口。常住人口是指近半年内在本户居住的所有户籍人口和非户籍人口，也包括出生未满半年的婴儿、新结婚的配偶、轮流供养的老人和中小学生等，但**不包括**保姆等非家庭成员。

二、入户调查询问顺序

第一步：填写调查表封面中被调查户的基本信息；

第二步：向被调查者宣读"入户致辞"；

第三步：询问表 1 家庭一般情况，由家中最了解情况的人回答；

第四步：询问户主个人情况，从表 2 至表 5；

第五步：询问下一位家庭成员，从表 2 至表 5。

依次完成所有家庭成员的调查。表 2 至表 5 必须由本人回答，儿童或无应答能力者可由母亲或最知情者回答。

三、调查表代码

1. 县（市 / 区）行政区划代码，统一采用《中华人民共和国行政区划代码》国家标准，见五、附录（一）"全国第六次卫生服务调查样本县（市、区）及其行政区划代码"。

2. 乡镇（街道）代码，采用国家统计局统计用区划代码和城乡划分代码，代码共 3 位；具体查询培训材料光盘"样本乡镇（街道）、村（居委会）名单及其区划代码表"或进入调查系统查找。

3. 村（居委会）代码，采用国家统计局统计用区划代码和城乡划分代码，代码共 3 位。具体查询培训材料光盘"样本乡镇（街道）、村（居委会）名单及其区划代码表"或进入调查系统查找。

4. 住户代码3位，由县级负责抽样的工作人员根据抽样结果确定。第一次抽中户代码为001～060，备用户代码从061开始编，原则上要求使用的备用户不超过10户。

5. 家庭成员代码2位，其中01是户主，02号往后根据调查的先后顺序依次编码。

6. 疾病代码共3位，具体代码查指导手册疾病代码表。例如：结核病，填写代码006。

四、调查表的指标解释

（一）封面

户主：在本村（社区）花名册上登记的户主姓名，通过此人可以找到该户。

（二）表1　家庭一般情况调查表

本表由最熟悉家庭情况的人回答。

1. 户籍人口数　如果抽中户中成员户口均不在本房屋，或者所住房屋是租的，则户籍人口数填0。

4. 医疗卫生机构类型　妇幼保健机构、专科疾病防治机构按照相应的级别归入相应的选项中，归不到选项中的，放入其他。民营医院是指除了资产全部归国家所有或者全部归集体所有的公立医疗卫生机构之外的，通过股份合作、联营、有限责任公司、股份有限公司出资或者个人投资设立的非公立的医疗卫生机构。

6. 从您家到最近医疗卫生机构最快需要多少分钟　指以步行或搭乘交通工具等容易获得的最快方式到达距被调查户最近的医疗卫生机构所需的时间，单位以分钟计。

7. 饮水类型

（1）自来水：指在楼内、宅内、院内或街内，经过公用设施净化处理的利用管网集中式供水。

（2）受保护的井水、泉水：指采用井台加高、加井盖、定期投药消毒等措施保护的水井；采取了充分的保护措施，使水源不受到外界的污染，尤其不受排泄物污染的泉水。

（3）不受保护的井水、泉水：没有采取任何保护措施的井水、泉水。

（4）收集雨水：接受雨水，窖存饮用。

（5）江河湖泊沟塘水：河流、溪流、水坝、湖泊、池塘、水渠、灌溉渠道。

（6）其他：归不到其他类别的饮水类型。

8. 厕所类型

（1）水冲式卫生厕所：包括三格（四格）化粪池、双瓮式、沼气池式、普通家用化粪池以及通过管网到污水处理系统。

1）三格（四格）化粪池：主要由便器、过粪管、化粪池组成。三格（四格）化粪池是由三个（四个）相互连通的密闭的粪池组成，粪便由进粪管进入第一池依次顺流至第三池（第四池）。

2）双瓮式厕所：双瓮式厕所主要由便器、过粪管、前后两个瓮型粪池组成。

3）沼气池式厕所：沼气池式厕所由厕所、猪圈和水压式沼气池三者连通建造而成。其地下部分主要由便器、进粪（料）口、进粪管、沼气池（由发酵间和贮气池组成）、出料管、水压间（出料间）、贮肥池、活动盖、导气管等几部分组成。

4）通过管网到污水处理系统：具有完整的下水道系统，将粪污通过管网收集，集中排放到污水处理厂进行处理，使经过处理的污水达到国家允许的排放标准。

（2）水冲式非卫生厕所：粪便没有经过任何处理，直接冲水排到沟塘洼地。

（3）卫生旱厕：具有完整的厕室结构和储粪池，粪便没有暴露；包括粪尿分集式、双坑交替式、阁楼式、深坑防冻式等。

1）粪尿分集式厕所：粪尿分集式厕所要求粪、尿不混合分别收集，厕所结构由主要便器（粪尿分流便器）、贮尿池、贮粪池、晒板组成。

2）双坑交替式厕所：双坑式厕所，由两个结构相同又互相独立的厕坑组成。先使用其中的一个，当该厕坑粪便基本装满后用土覆盖将其封死，再启用另一个厕坑；第二个厕坑粪便基本装满时，将第一个坑内的粪便全部清除重新启用；同时封闭第二个厕坑，这样交替使用。

3）阁楼式：厕所粪坑部分全部建在地面以上，用土坯或干打垒砌成粪坑壁和厕所围墙，粪坑壁与厕室围墙衔接处架以多根木檩，供放置木制蹲板用。取粪口设在粪坑侧壁，取粪口旁设有发酵粪坑（池），粪便经堆肥处理后肥田。厕所旁有多层台阶供人上下，形似阁楼。

4）深坑防冻式：将储粪池顶部半封闭，设置掏粪口，且储粪部分修建在当地冻土层以下，可用长方体或用水缸（水缸上部用砖、石头、水泥砌成），防止因冬季储粪池冻结膨胀而使池壁胀裂。

（4）非卫生旱厕：厕所结构较简单，粪便有暴露，包括浅坑式和敞口的储粪池，以及直接排便到低地的厕所。

（5）公厕。

（6）无厕所。

（7）其他：不能归入上述类型的厕所。

9. **家庭总收入**　指调查户所有家庭成员在调查期内获得的工资收入、经营净收入、财产收入和转移收入的总和，既包括现金收入，也包括实物收入。需要扣减个人所得税、社会保障支出、赡养支出、利息支出等，不包括出售财物和借贷收入，也不包括遗产或一次性馈赠所得款项等。

10. **家庭总消费支出**　指住户用于满足家庭日常生活消费需要的全部支出，既包括现金消费，也包括实物消费。一般包括食品烟酒、衣着、居住、生活用品及服务、交通通信、教育文化娱乐、医疗保健、其他用品及服务等。

（1）食品支出：指调查户用于购买食品和饮食服务的相关支出，包括购买粮、油、菜、肉、禽、蛋、奶、水产品、糖、饮料、干鲜瓜果等食品的支出，也包括在外饮食支出和食品加工服务费。在农村地区，自家生产的粮食、蔬菜、水果等也应按照一般价格计算为费用支出。

（2）医疗支出：指调查户用于购买医疗器具、药品和医疗服务的相关支出。包括医疗卫生器具、药品以及门诊和住院的医疗总费用。包括从各种医疗保险或其他医疗救助计划中获得的报销款额。不包括保健相关支出。

（3）保健支出：指调查户用于购买保健器具、用品和保健服务的相关支出。包括保健器具、滋补保健品以及各种保健服务的总费用。

11. 贫困户 家庭年人均收入低于贫困线的家庭，需经扶贫办等部门认定。

12. 低保户 家庭人均收入低于低保标准，享受国家最低生活保障补助的家庭，需经民政等部门认定。

（三）表 2 家庭成员个人情况调查表

住户成员代码： 每位住户成员对应一个 2 位的代码，每户第一人为户主，代码为 01，其他成员按调查的先后顺序，从 02 号开始，依次编。

户主： 为其家庭成员所公认的、在家庭中起基本决定作用的、在大多数情况下是家庭经济的主要支撑者，其与户口本上的户主可能是同一个人，也可能不是同一个人。当调查本户时，调查员应当依据此定义经过了解后，来确定户主。

14. 成员姓名 没有正式姓名的可填小名或＊＊氏，婴儿未起名的可填写"未起名"。

16. 与户主的关系 每户第一人为户主，选 1；其余人口按其与户主的关系选择相应代码，其中：

（8）（外）孙子女：包括户主的孙子女、外孙子女、孙媳婿和外孙媳婿。

（9）兄弟／姐妹：包括户主的兄弟姐妹及他们的配偶。

（10）其他：包括姑、叔、表亲等其他亲属及同事、同学等非亲属。

17. 问题由谁回答 由调查员据实判断选择，原则上要求所有调查问题均应由被调查者本人回答，但若因本人未在现场或没有能力回答，则可由最熟悉该调查对象的知情者代答。

19～20. 出生日期 指被调查者出生的公历年月，年份用 4 位数来表示，月份用 2 位数表示。若被调查者使用十二生肖纪年，可通过"十二生肖纪年对照表"予以推算。

24. 文化程度 文化程度是指截止到调查时间，本人接受国内外教育所取得的最高学历或现有文化水平所相当的学历，共有 9 个选项，分别归入相应的文化程度。

（1）没上过学：指从未上过学，并且识字不到 1 500 个，不能阅读通俗书报、写便条的人。

（2）小学：指接受最高一级教育为小学程度的毕业、肄业及在校生，也包括未上过小学，但识字超过 1 500 个，能阅读通俗书报，能写便条，达到扫盲标准的人。

（3）初中：指接受最高一级教育为初中程度的毕业、肄业及在校生，相当于初中文化程度的人。

（4）高中：指接受最高一级教育为普通高中、职业高中、农业高中的毕业、肄业及在校生，相当于高中文化程度的人。

（5）技工学校：指接受最高一级教育为技工学校的毕业、肄业及在校生，相当于技工学校文化程度的人。

（6）中专（中技）：指接受最高一级教育为中等专业学校、中等技术学校的毕业、肄业及在校生，相当于中专／中技文化程度的人。

（7）大专：指接受最高一级教育为大学专科的毕业、肄业及在校生，经过国家统一举办的自学考试取得大学专科证书的，按国家教委颁布的大学专科教学大纲进行授课的广播电视大学、厂办大学、高等院校举办的函授大学、夜大学等其他形式的大学毕业生、肄业生、在校生。

（8）本科：指接受最高一级教育为大学本科的毕业、肄业及在校生，通过自学和进修大学课程，经考试取得大学本科证书的，按国家教委颁布的大学本科教学大纲进行授课的广播电视大学、厂办大学、高等院校举办的函授大学、夜大学和其他形式的大学毕业生、肄业生、在校生。

（9）研究生：指接受的最高一级教育为硕士、博士研究生的毕业、肄业及在校生。

27A. 城镇职工基本医疗保险　用人单位的职工参加的、由用人单位（雇主）和职工双方共同负担的，社会统筹和个人帐户相结合的医疗保障形式。

27B. 城镇居民基本医疗保险　由政府组织实施，针对城镇非固定就业人口，实行个人缴费与政府支持、社会捐助相结合，以提供大病住院和门诊特殊病治疗费用保障的一种基本的社会医疗保障制度（未与新农合合并）。

27C. 新型农村合作医疗　由政府组织、引导、支持，农民自愿参加，个人、集体和政府多方筹资，以大病统筹为主的农民医疗互助共济制度（尚未与城镇居民基本医疗保险合并）。

27D. 城乡居民基本医疗保险　部分地区将新型农村合作医疗与城镇居民基本医疗保险合并（至少在管理层次上实现统一），城乡居民参加同一医疗保障制度。

27E. 三保合一　部分地区将城镇职工基本医疗保险、城镇居民基本医疗保险和新型农村合作医疗合并（至少在管理层次上实现统一），城乡居民、职工参加同一医疗保障制度。

28. 其他社会医疗保障　除上述以外的其他形式，如：公费医疗、劳保医疗（劳保是指全民所有制工矿企业等单位的职工，一些集体所有制的企业等单位参照劳动保护条例给其职工及其亲属提供的劳动医疗待遇）等。

29. 大病保险　即城乡居民大病保险，是在基本医疗保障的基础上，对大病患者发生的高额医疗费用给予进一步保障的一项制度性安排，是基本医疗保障制度的拓展和延伸，是对基本医疗保障的有益补充。大病保险保障对象为城镇居民医保、新农合的参保（合）人，制度上与城镇居民医保、新农合相衔接，在参保（合）人患大病发生高额医疗费用的情况下，对城镇居民医保、新农合补偿后需个人负担的合规医疗费用给予保障，并采取向商业保险机构购买大病保险的方式来承办。

30. 商业医疗保险　是指个人与商业保险公司自愿签订保险合同并按合同规定缴纳保险费，以被保险人的身体为保险标的，使被保险人在疾病或意外事故所致伤害时发生的费用和损失获得补偿的一种人身保险，当被保险人有医疗费用支出时，由保险公司为参保人支付一定比例的医疗费用，不包括附着于人寿险（以人的寿命为保险标的），能够报销小部分医疗相关费用的险种。不包括从城乡居民基本医疗保险（城镇职工医疗保险、新农合）中拿出一部分基金，由医保管理部门统一交由保险公司管理的基本医疗保险。

32. 健康档案　指医疗卫生机构为城乡居民提供医疗卫生服务、公共卫生服务过程中的规范记录，是以居民个人健康为核心、贯穿整个生命过程、涵盖各种健康相关因素的系统化文件记录。

33. 家庭医生签约 与医生或者医生团队签订过长期、稳定的服务关系，在基本医疗、公共卫生和约定的健康管理等方面提供包括常见病和多发病的中西医诊治、合理用药、就医路径指导和转诊预约以及涵盖国家基本公共卫生服务项目和规定的其他公共卫生服务。

34. 婚姻状况

（1）未婚：无配偶的单身人士。

（2）已婚：已结婚有配偶，包括初婚、再婚、复婚。

（3）丧偶：已结婚但配偶已去世且未再婚。

（4）离婚：已离婚且未再婚无配偶的单身人士。

（5）其他：除上述四种情形外的其他状况及被调查者未说明的情况。

35. 就业状况

（1）在业：指 15 岁及以上人口，从事一定的社会劳动并取得劳动报酬或经营收入，自主灵活就业人员包含在内。

（2）离退休：指已经离休或退休的干部、职工和依靠领取退休金生活的人员，不包括离退休后又参加社会劳动，并领取工资补差（劳动报酬）的人。

（3）在校学生：指调查时为在校学习的人员（不包括在职教育的学生）。

（4）失业：指具备工作能力谋求工作，但未得到就业机会的人员，包括因就业机会不足长期待业的青年劳动力、土地被城市征用但在城镇还找不到合适职业的农民。

（5）无业：指无固定职业的人群（排除在校学生），包括因残障或长期卧床不能就业的城乡居民、超过劳动年龄不再参加社会工作的城乡居民。

36. 职业类型 询问在业和离退休人员，离退休人员填写离退休之前的职业类型。

（1）国家公务员：指依法履行公职、纳入国家行政编制、由国家财政负担工资福利的工作人员。

（2）专业技术人员：从事科学研究和专业技术工作的人员。

（3）职员：在国家机关、党群组织、企业、事业单位中从事行政业务、行政事务工作的人员和从事安全保卫、消防、邮电等业务的人员。

（4）企业管理人员：在国有或私有企业中担任行政和业务管理工作的人员。

（5）工人：指为挣工资而被雇用从事体力或技术劳动的人，他们本身不占有生产资料，只能通过自己的劳动才能获得工资性质的收入，包括除农业外各类工业、生产业和服务业的有关工人。

（6）农民：指长时期从事农业生产的有关人员。

（7）现役军人：现服役的军人。

（8）自由职业者：不隶属于任何组织的脑力劳动或服务的提供者，不向任何雇主作长期承诺而从事某种职业的人，他们在自己的指导下自己找工作做，经常但不是一律在家里工作。

（9）个体经营者：指由个人投资，以个人或家庭劳动为主，从事经营活动，依法经核准登记，取得经营资格的经营者。

（10）其他：不便分类的其他从业人员。

37～42. 身体功能　关于入户当天被调查者身体状况的健康相关生命质量的问题，调查员将问题读出来，按照被调查者自己的理解给出的答案填写，需要作解释时再稍作解释。

43. 您现在吸烟吗

（1）**吸烟**：指从抽第一支烟开始，累计吸烟达 100 支，并且现在还在吸；

（2）**已戒烟**：指累计吸烟曾经达 100 支，但现在已经不再吸烟了；

（3）**从不吸烟**：指从不吸烟或累计吸烟量未达 100 支者。

45. 开始吸烟的年龄　指吸烟者或戒烟者完整（基本完整）抽完第一支烟的年龄。

48. 参加体育锻炼　指有意识地为强体健身而进行的活动，不包括干农活、从事体力劳动等。

51. 健康体检　指面向社会绝大多数没有主观症状的受检者，通过正规医学检查尽可能地发现不易觉察的疾病或疾病隐患，从而达到"有病早治，无病早防"目的的一种健康行为。但是，健康体检不包括因病伤而去做的医学检查。

54. 血压是否正常　由被调查者根据最近一次血压测量的结果回答。

57. 高血压随访　按照高血压管理的规定，医务人员通过上门随访、电话、患者主动就诊等方式对高血压患者的血压情况、用药情况、控制效果等进行随访和管理。

63. 血糖是否正常　由被调查者根据最近一次血糖测量的结果回答。

66. 糖尿病随访　按照糖尿病管理的规定，医务人员通过上门随访、电话、患者主动就诊等方式对糖尿病患者的血糖情况、用药情况、控制效果等进行随访和管理。

69. 其他慢性病　除了高血压、糖尿病以外的慢性病，与慢性非传染性疾病定义不同，其含义是长期迁延不愈的疾病，具体标准为：①调查前半年内，经过医务人员诊断明确有慢性病（如冠心病、高血压等等）或②调查半年以前经医生诊断患有慢性病，在调查前半年内时有发作并采取了治疗措施如用药、理疗，或者一直在治疗以控制慢性病的发作等。过去曾有过慢性病，目前已痊愈，或在近半年内无发作或无症状体征者，不计为慢性病患者。

77. 通过网络咨询医生　通过正规医院的网站、互联网诊疗提供机构（如春雨医生等）进行疾病诊治方面的诊疗，提供疾病诊治的应为具有执业资格的医生，直接在网络搜索症状、疾病治疗方式、健康知识等不计在内。

被调查成员代码：调查前两周内患病的被调查成员代码与表 2 相同，若同一被调查成员两周内患过两种或以上病伤，则每种疾病分别填写一列，被调查成员代码不变。

80. 您患的是什么病或伤　如就诊过，则根据医生诊断填写；如未就诊，则由调查员根据患者主诉症状、体征等临床表现推断。对应的疾病代码可查"全国第六次卫生服务调查疾病分类——代码表"。

82. 病伤发生的时间

（1）**两周内新发**：指不适或病伤情况在调查前两周内发生。

（2）**急性病两周前发病**：指患急性病在调查两周前发生但持续至调查前两周内。

（3）**慢性病持续到两周内**：指患慢性病并持续至调查前两周内，或在两周内有用药或治疗。

83. 自感严重程度　由被调查者根据自己的判断回答。

84. **病伤在两周内持续天数** 指在本监测期内病伤的持续天数，最长不超过本监测期的天数。

85. **卧床天数** 指两周内，因该病伤卧床休息的天数，最长不超过两周。

86. **休工天数** 指两周内，在业人员因该病伤没有去工作的天数，最长不超过两周。**休学天数**：指两周内，学生因该病伤没有去上学的天数，最长不超过两周。

87. **因该病治疗** 指被调查者发生身体不适后为控制疾病和减缓症状采取的医疗手段，包括看医生（含遵医嘱持续治疗）和自我处治（用药、包扎、理疗等）。其中药物包括且不限于西药、中草（成）药等。因病伤、或自感不适、或就诊后服用凉茶等中草药煎制品也算作因病伤治疗的情况。

89. **自我治疗** 主要包括因病伤或自感不适而未经医生处方情况下，直接在药店购药（包括凉茶等中草药煎制品），使用家中原有或者非医生赠予的药物；在非医疗卫生机构购买凉茶等中草药煎制品，以及接受针灸、推拿等服务。不包括按照医生针对该病伤开具的处方而自己买药的情况。

92～93. **服用药品中，是否是处方药，是否有抗生素** 被调查者不清楚时，调查员可根据被调查者提供的药品进行判定。

95. **是否就诊** 指患病或受伤后，是否前往各类医疗卫生机构接受过医生的诊断和治疗。

96. **两周内就诊次数** 医生询问过病情，做过诊断，或开过处方即为一次就诊。在村卫生室进行连续性注射和输液时，一个疗程算作一次就诊。

99. **利用中医类服务** 接受中医诊治（望闻问切等），有中医处方、药物或接受了中医诊疗技术等任何一种就是使用了中医服务，包括西医医生开中药，但不包括中成药。

101. **此次就诊，是转诊还是直接就诊** 转诊指按照医生的建议到本次就诊的机构接受治疗；直接就诊是未经过医生的明确推荐，直接到本次就诊机构接受治疗。

104. **挂号方式** 挂号方式中的第六项"（6）其他"，包括"往次就诊已预约，本次就诊不挂号而直接就诊"等各种原因的未挂号。

106E. **门诊手术** 是指在门诊做的手术，费用在门诊进行结算，不包括日间手术。

109. **门诊就诊中自己负担了多少元** 指此次就诊中总医药费用中被调查者个人直接负担的费用，不包括报销及个人医疗保险账户中支出的费用。

110. **为就诊，交通及食宿等其他费用** 指此次就诊为了去医疗卫生机构就诊和治疗而发生的交通费、食宿费等除医药费以外的全部其他费用。

117. **调查前两周因本病未就诊，现按照医嘱持续治疗（用药）** 针对慢性病持续到两周内及急性病两周前开始发病者询问，上述患者在两周前到医疗卫生机构就诊，最近两周没有再就诊，但是按照医嘱持续治疗。

118. **医生诊断需住院而未住院** 指调查前一年内，被调查者在医疗卫生机构经诊断患有需要住院治疗的疾患或病伤，而由于各种原因实际并未住院治疗的情况。

119. **需住院而未住院的次数** 同一种疾病医生连续多次诊断，计为1次。

121. **住院** 指调查前1年内（2017年9月—2018年8月），因病、伤、分娩或体检等原因进行过住院诊断、治疗和康复，并且调查时已经出院。

被调查成员代码：调查前一年内有住院经历的被调查成员，成员代码与表1一致。若家庭成员多次住院并出院，需分别询问每次的住院情况并填写多列，该家庭成员的代码不变。应注意，若被调查者正在住院，还未出院，不算住院患者，只计入两周患病。

124~125. 出院诊断名称　填写病人出院时医生诊断的住院或损伤中毒名称。对应的疾病代码可查"全国第六次卫生服务调查疾病分类——代码表"。

133. 等候入院的时间　从医生建议住院到医院通知您住院，总共间隔了多长时间。当天入院定义为1天，第二天入院定义为2天，以此类推。

139. 住院医药费用　指该次住院的全部医药费。包括住院费、检查治疗、医药费等。包括自己支付和减免或报销的费用。

140. 住院中自己负担了多少元　指住院医药费用中被调查者个人直接负担的费用，不包括可报销或从个人医疗保险帐户中支出的费用。

142. 交通、住宿、伙食、陪护等其他费用　指被调查者及陪护人员该次因为住院所产生的交通费、住宿费、住院期间的伙食、陪护等费用总支出。

143. 院外购买药品、耗材、手术等费用　指本次住院因医院药品、耗材数量、价格、品种以及服务能力等原因导致的，需要患者到非本次住院的机构购买药品、耗材或做检查、手术的花费。

（四）表3 15~64岁女性调查表

本表由年龄在15~64岁（1954年8月—2003年8月出生）之间的女性回答，**建议由女调查员来单独询问，男调查员及无关人员请不要在场。**

151. 妇科检查　指妇女健康体检（常见病筛查）中的妇科检查，不包括因疾病或怀孕到医院就诊做的妇科检查。

152. 宫颈涂片检查　宫颈癌筛查方法之一，如果调查对象不记得是否参加宫颈涂片检查，可以稍微解释一下，比如"就是医生用一个小刷子，在你的阴道上面的地方刷一下，然后制成一个涂片，有没有做过这种检查？"。

153. 乳腺检查　指妇女健康体检（常见病筛查）中以乳腺癌筛查为目的的乳房检查，包括医生体检、超声检查和X线钼靶检查。

155. 曾经生过几个孩子　指活产儿数，即妊娠满28周及以上（如孕周不清楚，可参考出生体重达1 000克及以上），娩出后有心跳、呼吸、脐带搏动、随意肌收缩4项生命体征之一的新生儿数。

159. 产前检查　指常规产检，是孕产妇在怀孕期间为检查胎儿情况做的检查，仅化验是否怀孕不算是产前检查，不包括因病住院检查和出院后的随访，也不包括在临产当天入院进行的检查。

160. 产前检查费用　指本次怀孕期间，所有产前检查的全部费用。

161. 产前筛查和诊断　产前筛查针对全部产妇，具体指用于胎儿畸形的检查，包括早孕期或中孕期通过血清学和超声检查等排除胎儿患有唐氏综合征和其他染色体异常的风险以及在中孕期通过超声进行胎儿结构异常的"大畸形筛查"、无创产前基因检查（NIPT）。产前诊断针对高龄产妇以及存在一定风险的产妇，包括绒毛膜活检，羊膜腔穿刺，脐带血穿刺等侵入性方法以及影像学（超声、磁共振）等。

166. **分娩总费用** 指交给医院的费用，不包括交通、吃饭、陪护费等。可参考住院账单中的总费用。

168～169. **产后访视** 指分娩后 28 天内产妇接受检查、母婴保健和母乳喂养指导。

（五）表 4 6 岁及以下儿童调查表

本表调查对象是 6 岁及以下儿童（2012 年 8 月及以后出生），由孩子的父母或由最了解孩子情况的人回答，优先由母亲回答。

170～171. **该儿童母亲、父亲的编码** 填写该儿童母亲、父亲在表 2 中的编码。

174. **第一次吃母乳** 让孩子试喂也算。

175. **纯母乳喂养** 指过去 24 小时内，孩子没有吃母乳以外的其他液体和食物。即孩子仅从母亲或者乳母接受母乳喂养（包括挤出母乳喂养），除了可以口服或点滴输入维生素、矿物质（钙、铁、锌）、药用少量液体、糖浆以外，不能吃其他液体或者固体食物。

176. **辅食添加** 是指母乳喂养儿添加动物蛋白（肉、蛋、鱼、虾等）、植物蛋白（豆类及其制品）、碳水化合物（米、面及其制品，如：点心、饼干等）、水果蔬菜（包括新鲜果汁及罐头食品）。添加食物应为经常添加，偶尔添加不计为辅食添加。

178. **健康体检** 指儿童健康检查，不包括为治疗疾病而做的检查。

182. **诊断为贫血** 指经过医生明确诊断为贫血。

（六）表 5 60 岁及以上老年人口调查表

本表调查对象是 60 岁及以上老年人口（1958 年 8 月及以前出生），意识不清或无回答问题能力的，可由最熟悉情况的家人代答。

184～191. **生活日常能力情况** 根据老年人当日的实际情况填写，如老年人因故不能回答或不能正确回答（如痴呆或失语），则可根据家属或监护人员的观察、评定填写。

192. **听力方面** 在正常的生活、交往环境中，能够听到交谈者说话的情况，戴助听器者，回答戴助听器时的情况。

193. **辨认出 20 米外熟人的困难程度** 在正常的能见度条件下的情况，戴眼镜者，考虑戴眼镜时的情况。

196. **参与社会活动** 其中，帮助照看孩子既可以是照顾自家孩子也可以照顾别家孩子。

附件四
调查样本抽取方法

一、概述

1. 国家卫生服务调查抽查的原则是既要兼顾调查设计的科学性即样本地区和样本个体对全国和不同类型地区有足够的代表性，又不至于过多增加样本量而加大调查的工作量，即经济有效的原则。

2. 抽样的方法是多阶段分层整群随机抽样法。第一阶段分层是以县（市、区）为样本地区；第二阶段分层是以乡镇（街道）为样本地区；第三阶段分层以村（居委会）为样本地区。

3. 1993 年、1998 年、2003 年和 2008 年的四次国家卫生服务调查除个别地区行政区划调整外，基本保持了相同的样本县（市、区）、样本乡镇（街道）、样本村（居委会），每次调查只对样本住户进行重新抽取。2013 年第五次调查根据我国的社会、经济、人口等各方面的实际情况，对样本进行了扩大调整。本次调查的抽样框架、样本地区原则上与第五次调查保持一致，被调查户重新随机抽取。以下为第六次调查的样本抽取及调整规则。

二、样本抽取方法

（一）第一阶段分层整群抽样

1. **第一阶段抽样着重解决两个基本问题** 一是由于全国各县、市差异极大，如何确定第一阶段分层的基准；二是抽样比例，多大的县、市样本量能经济有效地代表全国和不同类型的地区。

2. **第一阶段分层基准的确定** 第一阶段分层的指标是通过专家咨询法和逐步回归法筛选的 10 个与卫生有关的社会经济、文化教育、人口结构和健康指标。10 个指标的主成分分析结果如附表 3-1。

从主成分分析中可以看出主成分 1 与绝大多数变量有十分显著的关联，意义十分明确，而且代表 10 个变量整体信息的 51.22%。其值的大小可以综合反映一个地区社会经济、文化教育、人口及其健康的发展。因此，确定主成分 1 为分层的基准，称它为分层因子。

3. **第一阶段的聚类分层** 在计算各县、市分层因子的得分后，用 K-Means 聚类分析方法将总体分为组间具有异质性和组内具有同质性的五类地区即五层。聚类分层的结果第一层有 201 个县（市或市区），占整个县（市或市区）的 8.2%；第二层有 650 个县（市或市区），占 26.5%；第三层有 698 个县

（市或市区），占 28.5%；第四层有 691 个县（市或市区），占 28.2%；第五层有 212 个县（市或市区），占 8.6%。

附表 3-2 显示了各层因子得分和选择的社会经济等变量的均值，可见各层呈明显的梯度。可以认为，第一层所在的市县，是社会经济、文化教育和卫生事业发展以及人群健康状况好的地区，第二层是比较好的地区，第三层是一般性地区，第四层是比较差，第五层是差的地区。

附表 3-1　主要社会经济和人口动力学指标的主成分因子模型

变量	单位	主成分 1	主成分 2	主成分 3
第一产业就业率	%	0.82*	−0.49	0.17
14 岁人口比例	%	0.80*	−0.10	−0.49
文盲率	%	0.69*	0.32	0.22
粗出生率	‰	0.69*	0.35	−0.10
粗死亡率	‰	0.67*	0.51	0.33
婴儿死亡率	‰	0.67*	0.60*	−0.02
人均工农业产值	元	−0.65*	0.53*	0.12
第二产业就业率	%	−0.84*	0.45	−0.10
初中人口比例	%	−0.92*	0.02	−0.04
≥ 65 岁人口比例	%	−0.10	−0.19	0.93*

注：* 代表具有统计学显著性。

附表 3-2　主要社会经济和人口动力学指标的主成分因子模型

层别	市县数	因子得分		社会经济和人口动力学指标				
		均数	距离	GNP	AEP	ILLIT	CDR	IMR
1	201	−2.435 4	3 210.28	3 330	15.7	19.7	5.1	17.5
2	650	−0.663 8	2 164.66	835	64.6	23.7	5.7	26.2
3	698	0.069 2	1 655.00	450	83.5	32.4	6.3	31.4
4	691	0.577 6	1 264.57	341	88.1	43.6	7.4	49.1
5	212	1.745 7	539.61	319	90.0	66.8	11.7	121.4

4. 第一阶段分层等概率多种样本容量的抽样　用经济有效的样本代表总体是抽样调查的精髓。样本量的确定基于以往的经验和其他国家抽样调查样本的设计，首先给定一个样本量大小的范围，确定抽取样本量为 120、90、60、45、30 五个大小不等的样本。为了保证各层每一个县（市或市区）都有同等被抽取为样本的概率，必须考虑不同大小样本量的样本在各层的分配，即按比例的分层抽样。见附表 3-3。

附表 3-3　不同大小样本量样本在各层的分配

层数	全国		不同大小样本量样本的分配				
	合计	占比 /%	120	90	60	45	30
第一层	201	8.2	10	8	5	4	2
第二层	650	26.5	32	23	16	11	8
第三层	698	28.5	34	26	17	13	9
第四层	691	28.2	34	25	17	13	8
第五层	212	8.6	10	8	5	4	3

按系统随机抽样方法，每个不同大小样本量的样本抽取 6 次。同一样本量的 6 次抽样，通过计算每次抽样样本各变量的统计量，分别与总体各变量参数进行比较，从中筛选出与总体参数最为接近的那个样本，作为该样本量的最佳抽取样本。

5. 第一阶段最佳样本量样本的选择与评价

（1）不同样本量样本各变量均值与总体均数的比较：不同样本量样本各变量的均值与总体各变量的均数之差的大小为绝对误差，绝对误差与总体均数之比为相对误差，同一样本各变量的相对误差具有可加性，其均数称为该样本各变量的平均相对误差。平均相对误差可作为判断不同大小样本量样本对总体代表性的一个尺度。同时，用" 1 - 平均相对误差"作为精确度。

附表 3-4 显示了不同样本量样本各变量的均数，与总体各变量比较的相对误差、平均相对误差和精确度。从不同样本量样本来看，平均相对误差随着样本量的减少而增大。如样本量从 120 减少到 60，平均相对误差由 1.4% 增加到 2.7%，增加了 62%，而样本量从 60 减少到 30，平均相对误差从 2.7% 增加到 5.6%，增加了一倍以上。样本量为 120、90、60 的样本精确度均大于 95%，也就是说样本量大于 60 就可对总体有较好的代表性。

（2）不同样本量样本各变量的分布与总体分布的比较：样本变量的分布与总体分布是否吻合也是衡量样本对总体代表性的一个尺度。附表 3-5 列出了不同样本量各变量分布与总体分布卡方检验的结果。从不同样本各变量分布与总体分布的结果，平均卡方值小于 9.49 这一差异有显著性水平的样本量为 120、90 和 60。鉴于上述分析，故可认为，样本量大于 60 的样本，各变量的分布大多与总体分布相拟合，对总体有较好的代表性。

（3）不同样本量样本分散度的评价：样本分散度指样本中各层的变量统计量对总体各层的代表性。在第一层中，样本量为 120 和 90 的样本，平均每个指标的精确度均大于 95%；样本量为 60 的样本，精确度为 89.4%。从第二层到第四层，样本量为 120 和 90 的各个样本，平均每个指标的精确度都大于 95%；第五层样本量为 120、90 和 60 的各样本，精确度分别为 94.1%、92.5% 和 93.9%，与上述四层相比，精确度略差一些。也就是说，要对总体各层有较好的代表性，样本量至少为 90，详见附表 3-6。

6. 考虑到经济有效的原则和对全国、不同类型的地区和上述每个指标的代表性，国家卫生服务调查的县（市或市区）样本容量取 90。

附表 3-4　不同大小样本社会经济和人口动力学指标的均数以及与总体均数的相对误差

指标	单位	全国均数	不同大小样本的均数				
			120	90	60	45	30
指标均数							
0~14 岁人口比例	%	33.6	33.3	33.6	33.5	33.0	31.9
≥65 岁人口比例	%	4.9	4.9	4.9	4.9	5.0	5.2
15~49 岁妇女比例	%	26.2	26.6	26.9	26.7	25.8	27.6
人均工农业总产值	元	806	795	767	702	756	813
第一产业就业率	%	74.4	74.5	75.5	76.4	76.2	75.4
第二产业就业率	%	15.4	15.5	15.2	15.0	16.1	14.0
文盲和半文盲率	%	32.1	33.4	33.4	33.0	33.2	34.6
初中学历人口比例	%	18.2	18.3	18.5	18.2	19.5	18.5
粗出生率	每千人口	22.5	22.7	23.3	22.5	21.3	21.4
粗死亡率	每千人口	6.3	6.3	6.3	6.3	6.0	6.2
婴儿死亡率	每千出生	32.4	30.5	30.2	30.2	26.2	26.9
相对误差							
0~14 岁人口比例	%		0.9	0.0	0.3	1.8	5.1
≥65 岁人口比例	%		0.0	0.0	0.0	2.0	6.1
15~49 岁妇女人口	%		1.5	2.7	1.9	1.5	5.3
人均工农业总产值	元		1.4	4.8	13.0	6.2	0.9
第一产业就业率	%		0.1	1.5	2.7	2.4	1.3
第二产业就业率	%		0.6	1.3	2.6	4.6	9.1
文盲和半文盲率	%		4.1	4.1	2.8	3.4	7.8
初中学历人口比例	%		0.6	1.9	0.1	7.1	2.1
粗出生率	每千人口		0.9	3.6	0.0	5.3	4.9
粗死亡率	每千人口		0.0	0.0	0.0	4.8	1.6
婴儿死亡率	每千出生		5.9	6.8	6.8	19.0	17.0
相对误差合计	%		16.1	26.5	30.0	58.2	61.2
平均相对误差	%		1.46	2.41	2.73	5.29	5.56
精确度	%		98.54	97.59	97.27	94.71	94.44

附表 3-5　不同大小样本量样本社会经济和人口动力学指标的频数分布与总体分布的拟合度检验

指标	不同大小样本的卡方值				
	120	90	60	45	30
平均人口数 / 县（市）人口大小	0.47	1.20	2.83	5.07	14.82**
0 ~ 14 岁人口数 /0 ~ 14 岁人口比例	4.74	4.36	7.19	4.56	26.12**
≥ 65 岁人口数 / ≥ 65 岁人口比例	9.10	8.83	21.7**	13.21*	20.90**
15 ~ 49 岁妇女数 /15 ~ 49 岁妇女比例	3.79	3.88	5.01	10.96*	32.47**
样本数 / 人均工农业总产值	2.92	6.27	6.69	12.56*	28.39**
第一产业人数 / 第一产业就业率	2.81	7.19	9.32	8.20	25.40**
第二产业人数 / 第二产业就业率	3.21	6.06	4.26	24.24**	30.38**
文盲半文盲人数 / 文盲半文盲率	4.37	4.87	8.44	7.28	32.62**
初中以上人数 / 初中以上人口比例	3.13	4.23	3.74	6.23	18.42**
出生人数 / 粗出生率	2.89	3.49	4.21	4.94	29.33**
死亡人数 / 粗死亡人数	1.91	2.03	5.77	15.16**	19.96**
婴儿死亡人数 / 婴儿死亡率	6.77	11.6*	14.8**	45.45**	51.02**
卡方值平均数	3.61	5.02	7.26	12.30*	25.39**
与总体分布无显著性差异的指标数	13	12	11	7	1

注：* χ95%（4）=9.49　** χ99%（4）=13.2

附表 3-6　不同大小样本社会经济和人口动力学指标的均数以及与各层均数的相对误差

变量	不同样本容量			
	各层均数	120	90	60
第一层				
0~14 岁人口比 /%	24.58	25.24	25.42	25.77
≥ 65 岁人口比 /%	4.60	4.46	4.43	4.50
人均工农业产值 / 元	3 330	3 378	3 505	2 463
第一产业就业率 /%	18.72	20.15	21.48	25.83
第二产业就业率 /%	55.91	54.21	54.55	51.88
文盲半文盲率 /%	13.69	14.96	14.95	16.98
初中以上人口比 /%	32.15	32.50	32.69	31.74
粗出生率 /‰	16.71	16.30	16.14	14.78
粗死亡率 /‰	5.11	5.16	5.26	5.25
婴儿死亡率 /‰	17.45	19.50	20.63	17.25
精确度 /%		96.80	95.60	89.40
第二层				
0~14 岁人口比 /%	32.36	32.96	33.72	32.24
≥ 65 岁人口比 /%	4.77	4.55	4.47	4.91
人均工农业产值 / 元	835	780	777	764
第一产业就业率 /%	64.62	66.10	66.28	65.56
第二产业就业率 /%	21.24	20.33	19.88	20.67
文盲半文盲率 /%	23.69	22.72	22.42	22.35
初中以上人口比 /%	21.65	22.38	22.34	22.80
粗出生率 /‰	19.90	20.09	19.47	18.45
粗死亡率 /‰	5.71	5.64	5.53	5.92
婴儿死亡率 /‰	26.20	25.34	25.72	23.82
精确度 /%		96.90	96.20	95.80
第三层				
0~14 岁人口比 /%	35.48	34.54	34.60	34.65
≥ 65 岁人口比 /%	4.86	5.11	5.11	5.03
人均工农业产值 / 元	450	429	410	437
第一产业就业率 /%	83.50	84.95	86.20	85.21
第二产业就业率 /%	8.18	7.75	6.83	7.25
文盲半文盲率 /%	32.41	32.59	32.03	30.57

变量	不同样本容量			
	各层均数	120	90	60
初中以上人口比 /%	16.55	16.68	16.70	16.40
粗出生率 /‰	21.73	20.90	21.22	21.84
粗死亡率 /‰	6.28	6.23	6.10	6.28
婴儿死亡率 /‰	31.39	30.59	30.83	30.57
精确度 /%		97.20	96.40	95.70
第四层				
0～14 岁人口比 /%	37.13	36.49	36.50	36.64
≥ 65 岁人口比 /%	4.64	4.76	4.88	4.61
人均工农业产值 / 元	341	345	346	338
第一产业就业率 /%	88.13	88.79	89.24	88.74
第二产业就业率 /%	4.84	4.35	4.06	4.24
文盲半文盲率 /%	43.58	44.05	44.57	43.68
初中以上人口比 /%	12.65	12.64	13.28	12.20
粗出生率 /‰	21.75	20.37	20.69	20.10
粗死亡率 /‰	7.40	7.31	7.33	7.29
婴儿死亡率 /‰	49.14	46.26	45.80	46.94
精确度 /%		97.10	95.80	96.80
第五层				
0～14 岁人口比 /%	40.16	40.50	41.05	41.06
≥ 65 岁人口比 /%	4.43	4.45	4.40	4.82
人均工农业产值 / 元	319	304	274	344
第一产业就业率 /%	90.00	86.84	86.47	86.64
第二产业就业率 /%	2.41	2.83	2.26	2.78
文盲半文盲率 /%	66.83	62.23	63.25	64.64
初中以上人口比 /%	5.40	6.29	6.26	5.27
粗出生率 /‰	32.20	36.30	36.61	37.71
粗死亡率 /‰	11.70	10.96	10.88	11.30
婴儿死亡率 /‰	121.45	112.00	100.67	122.80
精确度 /%		93.10	92.50	93.90

（二）第二阶段整群随机抽样

1. 在上述抽取的 90 个"样本县（市或市区）"中，以乡镇（街道）为第二阶段整群系统随机抽样单位。全国每个乡镇（街道）被抽取为"样本乡镇（街道）"的概率是 1 ： 160。第二阶段整群系统随机抽样，全国共抽取 450 个乡镇（街道）。平均每个"样本县（市或市区）"抽 5 个乡镇（街道）。第二阶段整群随机抽样具体由各样本县（市或市区）按下述方法抽取。

2. 第二阶段整群随机抽样的基准　由于一个县（市或市区）内社会经济、文化教育和卫生状况的差异远小于全国各县、市之间的差异，因而确定县（市或市区）的抽样基准相对容易。根据我国各县（市或市区）的基本特征、实际的可操作性和以往抽样调查常用的指标，确定采用人口数（或人均收入）作为分层基准。

3. 第二阶段整群随机抽样的方法

（1）将样本县（市或市区）所有的乡镇（街道）按人口数的多少（或人均收入的大小）由多到少依次排序；

（2）由多到少依次计算人口数（或人均收入）的累计数；

（3）计算抽样间隔，用累计的人口总数（或人均收入累计总数）除以抽取的样本数（累计总数／5）；

（4）用纸币法（随便拿出一张人民币，看人民币的号码与最初累计数哪一个数接近，取这个数为开始数）随机确定第一个样本乡镇（街道），然后加上抽样距离确定第二个样本乡镇（街道），依次类推确定第三至第五个样本乡镇（街道）。

（三）第三阶段整群随机抽样

1. 第三阶段整群随机抽样的基准和样本容量

（1）在同一个乡镇（街道）内，各村（居委会）的经济发展和卫生状况基本上变异不大。因此，第三阶段不用分层，直接采用整群随机抽样的方法从"样本乡镇（街道）"中抽取样本村（居委会）。但是，抽样时应按各村人均收入或人口数作为标识进行排序。第三阶段整群随机抽样由调查指导员负责。

（2）每个"样本乡镇（街道）"整群随机抽取 2 个村（居委会），全国共抽取 900 个村（居委会），全国每村（居委会）被抽为样本的概率为 1 ： 1 120。

2. 第三阶段整群随机抽样的方法

（1）将样本乡镇（街道）所有的村（居委会）按人均收入的多少（或人口数的大小）由多到少依次排序；

（2）由多到少依次计算人均收入（或人口数）的累计数；

（3）计算抽样间隔，用累计总数除以抽取的样本数（累计总数／2）；

（4）用纸币法（随便拿出一张人民币，看人民币的号码与最初累计数哪一个数接近，取这个数为开始数）随机确定第一个样本村（居委会），然后加上抽样距离确定第二个样本村。

（四）家庭健康询问调查样本住户的抽取方法

1. 样本量　每个样本村（居委会）抽取 60 户。

2. 抽样要求

（1）样本住户的抽取工作应由县调查负责人指导样本乡镇（街道）的调查指导员执行具体抽样操作；

（2）抽样过程应严格按照要求完成，并填写抽样操作表，该表需保存、备查。

3. 抽样方法

（1）将样本村（居委会）内全部住户（包括非本地户口住户）按名单顺序编号；

（2）根据本村（居委会）应抽取的样本户数确定抽样间隔；

抽样间隔 = 本村（居委会）内户数 /60（四舍五入，取整数）

（3）确定抽样住户：首先随机抽一张人民币，取其末四位数，该数除以抽样间隔后的余数确定为 K 值，则 K ≤抽样间隔。K 值为被抽中的第一个住户编号，K 值加抽样间隔为被抽中的第二个住户编号，K 值加两个抽样间隔为第三个被抽中的住户编号，以此类推。

另外，考虑到失访或拒绝调查，国家样本村（居委会）抽样时可多抽取 10 户，作为备用户。抽取方法是在上述抽取完毕以后，按上述步骤再从未抽取的住户中抽取。

三、调查样本调整方法

2013 年调查在保留原有样本县（市、区）的基础上，对样本进行了扩大调整，调整方法只影响第一阶段的抽样，新增样本在抽取样本乡镇（街道）、样本村（居委会）以及样本住户时，方法均与原抽样设计相同。

（一）分层方法

以县（市、区）为抽样单位。按照城乡和地区分层，共分为 6 层，分别是：东部城市、东部农村、中部城市、中部农村、西部城市和西部农村。

（二）计算样本量

1. 确定抽样标识　经过专家咨询以及参考以往调查经验，确定住院率为抽样标识，2008 年第四次国家卫生服务调查住院率为 6.8%，其 95% 可信区间为 6.5%～6.9%；

2. 计算每层所需要的样本人口数

$$n_i = u_a^2 p(1-p) \Big/ \delta^2 \qquad\qquad （式 3-1）$$

$$N_i = n_i \times DEFF \qquad\qquad （式 3-2）$$

（式3-1）计算单纯随机抽样的样本量。n_i 表示第 i 层所需要的样本量数；u_a 为检验水准所对应的 *u* 值；*p* 为住院率；δ 是允许误差。

（式3-2）计算多阶段分层随机整群抽样的样本量。N_i 为多阶段分层随机整群抽样样本量数；DEFF 为抽样效能，意义是多阶段分层整群抽样中多少样本能够提供单纯随机抽样中 1 个样本所提供的信息。

经计算每层样本量约为 4.6 万人左右。

3. 确定每层所需要的样本县（市、区）数 每个县（市、区）的样本户数仍然保持 600 户，根据以往国家卫生服务调查家庭规模的变化趋势推算，2013 年每个县（市、区）的样本人口为 1 800 人左右，由此计算，每层需要 26 个样本县（市、区）。

4. 计算总样本量和总样本县（市、区）数 根据每层所需要的样本县（市、区）数、样本人口数以及分层情况，计算总的样本量为：156 个县，约 27.6 万人口。

（三）抽取样本县（市、区）

以县（市、区）为样本地区，分层指标为城乡和地区，分为东部城市、东部农村、中部城市、中部农村、西部城市和西部农村，共分为 6 层。采用按系统随机抽样的方法在每层分别抽取 26 个样本县（市、区），遵循保持历史可比性的原则，按照被抽中概率差异在 10% 以内的标准，将以往调查样本地区纳入。通过计算每次抽样样本各变量的统计量，分别与总体各变量参数进行比较，从中筛选出与总体参数最为接近的样本，作为最佳抽取样本。

（四）第一阶段抽样样本情况

1. 样本均值与总体均数的比较 样本各变量的均值与总体各变量的均数之差的大小为绝对误差，绝对误差与总体均数之比为相对误差，相对误差具有可加性，其均数称为平均相对误差。平均相对误差可作为判断样本对总体代表性的一个尺度。同时，用 "1 - 平均相对误差" 作为精确度。附表3-5 显示了样本各个指标的均数以及与总体之间的相对误差，在经过加权调整前粗出生率、粗死亡率和城镇人口比例与总体存在一定差异，不同指标的平均误差是 4.39%，样本精确度为 95.61%；经过加权调整后，样本各个指标均与总体比较接近，平均相对误差仅为 0.94%，样本精确度为 99.06%。

2. 样本分散度的评价 样本分散度是指样本中各层的变量统计量对总体各层的代表性。样本分散度是指样本中各层的指标对总体各层的代表性。从附表3-7 和附表3-8 可以发现，东部城市、东部农村、中部城市、中部农村、西部城市以及西部农村的精确均在 95% 以上，可以认为，样本各层对总体各层具有较好的代表性。

附表 3-7 样本地区人口动力学指标的均数以及与总体均数的相对误差

指标	全国均数	样本地区		样本地区加权后	
		均数	相对误差	均数	相对误差
粗出生率	10.4‰	9.8‰	5.8%	10.2‰	1.9%
粗死亡率	5.6‰	5.3‰	5.4%	5.6‰	0.0%
男性人口比例	51.2%	51.2%	0.0%	51.2%	0.0%
5 岁以下人口比例	5.7%	5.4%	5.3%	5.7%	0.0%
60 岁及以上老年人口比例	13.3%	13.4%	0.3%	13.5%	1.5%
汉族人口比例	91.6%	92.0%	0.4%	91.6%	0.0%
城镇人口比例	50.3%	57.1%	13.5%	51.9%	3.2%
平均相对误差	—	—	4.39%	—	0.94%
精确度	—	—	95.61%	—	99.06%

注：样本地区加权是按照样本在东部城市、东部农村、中部城市、中部农村、西部城市及西部农村的分布及权重进行调整。

附表 3-8 样本地区不同层人口动力学指标的均数与全国各层均数的相对误差　　　单位：%

指标	东部城市	东部农村	中部城市	中部农村	西部城市	西部农村
粗出生率	9.0	3.4	3.4	0.2	8.6	2.6
粗死亡率	6.1	0.4	0.7	2.0	1.9	3.7
男性人口比例	0.2	0.4	0.1	0.1	0.2	0.2
5 岁以下人口比例	6.8	5.0	8.3	5.9	6.1	0.7
60 岁及以上老年人口比例	3.1	0.6	0.2	3.7	0.8	0.3
汉族人口比例	0.2	0.8	1.5	3.2	1.4	5.3
城镇人口比例	6.8	0.8	5.5	4.8	7.5	0.3
平均相对误差	4.6	1.6	2.8	2.8	3.8	1.9
精确度	95.4	98.4	97.2	97.2	96.2	98.1

附件五
重要概念及指标的计算公式

一、重要概念

1. **卫生服务需要（need）与需求（demand）** 人们对某种物品或服务的一种欲望或意愿，在经济学上称为需要；把在一定时期内的一定价格条件下所愿意购买的商品或服务的数量称为需求。从此定义中，我们可以知道，形成需求有两个重要条件：一是人们的购买愿望；二是购买者或消费者的支付能力。如果只有购买愿望而没有支付能力，或有支付能力而没有购买愿望，都不能产生有效的需求，从而不能在市场上形成实际的购买力。

人们对自己是否健康、是否患病、是否需要就医或接受预防保健服务作出主观判断（或愿望），称为卫生服务需要。卫生服务是人们赖以生存的一类特殊商品（服务）。卫生服务需求一方面表现在人们有利用卫生服务（医疗、预防、保健、康复等）来解决自身健康问题的愿望，另一方面表现在人们的相应支付能力上，故卫生服务的需求是指对卫生服务实际发生的有支付能力的卫生保健接触。由于居民对疾病和健康缺乏足够了解，以及卫生服务需求的不确定性、被动性，加之卫生服务效益的外在性，严格意义上的卫生服务需求与需要定义及其测量是很难确定的。

卫生服务调查研究目的之一是了解居民卫生服务需要与需求。由于家庭健康询问调查的局限性，能够了解到的卫生服务需要与需求也只能是某一部分或某个方面。在这次家庭健康询问调查中，我们把居民对自身健康的认识、自我报告是否患病、是否有接受门诊或住院治疗的主观判断或愿望定义为医疗服务需要，把妇女怀孕及婴幼儿保健的过程定义为妇幼卫生服务需要，预防服务需要从机构调查中获取。把采用治疗（包括门诊住院和自我医疗等）和使用妇幼保健服务的实际发生数量定义为医疗和妇幼保健服务需求。在理解这些定义时，应注意以下有关概念。

2. **疾病的含义**

（1）"患病"的概念：与前几次国家卫生服务调查一样，这里"患病"的概念是建立在居民自我报告的基础上，取决于居民对疾病或健康的认识，并非严格意义上的患病。国家卫生服务调查将居民患病的概念定义为：①有就诊；②对病伤有医疗（如服药物或采用推拿按摩热敷等辅助疗法）；③因病伤休工、休学在家或卧床一天及以上者（有些老年人明显精神不振、食欲减退或婴幼儿异常哭闹、食欲减退等）。

（2）两周患病、两周患病率：两周患病是指在入户调查当天的前 14 天内被调查的家庭成员出现上述三种情况之一者。如果一位被调查者两周内患多种疾病或损伤，应记为多次患病。目前大多数国家多次研究表明，两周患病的情况被调查者最易回顾；一定时期内患有或发生的疾病或损伤中毒可以计算时期患病率，两周患病率指调查的两周实际患病人次数与调查的总人数之比，用百分或千分率表示。

（3）"慢性病"的概念：疾病有急慢性之分，具体表现为时间范围。"国家卫生服务调查"对慢性病的定义强调必须有医生明确的诊断，即：①调查的前半年内，经过医务人员诊断明确有慢性病（如冠心病、高血压等等）；②半年以前经医生诊断有慢性病，在调查的前半年内时有发作并采取了治疗措施如服药、理疗，或者一直在治疗以控制慢性病的发作等。过去曾有过慢性病，目前已经痊愈，或在近半年内无发作或无症状体征者，不计为慢性病患者。

慢性病不一定在调查的前两周发病或发作，如果在前两周内有慢性病的发作或服药治疗，要同时计入两周患病和慢性病患病，分别计算两周患病率及慢性病患病率。

在询问调查时，一个被调查者可能同时有一种以上的慢性病，应该将所患的慢性病都填写，如果一个被调查者患有除了高血压和糖尿病以外的三种以上其他的慢性病，选择最主要的三种，在计算时这一被调查者填写了几种慢性病就算是几个病例。调查时，存在慢性病例数可以计算某一时点的慢性病患病率或某种慢性疾病患病率。

3. 失能与残障

（1）短期失能（temporary disability）与疾病的严重程度：测量卫生服务需要量和衡量居民健康素质，除了疾病患病和死亡等指标外，重要的是要了解疾病所造成人群正常功能的丧失和疾病的严重程度。世界卫生组织的《国际组织损伤、失能和残障分类（International Classification of Impairment, Disability, and Handicaps）》将人群正常功能的丧失称为失能（disability），失能分为长期失能和短期失能。

短期失能是指因病伤所造成人体正常活动的短暂受限。依据 WHO 的定义，在卫生服务调查中，设计调查居民两周内患病活动受限的天数，用因病休工、休学、卧床天数和平均住院天数等指标来描述短期失能和疾病的严重程度。在实际调查中，我们会遇到这样或那样的问题，如对于婴幼儿来讲，较多时间在床上躺着，不易测量他们因病实际卧床或活动受限的天数，WHO 强调在调查 0 ~ 15 岁婴幼儿和少年儿童时，依靠孩子父母对病情的客观判断确定。当几种疾病并存时，计算因某种疾病休工、休学及卧床的天数有一定的困难，应根据实际情况以一种为主的疾病计算，或是将疾病天数适当地分配在几种疾病上，但合计的天数不应该超过调查询问的期限数，如两周患病调查，休工、休学或卧床的合计天数不能超过十四天。在结果汇总计算时，采用性别、年龄别或疾病别平均每年每人短期失能天数等指标来表示，但要注意两周的资料换算成一年要乘以 26。

（2）长期失能（long-term disability）与残障（handicaps）：由于人口老年化和慢性疾病等公共问题越来越突出，长期失能的问题也成为卫生服务研究的重要方面。卫生服务研究将长期失能定义为日常生活中主要活动的长期受限，是评价居民生活质量（尤其是老年人）、慢性疾病严重程度和卫生服务利用的一项重要指标。长期失能包括残障，残障是一种严重的长期失能，主要强调失能的社会属性，即由于病伤长期卧床或坐立不起或不能进行户外活动，需要依靠他人的帮助才能起居。在第四次国家卫生服务调查表设计中，我们应用了 EQ5D 关于健康测量的指标。

二、部分指标计算方法及说明

1. 反映卫生服务需要的指标（患病及严重程度指标） 由于家庭健康询问调查的很多内容是以被调查者自报的方式进行的，被调查者对健康认识的不同、记忆和理解方面的原因，理论意义上的卫生服务需要的测量是比较难确定的，此次调查所测量的是现实意义上的通过询问能测知的卫生服务需要。还有一部分潜在的卫生服务需要应通过其他手段来测知，比如体检等。

（1）两周每百人患病人数（简称两周患病率）：指在每百名被调查的居民中，回忆出在调查日之前的两周内患病的人数，在本次调查中应为填写了两周病伤表格的总数，表明某一人群的两周患病频率。公式为：

$$两周患病率 = \frac{两周内患病人数}{调查总人口数} \times 100\% \qquad （式4-1）$$

（2）慢性病患病率：指每百名被调查的居民中患慢性病的人数或例数。

"国家卫生服务调查"对慢性病有明确的定义，并强调必须有医生明确的诊断，非常易于操作。慢性病患病率表示某一人群的慢性病的患病情况。患病例数是指如果一个人患几种慢性病就算几例，本次调查除了高血压和糖尿病以外，每人最多填报三种其他慢性病。公式为：

$$慢性病患病率（按照人数计算） = \frac{慢性病患病人数}{调查总人口数} \times 100\% \qquad （式4-2）$$

$$慢性病患病率（按照例数计算） = \frac{慢性病患病例数}{调查总人口数} \times 100\% \qquad （式4-3）$$

（3）两周每千人患病日数：指在每千名被调查的居民中，平均两周内患病的日数。公式为：

$$两周每千人患病日数 = \frac{两周内患病累计日数}{调查总人口数} \times 1000 \qquad （式4-4）$$

（4）两周每千人因病伤卧床日数：指在全部调查人口中，平均每千人因两周患病而卧床的天数，这是一个患病严重程度的指标。公式为：

$$两周每千人因病伤卧床日数 = \frac{两周内累计因病伤卧床日数}{调查总人口数} \times 1000 \qquad （式4-5）$$

（5）两周每千人因病伤休工日数：指在被调查的每千劳动人口（一般指年满 15 岁至未满 65 岁人口）中，因病伤而休工的天数。这不但是一个患病严重程度的指标，而且还是患病经济损失指标。公式为：

$$两周每千人因病伤休工日数 = \frac{两周内累计因病伤休工日数}{被调查劳动人口数} \times 1000 \qquad （式4-6）$$

（6）两周每千学生因病伤休学日数：指在被调查的在校学生中，平均每千人两周因病伤休学日数，这是患病的严重程度指标，同时也是损失指标。公式为：

$$两周每千学生因病伤休学日数 = \frac{两周内累计因病伤休学日数}{被调查的在校学生数} \times 1000 \qquad （式4-7）$$

2. 反映卫生服务利用的指标

（1）两周就诊率：指在每百名被调查的人群中，两周内因病、伤、保健等健康方面的原因去医疗卫生机构就诊的次数。两周就诊率体现了居民对医疗卫生服务机构的门诊利用频率，是一个很常用的卫生服务利用指标，是评价卫生服务社会效益及测算经济效益的指标之一，如果知道某地总人口，就可以测算该地总的就诊人次数。公式为：

$$两周就诊率 = \frac{居民两周内因病、伤、保健等去医疗机构就诊次数}{调查总人口数} \times 100\% \qquad （式4-8）$$

（2）两周患病未就诊率：这是反映就诊情况的负向指标，指患病未就诊人次数与两周患病人次数之比。未就诊率在某种程度上体现了居民因某种原因应看病而未去看病的百分比，是一个应该利用医疗卫生服务而未利用的指标，一旦未就诊的原因消失，这种潜在的需求很快就兑现为现时的需求，为医疗卫生服务的规划管理提供一个先行指标。公式为：

$$未就诊率 = \frac{患病未就诊人次数}{两周患病伤人次数} \times 100\% \qquad （式4-9）$$

（3）两周内未就诊比例：指患者两周内未去就诊人次数与两周患病人次数之比。它是反应两周内卫生服务利用情况的一个指标。公式为：

$$两周内未就诊比例 = \frac{患者两周内未就诊病例数}{两周患病例数} \times 100\% \qquad （式4-10）$$

（4）年人均就诊次数：指被调查者中，平均每人一年中去医疗机构就诊的次数，这个指标可直观地了解平均每个人在一年中的就诊频率，理论上该值为两周就诊率的 26 倍，公式中之所以乘以 26 是因为一年有 26 个两周。公式为：

$$每人每年就诊次数 = \frac{两周内因病伤就诊次数 \times 26}{调查总人口数}$$ （式 4-11）

（5）住院率：指一年内每百人住院次数，指自调查之日前 12 个月（或某一年）内，每百名被调查者住院次数。住院率体现了居民在医疗卫生机构住院的利用频率，也是一个很常用的卫生服务利用指标，也是评价卫生服务社会效益和测算经济效益的指标之一。公式为：

$$住院率 = \frac{12个月内住院累计次数}{调查总人口数} \times 100\%$$ （式 4-12）

（6）应住院而未住院率：住院率的负指标为未住院率，指有病经医生判断需要住院而因某种原因实际未能住院者的百分比。未住院率体现了居民因某种原因应住院而未能住院的百分比，是一个应利用医疗卫生服务而未利用的指标，可进一步深入探究未住院的原因，有的是因住院者经济上的原因，有的是卫生管理方面的原因，有的是交通方面的原因，还有的可能是应住院者认识方面的原因，根据不同的原因卫生管理部门应提出不同的对策，所以该指标为医疗卫生服务的改革、规划、管理提供一个可靠的指标。公式为：

$$未住院率 = \frac{12个月内用住院而未能住院累计次数}{需要住院人次数} \times 100\%$$ （式 4-13）

（7）一年内每千人住院日数：指每千名被调查者中，在 12 个月内平均住院的天数。这是用住院天数来说明某人群的住院利用的程度，若知道某地总人口就可测算此人群的总住院日数。公式为：

$$一年内每千人住院日数 = \frac{12个月内调查人口累计住院天数}{调查总人口数} \times 1000$$ （式 4-14）

（8）每人每年住院日数：指被调查者中平均每人一年住院的天数，该指标可从一年内每千人住院日数换算而来，说明的是每个人的情况。公式为：

$$每人每年住院日数 = \frac{累计调查人口一年内住院日数}{调查总人口数}$$ （式 4-15）

3. 反映卫生服务支付费用的部分指标

（1）平均两周就诊直接医疗费用：因两周病伤去医疗卫生机构就诊的患者，因医治两周患病而花费的医疗费用（药品费、检查费、理疗费、材料费、挂号费等），不包括自我医疗的费用，未去就诊者不计入分母。公式为：

$$平均两周就诊直接医疗费用 = \frac{所有两周就诊者医疗费用之和}{所有两周就诊人数}$$ （式4-16）

（2）平均两周就诊间接费用：因两周病伤去医疗卫生机构就诊的患者，所花费的间接费用，包括交通费、营养伙食费、送礼费用等，不包括自我医疗的费用，未去就诊者不计入分母。说明因病去医疗机构就诊的其他费用情况。公式为：

$$平均两周就诊间接费用 = \frac{所有两周就诊间接费用之和}{所有两周就诊人数}$$ （式4-17）

（3）次均就诊医疗费用：指因两周病伤而去医疗卫生机构就诊的患者，平均每次去医疗机构就诊的医疗费用。公式为：

$$次均就诊直接费用 = \frac{调查两周因病伤就诊者医疗费用之和}{调查总就诊人次数}$$ （式4-18）

（4）平均住院医疗费用：指因健康原因去医疗卫生机构住院的患者，平均每次住院所花费的医疗费用。公式为：

$$平均住院医疗费用 = \frac{调查住院者医疗费用之和}{调查总住院人次数}$$ （式4-19）

（5）平均住院间接费用：指因健康原因去医疗卫生机构住院的患者，平均每次住院所花费的间接费用。公式为：

$$平均间接住院费用 = \frac{调查住院者间接费用之和}{调查总住院人次数}$$ （式4-20）

附件六
主要参与人员名单

北京市

省级：琚文胜、郭默宁、谭鹏、路凤、郑建鹏

东城区：何洁、卢晓晨、王海燕、袁智、李丹、曹桂丽

密云区：邢颖、李士凤、张然、宋学敏、宋秀菊、王林

天津市

省级：陈东旭、杨光明、王增强、安建国、范毅

河北区：王静、孙伟、张桂萍、孟祥赟、袁洁、张岚轩

滨海新区：李楠、张立娟、陈虹、王宁宁、黄红香、郭芬芬

蓟州区：吴红彬、李继辉、王静、李秀丽、刘中云、王俊霞

河北省

省级：狄岩、赵建勋、李术君、展亮亮、王鸿雁

唐山市路北区：刘竞文、宋思蒙、刘彧、魏佳佳、张晓辉、安筠

邯郸市武安市：张学强、王峰、郝秘红、姜臻、李锋、郭士杰

保定市唐县：王静毅、杨跃宗、尤会涛、张立宁、罗建良、栗伟

承德市丰宁县：黄淑春、丁海英、胡金生、张志国、王磊、郭斌

山西省

省级：王瑞杰、周春飞、邢华波、孟津鑫、杜惠丽

大同市云冈区：樊治强、李栋良、邢惠祺

大同市平城区：杨建喜、张玉佳、马智刚

阳泉市平定县：张嵘峰、孟计明、梁海燕、张新亚、张旭锐、杨东

长治市武乡县：冀鸿飞、史红苗、武彩萍、张昊、弓燕芳、李俊峰

晋城市阳城县：李敏、郭斗平、郭爱平、上官吉锋、路菲、王伟

内蒙古自治区

省级：王成亮、王润明、乌健鑫、高珂宇

赤峰市喀喇沁旗：赵庆华、宏伟、董继涛、邵晓燕、于飞、王廷龙

通辽市开鲁县：田占武、焦彦来、史建霞、赖兆民、刘晓丽、王丽丽

鄂尔多斯市准格尔旗：董宏、菅林义、田建军、贺军、韩文慧、刘美翠

辽宁省

省级：王桂芬、邱月爽、徐洪斌、薛杰、宋晶晶

沈阳市大东区：郎艳、陈宏、崔荣新、葛瑶、王会芝、李文杰

大连市沙河口区：闫莹、李游、高丽玲、白璐、白晓琳、盛俊慧

抚顺市新宾满族自治县：孙婧妍、陈丽华、张文舒、赵述、刘宾、赵婷婷

营口市西市区：刘继光、朱旭、汪文辉、任月秋、李颖、许宁

辽阳市灯塔市：杜建新、洪岩、董明、姜小伏、曾庆利、方彩凤

吉林省

省级：张启军、于丽莎、陈伟、赵桂英、孙黎春

吉林市丰满区：陈丽、王淑慧、盛薪潼、刘立立、钟赛男、刘晶

四平市铁东区：朱桂媛、于海艳、张文英、车彤轩、温暖、郑秀兰

辽源市东丰县：刘云伟、孙美龄、姜春娥、刘腾飞、石凤艳、苏欣

延边州延吉市：尹文柱、乔丽娜、陈志宏、王莉、董晓丹、李阳

黑龙江省

省级：李宏海、李广武、李金梅、杨静、郎英旭

齐齐哈尔市富裕县：安静、王丙江、王春鹏、周鸣辉、闻明、卢艳平

鹤岗市工农区：孙宁、李瑞、高伟华、刘欢、杨艳华、高鹏

双鸭山市宝清县：尚艳文、马丽、崔正国、田海英、刘译阳、孙婷婷

大庆市大同区：李春光、毕延庆、毛彦成、孙宏梅、李小红、王会双

绥化市北林区：姜云峰、姚晓明、汪洋、杨博辉、张宏宇、李欣

上海市

省级：谢桦、陈雯、邵祯谊、王越、曹晓琳

黄浦区：沈彬、孙红、黄欣、邹玉华、王嫣、陈倩

松江区：单珍妮、沈晓燕、庄旭云、陆洁、柳霞、叶瑾

崇明区：赵建华、徐健、倪惠珍、张小生、朱伟、方玉娟

江苏省

省级：吴海峰、薛成兵、陈安琪、徐爱军

无锡市锡山区：顾晓龙、滕庆燕、华姗姗、景婷、刘倩、刘学芳

徐州市邳州市：张芬、孙曙光、王建、刘华山、赵成龙、冯辉

常州市武进区：葛凌云、陆雪良、蒋小仙、金建素、刘佳、肖辉

苏州市姑苏区：冯洁、吴迎春、叶李、吴伟伟、任龙龙、蒋惠英

淮安市金湖县：束其亚、凌太珍、郑泽梅、黄吉林、刘兰馨、邵玉林

镇江市扬中市：朱纪文、陈华、秦安文、杨云、何永喜、温德勤

浙江省

省级：卢海、徐晓慧、马晓姣、吴思静、王浩

杭州市上城区：叶青青、章雅丽、王燕、黄卿、俞洋、赵小花

杭州市桐庐县：盛静、吴渠华、袁洁、田丽、詹水珍、蓝洪良

宁波市海曙区：金芹、朱平、吕炜、俞海飞、朱政玉、周宁

嘉兴市桐乡市：朱月梅、沈关宏、张建江、吴美清、韩雅斌、吴亮亮

绍兴市嵊州市：李银彬、宋燕玲、黄万良、卢梦婷、张玲琳、张晓天

台州市黄岩区：朱学良、王永亮、张鸿斌、柯海燕、许薇娜、陈建明

安徽省

省级：高俊文、孙萍、马伟、徐昌娟、谭冬

合肥市庐阳区：石海林、孙靖淮、程松、潘霆、郭涛、刘广芹

合肥市庐江县：丁云雨、郑荣稳、徐继林、卢和峰、何森斌、姚孝勇

芜湖市繁昌县：俞柒、王金宝、恽星星、项旭、江红波、谢冬冬

蚌埠市固镇县：王卫、王辉、刘峰、吕光华、郑伟、徐琛

淮南市八公山区：汪朋、李殿军、赵强宝、桂利英、谷永红、李娟

安庆市大观区：王庆、丁娟、刘芳、刘治荣、李宾、鲁丽娜

黄山市黄山区：王志国、项丽、王英、王选、江照冬、王为乐

豪州市蒙城县：孙凯、刘辉、王中芳、刘永飞、付建军、过祖英

福建省

省级：陈厚銮、洪涛、马泉、黄才茂、刘文娟

福州市永泰县：朱金都、侯功连、林群、郑钊、陈水仙、柯春容

三明市宁化县：廖莲花、巫元伙、张德珠、郑振福、廖长云、宋桂兰

泉州市洛江区：黄孕号、曾献彬、许惠民、施贵福、李锦慧、黄武旺

南平市建阳区：罗长凤、陈承立、张丽珍、陈美仙、陈杰、王桂萍

龙岩市永定区：李志群、苏锦全、阙富荣、张巧华、郑坤华、刘凤兰

江西省

省级：曾传美、萧锘、徐奋飞、沙艳朋、温涛

南昌市东湖区：潘琼云、魏志斌、胡智芬、姜芸、艾慧、罗鸣

赣州市章贡区：庞立新、刘娟、谭萍、丁建军、刘冬梅、刘遗谧

宜春市袁州区：王顺斌、袁小波、刘力亚、刘军华、袁伟、朱宜林

宜春市上高县：吴梅香、黄木兰、胡雄伟、简姓名、晏文、漆尚文

宜春市高安市：沈彩荣、陈云山、宋光荣、付继平、简禄辉、陈鸽

上饶市鄱阳县：骆俊生、张幸福、鲁海林、杨琰、王汉栋、黄湘君

山东省

省级：迟蔚蔚、李磊、苟延农、孙经杰、王金凤

青岛市市北区：时恒、郑洪文、孟钰、梁凤、李楠、陈岩

淄博市周村区：鲍滨、吕峰、莫宝云、王静、梁艳、解越

烟台市招远市：李春蕊、吕国馨、王德春、徐韶彬、李军、宋书斌

潍坊市潍城区：张珊、陈孟晖、韩东香、刘海波、王志霞、尉娜

济宁市梁山县：丁伟、陈明涛、潘忠、尹浩、马来华、郭居彪

德州市禹城市：李凤平、宋春周、李俊峰、马文涛、马航、李彩霞

聊城市阳谷县：祝月山、林丽芳、李红冉、杜晓蕾、孙士豹、王华秀

滨州市滨城区：刘德锋、李艳红、籍玉宁、孝昆明、于卫庆、孙广波

河南省

省级：胡光辉、范军星、朱英建、时松和

开封市顺河区：朱顺兴、宋艳芳、贾姗、张东伟、韩霞、索菲

洛阳市汝阳县：孟利坡、刘伟国、丁会杰、朱延召、黄晓、李学良

平顶山市石龙区：刘广召、李亚非、刘志峰、余霞飞、杨雪雅、池增琴

新乡市卫滨区：王玉华、张晓盟、张素娟、王琳、王芳、祁菁

焦作市解放区：韩莲、昝金霞、李冬玲、张婧、岳晓、赵睿

濮阳市南乐县：李丽娟、常国颖、连现强、赵晓晓、王文祥、刘伟伟

南阳市卧龙区：王景超、杨新然、胡婷、周海龙、刘舒同、李孟雨

商丘市睢县：陈明星、马静、李玉霞、宋召、曹栋梁、李威威

周口市扶沟县：史晨光、任小珍、甘世玲、闫春州、吴建岭、温志强

湖北省

省级：曹艳清、钟锴能、张研、姚强

武汉市青山区：吴冲、张曼、吴金玉、谢瑞、陈莹

黄石市西塞山区：李玮、董莉、胡莎莎、郑欢、徐梦慧、罗亚丽

十堰市竹溪县：明昌斌、严信文、明慧、胡敏、吴娟、童丽、何金煜、熊大山

宜昌市西陵区：李艳丽、吴静、杨模俊、谭成功、董喆、李媛丽、韩晶晶

襄阳市老河口市：任慧琴、徐明强、王涛、肖艳敏、周玲、侯俊杰、王艳红

鄂州市鄂城区：杨金元、李仁学、马正华、范向阳、徐细艳

黄冈市麻城市：李激、周义和、舒红心、李进、王锦丽、夏玉琳、商晓伟

恩施州鹤峰县：董家双、贾开国、李庆华

湖南省

省级：黄德建、史千山、彭曼华、谭韦、王萍

长沙市天心区：王黎、袁颖、李智梅、胡丽、彭洁、伍欣

衡阳市蒸湘区：刘洋、邓正明、夏榕、李巧云、聂东良、谢小东

岳阳市云溪区：甘洁、喻小琪、彭泽军、张海斌、江满珍、何云

常德市安乡县：丁全富、张晏、邓超、吴年金、胡松、张文

张家界市慈利县：吴辉、胡彩红、孙颂华、邢鹏夏、吴佳文、杨银桓

郴州市安仁县：周昪武、单晓锋、贺志贞、刘林、钟小文、何红兴

怀化市鹤城区：尹小妹、黄漫洁、瞿燕、李琦、肖慧、杨松喜

湘西州永顺县：李泽勤、杨洋、卢二、杨文、唐韬、刘云花

广东省

省级：黄晓亮、胡伟、冯丽芬、陈龙

广州市荔湾区：李刚、范丽君、叶梦莉、林彩云、李靖雯、彭淑娴

深圳市南山区：彭康为、王长义、方瑶、田世宏、王宇楠、林宜

佛山市顺德区：孔尚珩、吴丽红、陈淑娟、潘艳容、苏颖珊、潘玉兰

肇庆市四会市：何艳辉、林善文、李彩云、黎世广、陈杰洪、陈振雄

梅州市梅江区：黄东杰、蔡永清、曾江城、侯富、陈畅庆、林念元

阳江市阳东区：陈思泳、黄镇浩、许英俭、谭志健、林冰、郑春敏

清远市英德市：林小丹、张飞龙、杨敏锐、范玉环、邓北妹、丘慧灵

中山市市辖区：张敏、李巧君、谭艳丽、梁黎坊、黄洁莹、黄梓珊

广西壮族自治区

省级：杨光业、李超云、成龙、农青娇、梁秋瑜

南宁市宾阳县：韦旭雄、卢增阳、黄俊、黄安、谢伟精、覃斌

柳州市柳南区：覃冠基、谭艳玲、毛秋艳、范鑫、杨海英、黄敏丽

桂林市七星区：邓志强、张冬姣、丁莺、周伟安、阳白秀、唐华

北海市合浦县：苏家梅、宁继庆、庞家荣、陈虎、陈嘉熹、梁健屏

贵港市港北区：陆祖梅、陈静、郑肖、黄树艳、叶天贵、黄鋆

河池市罗城仫佬族自治县：李燕红、甘培燕、张秀武、秦息枝、谢昌儒、黄世怀

海南省

省级：陈伟、盆白玫、陈昌裕、陈光焰、黄孙赫

海口市龙华区：李凌翰、沈晓颖、赵良缘、徐文芽、符小慧、林蔓霞

省直辖县文昌市：杨珊、符晓妮、黄榆、陈春妹、林鸿流、林升伟

重庆市

省级：王卫、吴开明、黄鹤、许小兰、刘小利

万州区：王娟、刘丽、吴金花、匡晋明、程启兵、牟丽帆

渝中区：卢洋、陶雪琴、雷情、孙方胜、徐丹、刘飞

沙坪坝区：魏运清、陈青竹、姜伟、罗兴能、刘波、谢晋

黔江区：李明镜、李晓华、黄友良、李爱、李小刚、杨小凤

忠县：刘媛媛、涂秀蓉、黎克勇、潘宗香、彭福春、肖波

四川省

省级：潘惊萍、段占祺、张雪莉、张菊英、罗玉英

成都市青羊区：李建英、罗小庆、徐春艳、钟佳婕、刘永琼、陈晓蓉

自贡市大安区：郑燕梅、李萍、刘茂婷、陈寒寒、魏薇、肖米雪

泸州市江阳区：王思楠、陈霖、刘慧、张洪文、代伟、高才红

绵阳市盐亭县：胥旭芹、顾剑、许乔、赵双、许晓婷、马志

遂宁市安居区：刘刚、何琴、陈莉、向亮、黄芬、佘毅

南充市阆中市：罗英杰、董均先、伏正勇、宋庆、杨中琳、杨华平

眉山市东坡区：王燕、吴林栖、何俊良、韦利红、陈霞、苏慧

贵州省

省级：齐兴顺、郭艳、王蕾、汪俊华、杨梅

贵阳市乌当区：田莉、张治品、范磊、程茂、陈启秀、王黔

遵义市湄潭县：任必言、田茂军、袁仕华、康清江、刘交交、刘奇军

铜仁市玉屏侗族自治县：李翔、姚松珍、张仁建、向万水、黄义明、刘彩云

黔东南州施秉县：潘甚行、李康贤、杨再发、杨家旺、计敏、王英法

云南省

省级：吴宏、吴平、杨霞、李婧、康文倩

昆明市五华区：陈玉泉、夏韬、周帅、周曦、马翠芝、杨家昆

曲靖市麒麟区：杨琴、保圣灵、张丽、巴海庭、郭红檐、张倩

文山州广南县：龚玉弘、张朝权、王永运、郭发秋、蒙海山、何廷会

大理州祥云县：普冬明、和祎骄、冯慧芳、伍庆芬、张春城、洪建桃

临沧市临翔区：张永林、张顺治、郑兴燕、王蓓、陈荣林、吕言廷

西藏自治区

省级：丹增朗杰、董世泽、嘎玛旦增

拉萨市城关区：索朗多吉、德央、加央克珠、卓玛旺姆、袁芳、次旦卓玛

拉萨市墨竹工卡县：廖巧真、扎西洛珠、边巴次仁、巴桑卓玛、云旦、米玛拉珍

陕西省

省级：虢玲侠、程谦克、杨柳、刘亚婧、任琳

西安市临潼区：杨润、张育梅、张德聪、张红娟、张柯甲、何建英

宝鸡市金台区：桑宝平、辛胜利、许明红、谭引琴、白向荣、汪炜雯

宝鸡市眉县：谢建设、张智强、韩小军、贺玺平、于军辉、白利平

咸阳市渭城区：郭亚娟、程勇、魏锐凤、王丹、武亲、司美丽

安康市汉阴县：连兵兵、方德春、兰夏、邝小干、谭宗前、柯巍

甘肃省

省级：姚进文、路杰、胡晓斌、白焕莉、高歆

兰州市榆中县：魏琼、张彦、杨文泽、白彪亮、梁永平、金岩

白银市景泰县：马保玲、李逢岳、汪金涛、程晓庆、石生泉、朱世荣

天水市麦积区：周晓纲、冯向英、安宝琴、侯晓东、胡玉红、白冬梅

张掖市甘州区：单吉伟、李明明、曹成、田京蓉、马文娟、杨津舟

甘南州临潭县：康健荣、孟瑞琳、付鹏云、马慧琴、杨玉红、闫明霞

青海省

省级：赵春明、李莉、陈强、韩明、张燕凤

海东市互助县：魏成林、尉宝泉、靳霞、黄玉萍、曹有林、王秀平

海北州海晏县：刘世伟、马占昶、王贵成、乌龙巴特、姚莲、张林

宁夏回族自治区

省级：陈鹏、杨静、王婷

银川市西夏区：张作义、王迪、王春梅、李红、殷丽萍、韩恒霞

固原市隆德县：马恒、苏宁强、王芬弟、付强强、王艳丽、柳静

中卫市中宁县：张建华、黄瑜凤、胡晓庆、徐莎红、温嘉莹、麦晓彤

新疆维吾尔自治区

省级：靳圆圆、玉苏甫·乃扎尔

乌鲁木齐市天山区：张楠、周宏、陈瑛、王艳华、古力斯坦·艾西丁、周平

乌鲁木齐市沙依巴克区：冉孜古丽、木卡热木古丽·西克然木、张雅丽、李艳萍、阿卜来提·阿卜力、孜那提·吐尔逊

克拉玛依市白碱滩区：姜卫巍、柯燕、寇德园、库尔班江·麦麦提色依提、湃孜来提·依克木江、张文静

和田地区和田县：阿提开姆·艾力、吾格力泥沙·亚森、买力克·吐送托合提、阿布力肯·艾肯、如孜古丽·依明、米日古丽·吾买尔

伊犁州新源县：祝恩全、张伟福、刘芳兰、吴海燕、赵瑞瑞、庞凯月